U0345404

美国卫生保健体系形式、功能和筹资分析

Analyzing Form, Function, and Financing of the U.S. Health Care System

原　　著　Paula Stamps Duston

主　　译　陈　娟

主　　审　陈育德

译者名单（以姓氏笔画为序）

冯宇彤　闫　旭　闫静静　张　舒

张　慧　陈　琳　赵思雨　茹文臣

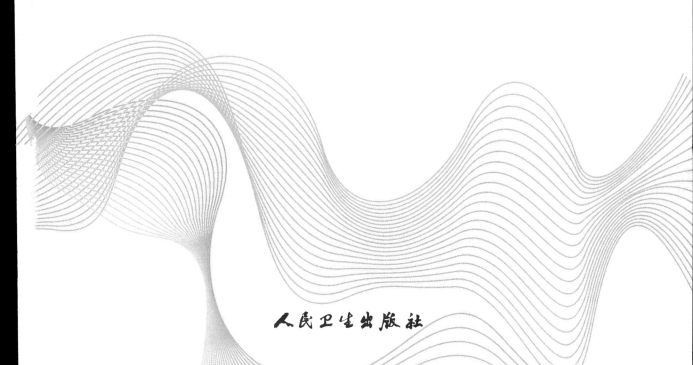

人民卫生出版社

Analyzing Form, Function, and Financing of the U.S.Health Care System/by Paula Stamps Duston
ISNB：978-1-4822-3653-8

图书在版编目（CIP）数据

美国卫生保健体系形式、功能和筹资分析/（美）保罗·斯坦普斯·杜斯特（Paula Stamps Duston）原著;陈娟主译.—北京:人民卫生出版社,2018

ISBN 978-7-117-26050-3

Ⅰ.①美…　Ⅱ.①保…②陈…　Ⅲ.①卫生保健-研究-美国　Ⅳ.①R197.1

中国版本图书馆 CIP 数据核字（2018）第 021160 号

| 人卫智网 | www.ipmph.com | 医学教育、学术、考试、健康，购书智慧智能综合服务平台 |
| 人卫官网 | www.pmph.com | 人卫官方资讯发布平台 |

版权所有，侵权必究！
图字：01-2016-9323

美国卫生保健体系形式、功能和筹资分析

主　　译：陈　娟
出版发行：人民卫生出版社（中继线 010-59780011）
地　　址：北京市朝阳区潘家园南里 19 号
邮　　编：100021
E - mail：pmph @ pmph.com
购书热线：010-59787592　010-59787584　010-65264830
印　　刷：三河市宏达印刷有限公司（胜利）
经　　销：新华书店
开　　本：787×1092　1/16　印张：20　字数：474 千字
版　　次：2018 年 5 月第 1 版　2018 年 5 月第 1 版第 1 次印刷
标准书号：ISBN 978-7-117-26050-3/R·26051
定　　价：100.00 元
打击盗版举报电话：**010-59787491**　**E-mail：WQ @ pmph.com**
（凡属印装质量问题请与本社市场营销中心联系退换）

主 译 简 介

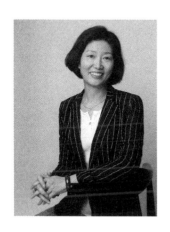

　　陈娟,北京大学公共卫生学院卫生政策与管理系教授;1985 年毕业于潍坊医学院临床医学系,获医学学士学位,毕业后留校任教,从事《卫生事业管理》教学及卫生政策相关研究;1991 年 8 月至 1994 年 6 月于北京大学医学部(原北京医科大学)社会医学与卫生事业管理专业攻读硕士研究生并获得硕士学位;2001 年 10 月至今在北京大学公共卫生学院卫生政策与管理系任教,从事《卫生事业管理》本科和研究生教学,以及卫生事业管理相关科学研究,发表数十篇科研论文,至今已经指导毕业硕士研究生 50 余人。

作者简介

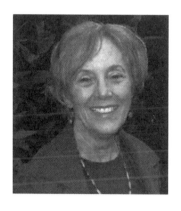

Paula Stamps Duston 博士于俄克拉荷马(Oklahoma)大学公共卫生学院获得博士学位,其职业生涯大部分时间工作于马萨诸塞/阿姆赫斯特大学,同时近数年间兼任于美国达特茅斯(Dartmouth)学院社会学系,以及家庭和社区医疗学系。Paula Stamps Duston 博士以制定衡量直接医疗提供者满意程度的评价系统而闻名,评价对象包括医生和护士。她所制定的护士满意度评价标准——工作满意度指数(IWS),是相关领域应用最为广泛的质量指标,由美国护理协会和美国医疗机构评审联合委员会(JCAHCO)推荐使用。目前,IWS 已在 25 个以上的国家中得到广泛应用。

本书是 Paula Stamps Duston 博士多年讲授美国卫生服务体系内容的成果,本书的内容和结构都受到了本科生、研究生以及许多共同工作过的卫生保健专业人员的影响。

Paula Stamps Duston 博士现于马萨诸塞大学联邦荣誉学院任教,同时还担任公共卫生与卫生科学学院公共卫生领域的研究生课程主任。

序

　　"世界上不存在完善的卫生保健体系。"各国的卫生保健体系也不是"一旦被设计出来就固定不变。事实上,卫生保健体系一直处于不断变化和改革的状态"。这是 Paula Stamps Duston 博士在《美国卫生保健体系形式、功能和筹资分析》一书中阐述的重要观点。因此人们都在讲"医疗卫生体制改革是世界性难题"。中国自 1949 年以来经过了近 70 年的努力,在大力推进经济社会发展的同时,已建立起了 98 万 3 千多个医疗卫生机构,医疗卫生机构床位 741 万张,卫生技术人员 845 万人,一个如此庞大的医疗卫生服务体系;全国人口的基本医疗保险覆盖率超过 95%,2016 年的全国诊疗 79.3 亿余人次,出院人数达 2.27 亿。在中国的经济社会快速发展的大背景下,由政府主导,自 2009 年起开展了新一轮的医药卫生体制改革,经过 8 年的努力,投入了数万亿元,在加强基层医疗卫生机构建设、实施基本公共卫生服务均等化、建立健全基本医疗保险制度、建立基本药物制度和公立医院综合改革等方面推行了一系列政策措施,并实施了上述诸方面的改革,才使得中国的卫生保健体系发展到今天这样的规模,这些均为进一步推进分级诊疗制度、现代医院管理制度、全民医疗保险制度、药品供应保障制度和综合监管制度建设奠定了基础,这是世人共知的事实。尽管如此,中国政府、百姓、医疗卫生系统和社会各界对当前中国的医疗卫生体系的运行状况还并不十分满意,还在进一步完善基本医疗卫生制度建设。

　　正在中国的医药卫生体制改革进入深水区,到了攻坚克难的时候,我们读到了 Doston 博士的这本著作。这本书是她多年来讲授美国卫生保健体系的成果。它的特点是采用叙事方式讲述了美国卫生保健体系的故事,试图向读者解读美国卫生保健体系的经历,即美国的卫生保健体系为什么成为现在这样,它是如何运作的? 全书的内容包含医疗保健机构、公共卫生和卫生政策三个领域,在分析中涉及基于自由企业的传统经济价值观和基于卫生保健需要而不考虑支付能力这两种哲学观点。本书与以往一些专著的不同之处是引入了两个分析层面即:在组织机构方面,关注卫生保健是由非营利机构还是由营利机构提供;另一个是哲学和政治价值观对卫生保健体系的指导作用。

　　"他山之石可以攻玉"。虽然美国所处的经济社会发展阶段、政治文化背景与他国不同,但一个国家卫生保健体系形式、功能和筹资的改革、发展进程有其相似的规律。这本书译成中文介绍给卫生及相关领域的同仁,供在医疗卫生体制改革研究和实践中参考。医改是一复杂的系统工程,是一渐进的过程,不可能一蹴而就,在改革中必须处理好各利益相关方的关系,结合中国实际借鉴各家的经验,综合使策,稳步推进中国基本医疗卫生制度建设,共同为实现"健康中国 2030"规划纲要和联合国可持续发展目标而努力!

最后,要向所有在本书翻译与出版过程中给予帮助和支持的人们致以衷心感谢!

陈育德

2017 年 5 月

前　言

　　这本书能够以中文的形式和大家见面要感谢我的导师陈育德教授,正是由于陈老师经常会把他所能得到的最新相关信息及时转发给我们大家共同学习,使我及早地看到这本书的PDF文件;我当时正在备课,这本书中的一些观点和图表给了我启发,觉得要是能够译成中文会让更多的人了解学习,这个想法首先得到了陈老师的肯定,这也是我坚持完成的动力。

　　感谢我的学生们热情积极的参与,没有他们不可能在这么短的时间内完成,他们督促我开展讨论,并经常对一句话的翻译反复斟酌,特别是有良好的医学英语专业背景的闫旭和茹文臣同学不仅完成了自己的翻译章节工作,还兼任了其他同学翻译的初稿审核,同学们在整个团队合作中增进相互了解,更加团结,共同提高。特别要指出的是本书的翻译校对工作也得到了张东旭、孟陆、李润政三位同学的认真通读校对,使得文稿更加本土化;我还要特别感谢我的大学同学,目前就职于美国旧金山 California Pacific Medical Center 的精神科专家岳冬梅博士,她对书中相关保健计划进行解读,使我们能够尽可能用恰当的汉语表达其中的意思。

　　全书由四部分组成。第一部分是美国医疗保健体系的背景介绍,涉及理论模型、概念框架、文化在卫生服务供给系统中的作用、政治与哲学观对医疗保健体系的影响,此外还介绍了描述和评估卫生保健服务系统的分析工具——健康状况指标。第二部分阐述了美国卫生保健体系的功能,包括卫生保健体系的概述、医疗卫生人员配备,提供医疗卫生服务的场所——医院、门诊的医疗环境,以及精神卫生、长期护理、牙科和视力保健服务等。第三部分讲述政治和经济价值观及卫生筹资。虽说主题是筹资,但它揭示了卫生保健体系管理的复杂性和效率。第四部分介绍美国卫生保健体系改革。作者总结了美国医疗卫生体系改革的几种尝试,在继承前期的两项制度的基础上,提出了专为无业人员医疗保险的“平价医疗法案”。在这一部分重点叙述了照顾老年人的“医疗保健制度”和照顾穷人的“医疗救助制度”,此外还介绍了其他8类人员的针对性医疗保险计划。另专设一章讲了种族的健康差异问题。最后介绍了7个国家的卫生系统,并将它们与美国的卫生系统进行比较,从国际视角提出了可供选择的模式。作者在本书结尾明确提出了影响美国卫生保健体系的文化和政治因素。

　　本书可供卫生行政管理者、医院管理者和从事相关研究的学生、医务人员以及希望了解医疗卫生服务体系者阅读参考。

　　由于我们对美国和其他一些国家的卫生保健体系和运行状况缺乏具体的体验,加之文字的功底不足,译文中的疏漏与不当之处在所难免,恳请读者指正。

陈　娟

2017 年 5 月

致　　谢

每本书的创作都源自于众多个人和专业经验,并由多人贡献完成,本书也不例外。这本书是源自于我工作生涯中,回答学生以及一同工作过的卫生保健专业人员的提问,解释为什么我们的卫生保健系统是这样的? 对这一问题进行解释需要结合医疗机构、公共卫生、伦理以及政治领域的知识。

我课上的很多同学都对本书做出了直接贡献,感谢他们的奉献精神。其中两组学生直接参与到了本书的写作之中。这两组学生都参与到了以独立工作为中心的正式课程中。第一组学生协助准备本书中众多主题的背景资料,包括查找、更新参考文献。他们还提出了他们认为本书应该包括的几个主题。第二组学生用了整整一个学期的时间帮助我撰写本书。他们阅读并评论了各章节的草稿,对草稿内容的真实性以及参考文献都进行了考证,并协助我删减了一些不必要的材料。他们还找出老师们喜欢使用的词汇,并提醒我引起重视。感谢他们,显然这些词没有出现在本书之中。有几个学生专门参与到绘制图例的工作之中,并且对制图方法等方面提出了很多建议。更要感谢他们帮助我形成了本书中的一些观点。本书因其影响而变得不同。

马萨诸塞大学(University of Massachusetts)的几位同事对本书尤为支持,他们的具体贡献在本书相关章节中有所注明。尤其要感谢 Dan Gerber。Dan Gerber 一直支持我希望将学生纳入这一项目的想法。Gloria DiFulvio 和 Megan Griffin 在实际工作中为我提供帮助,包括安排学院正式课程等相关事务,这样我才能完成此书。

非常感谢我的女儿 Jessi,因为她在这本书的众多图例绘制方面工作出色。她工作沉稳,总是配合我的工作时间(Jessi,我现在原谅你外出旅行的事了)。我的儿子 Christopher 和他的妻子 Jen 告诉我几个细微但非常重要的技巧,这让我在撰写本书的过程中节约了宝贵的时间。谁又能说小人物就不能办大事呢? 此外,感谢 Van Cliburn,在我创作本书时,他演奏的 Liszt、Beeethoven、Schumann 和 Rachmaninoff 的音乐一直陪伴着我。我可能再难听到这种音乐了。

最后,我由衷地感谢我的丈夫 Thomas Duston 博士。他对前几章的创作做出了直接贡献,他以其高水平学术造诣担任我的研究助理,却未收取任何报酬。他查找相关有用资料的能力令人印象深刻。他也制止了我尝试将其擅长的经济学知识应用于本书写作的想法。随着截稿日期的逐渐临近,他对我涣散的情绪体贴包容,并且总能理解我工作上的需要。

目　　录

引　言

　　不同于常规的以数据支持为主的结构介绍,本书采用叙事的方法介绍了美国卫生保健体系。这并不意味着本书没有数据,或者不注重结构:此二者兼顾。本书聚焦卫生保健系统的功能,最重要的问题从卫生保健系统如何运作转移到了卫生保健系统为什么如此运作。这一关注重点的改变,主要源自于多年来试图向学生以及众多卫生保健专业人员解释美国卫生保健体系的来历。在对卫生体系运作方式进行详尽解释之后,总会面临一个重要问题:"但是我们为什么以这种方式运作?"为了回答这个问题,我们需要换一种角度来思考美国卫生保健体系。

　　这需要整合不同领域的观点,如公共卫生、医疗保健机构以及卫生政策领域,而这些领域通常是彼此分隔的。整合这些观点可以帮助我们更为全面地看待美国卫生保健体系,并对哲学和政治价值观进行更为明确的讨论。希望将来在卫生领域有所发展的学生通常会对此类书籍感兴趣。本书中应用了多学科方法,学习这些方法也是为从事卫生相关职业所作的最恰当准备。本书重点讲述了美国卫生保健体系的故事,因此对于并不打算在这一经济领域工作,但需要了解这一领域并更好地应用于实际工作的人员而言,本书也是适用的。这对于已投身于卫生保健领域的工作者也是有所帮助的。由于所接受的培训太过专业化,很多人对自己专业领域以外的事情所知甚少。

　　美国卫生保健系统是一个极其复杂的领域:为了对其进行描述和分析,我们要像剥洋葱一样对其进行解构。每个主题都揭示了不同的层面,每个层面又都与其他一些层面相关,因此很难找到切入点。几乎没有哪个主题可以单独进行描述而不涉及其他主题领域内的知识。以此书为例,有三个计划在其完全被解释清楚之前就被反复提及。其中两个是长期计划,我们在讨论卫生保健领域时经常会提及,却很少有人真正了解它们。医疗保健计划(Medicare)是一个完全由联邦政府资助的社会保险计划,为 65 岁以上人群和所有年龄段的残疾人提供卫生服务。医疗救助计划(Medicaid)是一个联邦-州联合福利项目,为符合贫困人口条件的人提供卫生服务,并重点关注妇女、儿童以及体弱年长者。虽然本书第 18、19 章才对这两个计划进行介绍,但是由于其影响波及整个卫生保健体系,因此在完整介绍之前就会被多次提及。

　　2010 年的《患者保护与平价法案》,俗称奥巴马医改,也与上述两个计划的情况相似,本书将使用其术语《平价医疗法案》(Affordable Care Act, ACA)。该法案对整个卫生保健体系产生了显著影响,在第 17 章全面介绍之前就会被多次提及。

　　这本书中所包含的一些主题尽管非常重要,但在关于美国卫生保健体系的其他书籍中却鲜有提及。这些内容将在下文各部分的概述中进行介绍。本书涉及三个不同的领域:医疗保健机构、公共卫生和卫生政策。在分析中还包括两个哲学架构。第一个是基于自由企业的传统经济价值观,即拥有更多资金的企业可以获得更为优质的商品和服务。将这种分配模式应用于卫生领域会出现一些问题,尤其是对于那些需要医疗服务而本身又无法负担费用的人群而言。第二种分配模式基于卫生保健需求,而不涉及支付能力。这就创造了一种不同的筹资体系:完全依赖于一般税收进行筹资,当人们有需求时便可享有卫生保健服务。"社会公平"这一术语常用于形容这种模式,强调了"获取卫生保健是一项人权"这一公共卫生原则。

与这两种观点之间的对立关系一样,卫生保健系统的成本也是本书的主题之一。控制成本和支出的愿望是很多卫生政策的主要驱动力,因此必须作为一个重要主题进行介绍。然而,本书的不同之处在于引入了对额外两个层面的分析。第一个层面是组织结构,因此将关注卫生保健是由非营利性机构还是由营利性机构提供。第二个层面十分重要,它涵盖了指导卫生保健体系改革的哲学和政治价值观。倘若缺乏对这些价值观的深入理解,那么任何对美国卫生保健系统进行的讨论都是不完整的、具有误导性的。这一观点贯穿整本书的每个章节。

世上不存在完美的卫生保健体系。本书旨在介绍美国卫生保健体系中现已做出的政策决定,并分析其中一些决策的后果,以便于更好地理解我们所要做出的选择。为了更好地进行分析,本书将分为四个主要部分,各部分内容如下所述。

第一部分:背景介绍

第一部分各个章节主要是关于医疗保健体系的。前两章是概念性的,第 1 章(健康与疾病的定义)介绍了一些理论模式,这些模式是美国卫生保健体系结构的基础。第 2 章(公共卫生:定义健康的决定因素)聚焦于公共卫生领域的观点,并提醒我们许多公共卫生问题实际上是社会问题,是无法通过卫生保健体系来解决的。相比于其他领域而言,概念框架对于学术界尤为重要,这两章旨在于通过介绍这些模式,解释美国卫生保健体系呈现出如此架构的原因。

当然,这些都与我们的社会和文化背景息息相关,因此第 4 章(文化在卫生服务供给系统中的作用)着重分析了文化对疾病和健康观念,以及卫生保健体系结构的影响。其中也包括对于替代性治疗方法的介绍,虽然这些诊疗服务的受众很广,但却经常被置于常规卫生保健体系之外。

第 5 章(影响美国医疗保健系统的政治观和哲学观)通过列举卫生保健体系中一些明确的限制,从政治维度对几个具体的例子进行了分析。这些例子包括了一种人群——非公民——和一类服务——女性的生殖健康服务。本章讨论的文化、政治和哲学价值观十分重要,因为毫不夸张地说,它们定义了美国卫生保健体系的形式、功能和筹资方式。

第 3 章(健康状况指标)出现在本书第一部分的原因略有不同。本章介绍了一些非常重要的分析工具,这些工具将在本书中反复出现,用以描述和评估卫生服务供给系统。健康状况指标在卫生和医疗领域无处不在,但却很少有明确的解释。

第二部分:美国卫生和医疗保健系统功能描述

第二部分介绍了美国卫生保健服务系统的形式与结构。其中第 6 章(卫生系统的功能性分析)对整个卫生保健服务体系进行了全面概述,其中包括对卫生保健各个层面的定义,涉及公共卫生和(或)预防保健以及医疗领域。第二部分其余内容着重介绍了医疗保健系统。虽然所介绍的范围变小了,但是由于医疗保健系统本身的复杂性,想要深入剖析这一领域仍然存在不小的挑战。这一部分旨在介绍医疗保健系统不同分支的背景信息,以便更好地理解重要的政策问题。第 7 章(医疗保健服务的提供者)介绍了各类医疗保健工作人员,并对临床医疗过程中最主要的两类提供者(医生和护士)进行了详细描述。医学学位和越来越多的中级服务提供者也将在本章中被逐一介绍。此外,本章还涵盖了鲜有提及的临床专业人员,如脊柱推拿师、药剂师、护理人员和几种被称为治疗师的卫生专业人员。本章最后对政策进行了讨论,内容主要围绕我们究竟需要多少卫生保健提供者,需要什么类型的提供者。

接下来的两章描述了医疗保健的两类重要场所:医院(第 8 章)和流动医疗(第 9 章)。这两章将重要的结构和组织信息与相关政策问题的讨论结合在一起,重点探讨了营利性机构在这两类场所中扮演的角色。

第二部分最后一章(医疗保健系统的其他组成部分,第 10 章)介绍了卫生保健系统的其他几个分支,以精神卫生系统为主。这些分支在其他介绍美国卫生保健系统的书籍中通常不被包含在内。此外,长期护理、牙科保健和视力保健系统也将在第 10 章中进行介绍。

第三部分:政治、经济学观点与卫生保健筹资

第三部分的重点是筹资。首先,对决定卫生筹资方式的政治和经济价值观进行了介绍(卫生保健商品和服务是否遵循标准经济学规律?)。第 12 章(从经济学到卫生政策与监管)列举了几个具体事例,用以介绍与医疗保健服务付费相关的卫生政策,并将这些事例与经济学框架联系在一起。本章还对政策和法规在医疗保健领域发挥的作用进行了概述。

第 13 章(医疗保险)和第 14 章(医疗保险的两种概念模式)从消费者和提供者双方的角度对医疗保险进行了介绍。这两章详细介绍了初级保健和管理性医疗。这两个概念自第 9 章(流动医疗的功能、结构和服务内容)开始便不断被提及,第 13、14 章继续对其进行了探讨。第 15 章(医疗保险的支付方式和资金流向)通过描述系统内资金的流动方式,即支付功能,整合了所有筹资信息。

第三部分结尾对卫生保健服务成本及成本控制方法进行了讨论和分析。尽管这一部分的主题是筹资,但这 6 章内容也揭示出美国卫生保健系统管理复杂、效率低下。

第四部分:美国卫生体制改革:针对性保险计划与成果

本书最后一部分是有意这样命名的。人们常常存在一种误解,认为卫生保健系统一旦被设计出来就固定不变了。但事实上,卫生保健系统一直处于不断变化和改革的状态,无论在美国还是在其他国家都是如此。第 17 章(美国卫生体制改革历程和现状)总结了美国医疗保健系统改革的几次尝试,并着重介绍了医疗保健计划和医疗救助计划。《平价医疗法案》建立在上述两个计划的基础上,并继承其传统,为没有就业相关医疗保险的人群提供针

对性计划。许多人认为美国卫生保健系统是碎片化的,认为它的形成只是个巧合。但是第17章阐述了美国卫生保健系统是有意设计成这样的,这源自人们对独立针对性计划的信任,《平价医疗法案》继承了这一特点。

第18章(医疗保健计划)和第19章(医疗救助计划)分别对这两种计划进行了详细介绍。这两章讨论了与卫生保健计划有关的重要问题以及计划所覆盖的人群,并揭示了与两种计划相关的重大社会问题。

第20章(其他几种针对性计划)介绍了其他8个针对性计划。有些计划非常具体,如老年人全面照护计划,该计划专为穷人和体弱年长者设计。有些计划是为特定群体设计的,如低收入家庭的儿童。还有两个计划是为通常不被其他计划覆盖的群体设计的:美国土著居民以及美国现役军人和退役军人。上述每个群体都有其特定需求,大多数书籍并未涉及这些人群。

第21章(不同人种和民族在健康结局上的差异问题)描述了美国卫生保健系统中一个长期存在的问题,这可能与针对性计划的结构密切相关。本章列举了许多证明不同种族健康差异的研究,并聚焦于这些研究的调查方法。

本书最后总结了国家卫生保健体系的不同组成方式。国家卫生保健体系被称作是全民的,因为所有人都符合条件,不需要进一步的资格审核。第22章(从国际视角评价可替代美国卫生保健系统的模式)描述了7个国家的卫生系统,并与美国卫生系统进行了对比。其中一些国家组织医疗卫生保健服务的方式令人印象深刻。本书的结尾与开头相呼应,对影响美国卫生保健体系的文化和政治因素进行了阐述。

第一部分
背景介绍

本书的第一部分共有 5 章,所涉及内容有助于理解美国卫生保健系统丰富而复杂的背景。第 1 章(对健康与疾病的描述)描述了几种概念模型,强调对健康(health)、病症(illness)和疾病(disease)的定义,这些术语对美国卫生保健系统的组织和结构有着重要影响。本章还探讨了患者如何在卫生保健系统的利用方面进行决策。第 1 章最后指出了卫生保健系统和医疗保健系统之间的区别。

第 2 章(公共卫生:定义健康的决定因素)通过探索健康的概念对概念框架进行了扩展,指明健康是一种积极的状态,而不仅仅是没有疾病。关注健康或良好状态而非疾病具有多种形式,其中就包括将关注的重点从个体的治疗转移到人群的治疗,以促进(或)维持人群的健康。关注重心的转移凸显出两大专业团体之间观念的差异:医疗保健提供者,主要关注健康的个人决定因素;而公共卫生专业人员,则更强调健康的社会决定因素。

第 3 章(健康状况指标)对一组用于分析卫生保健系统的基本工具进行了介绍:即健康状况指标。本章介绍了常用指标的基本信息,并给出了若干示例。健康状况指标的使用将贯穿本书。

第 4 章(文化在卫生服务供给系统中的作用)提醒我们,卫生保健系统存在于文化框架之内,美国卫生系统也不例外。在一定程度上,正是这种文化背景决定了社会和法律医疗服务以及替代医疗实践之间的差异。

这部分的最后一章(影响美国医疗保健系统的政治观和哲学观)对几种重要的政治观和哲学观进行分析,而这几种价值观恰恰是美国医疗卫生服务系统的构成基础。这些价值观不仅在整体上具有重要的意义,而且决定着人们可获得的医疗服务。

这部分已经超出了对美国医疗保健系统的简单描述。第 5 章涉及到这一重要内容,即"我们的医疗保健系统为何如此?"

第1章

健康与疾病的定义

本章将介绍几个有助于理解美国卫生保健体系基础的理论模型。第一个框架被称为生物医学模式（Biomedical Model），它随着人类对病原微生物的理解不断深入而不断完善，因而，生物医学模式也被称为细菌理论（germ theory）。这一理论框架从服务提供以及筹资角度对美国卫生保健体系进行了定义。针对生物医学模式已经做出过若干修改，首先是扩大了关注范围，以及生物医学模式原本较为狭窄的关注点，补充纳入了对慢性病的解读，使得美国疾病模式发生了改变。其他理论模型都以健康和良好状态为中心，而不仅仅关注疾病。这些修改希望将健康促进服务和致力于消除疾病的服务纳入其中。

人们理应享有获得所提供服务的机会，但是定义服务获取过程起点绝非易事。有另一种理论模型，用以描述人们出于对疾症状的感受而决定寻求专业援助。这一模型被称为Becker健康信念模型，已经在卫生保健领域内得到广泛应用。

语言是这些理论模型中非常重要的一部分，因此本章主要针对一些在日常用语中太过随意使用的几个词汇——包括健康（health）、病症（illness）和疾病（disease）进行区分。语言与过程紧密相连，其中就包括一些卫生服务被标记为补充疗法，这些会在第4章中进行讨论。

本章还将介绍美国卫生保健服务两个相关领域之间的不同：医疗以及公共卫生领域。尽管这两个领域侧重点有所不同，但是在目标上也有许多共同之处。

对健康与疾病的描述

健康最传统的定义来自世界卫生组织（WHO）："健康乃是一种身体上、心理上和社会上的完满状态，而不仅仅是没有疾病和虚弱"（WHO, 1948）。与其说这是一种定义，不如说这是一个任务，并且正如大多数此类广义指导原则一样，健康的定义为我们提供了一个珍贵的视角，但是并不涉及太多细节。对健康更为实际的定义，从成功担任社会角色方面功能状态角度出发，可简单表述为：如果一个人可以成功地担任其社会角色，他就没有生病。WHO定义的一个重要理论贡献，在于明确指出健康不仅仅是没有疾病。这一点很重要，因为定义和讨论病症或疾病远比描述健康容易得多。有很多专门用于解释和治疗疾病和病症的语言和资源，比描述确保身体各个层面健康状态的语言要多得多。

病症和疾病是不能互相替换的措辞。病症的定义为个体对身体症状的感知（观念）。

对这些症状的重视程度以及描述,在一定程度上受到家庭模式的影响,同时也极大程度上受到文化期待的影响,这一话题将在第4章进行重点讨论。在多数情况下,以生病为理由免除工作和个人的责任就足够了。然而,在其他情况下,对于疾病的定义必须由合法认证的临床卫生保健提供者给出,例如内科医生。这一正式定义由卫生提供方使用公认的诊断方式提供,不仅需要基于对症状的描述(病症叙述),还要基于一系列检查和其他临床体征得出的证据(May,1993)。只有当医生确认个人感知水平上得了病了,一个人才真正可以从正常社会角色中请假,并说自己生病了。医疗保健体系中所有事情都要依据于这一诊断行为,包括服务的筹资。一个人即使并没有感到生病,但也能被诊断为患有疾病——生病,就如高血压病例中,疾病可能是在常规医疗体检中首次发现。与此相反,更为常见的是,一个人感觉自己生病,但是医生却无法给出具体诊断。在这种情况下,医生和患者都感到无能为力。

对两大类疾病描述进行定义十分重要。急性病指的是十分紧急并需要医生的情况,但有时间上的限制,可进行治疗和诊断(Timmrock,1994)。初级医疗中常见的急性病包括:上呼吸道感染、胃肠道症状以及头痛等。急性病也包括需要基于医院干预的疾病,其中包括外科手术。与此相反,慢性病指的是可以诊断但并非偶然发生,且常常是长期的疾病。慢性病可以治疗,但一般很难治愈(Timmrock,1994)。常见慢性疾病包括多种心血管疾病,从高血压到卒中,但是也包括进行更多技术干预的疾病,如多种癌症。

医疗保健服务的基础是特征性疾病框架,如生物医学模式或细菌理论。这一模式通过找到特定的病原体,进行疾病的诊断,并根据该病原体制定具体的干预措施策略。所有的细菌感染都归属于这一类别,症状都是由病原微生物引起的,并且该病原微生物可以进行分离和鉴别。患者可以通过特殊的治疗方式治愈——通常是为了杀灭某种特定细菌而研制的抗生素。这一模式对于大多数急性、细菌引起的疾病非常适用。这一模式对于需要更多技术干预的急性疾病也同样适用,如手术。对病症的原因进行判断之后,就可以使用手术的方式治愈疾病,从而使患者恢复健康。然而,这种生物医学模式对于那些自我感觉生病,但没有具体诊断的情况而言并不十分适用。生物医学模式对于可以诊断,无法实际治疗的疾病也没有提出合理解释,如慢性病。此外,随着时间的推移,显然并非所有暴露于病原体的人都会患病。这三种观点致使产生了一种更为生态化的模式,该模式可以更好地解释临床实践中疾病发生的情况。

从生物医学模式到流行病学模式

在此模式中,疾病被视为是由病原(agent)、宿主(host)和环境因素(environmental factor)之间的不平衡造成的(Oleckno,2008)。病原因素包括引发疾病的生物学、化学和(或)物理性质因素,包括致病菌、有毒化学品或车祸等。宿主因素包括宿主的固有特性,这些特性被定义为危险因素,影响对病原体的易感性。环境因素指的是影响这种平衡的一系列外在特征。

流行病学模式通过引入人或多或少可能会生病的思想,显著扩大了微生物理论的范围。这一更为生态化模式的应用,有助于确定一系列可能的干预措施,干预措施针对的可能是宿主、病原或环境。病原、宿主和环境这三种因素,都有助于研究工作能够更好地理解为什么有些人似乎比别人更容易生病,尤其是在慢性病方面。所有这些因素中,在临床(背景)中受到最多关注的是压力对于个体对疾病发作的易感性的影响。

压力对疾病的影响

压力健康影响的想法,是一位早期生物学家 Selye 提出的,他创造了“fight or flight”一词,指的是由于发生了令人惊奇或讶异的事情,引起肾上腺素激增。随着研究的深入,研究的视角从这些化学物质的直接影响,转向长时间暴露的影响。现在有大量生物化学和分子证据支持,而这些证据之前曾被称为仅仅是轶事。这是由于发现了暴露于感知到压力的环境下,血流中循环的实际化学物质。现在人们广泛接受的是,暴露于慢性应激与皮质醇水平的升高有关,也与 C 反应蛋白水平升高有关,C 反应蛋白是全身炎症的标志物。这两者都对身体具有显著影响,包括降低免疫系统的应答,以及增加对急性和慢性疾病的易感性,包括糖尿病、高血压和心血管疾病等。这一领域的研究包括压力对各种疾病发作敏感性的影响,包括从急性病到慢性病(Hankin,2006),欺凌对儿童的影响(Copeland et al.,2014),以及长期失业的影响(Wanberg,2012)。本书第 21 章探讨了一些最具挑战性的领域,其中描述了健康状况中的一些种族差异,这些差异越来越多地归因于其生命历程中少数民族群体遭受歧视而产生的压力。

这种对生物医学模式的扩展的优点之一,就是完成了从仅仅关注特定致病因素到广泛考虑各种危险因素的转变,危险因素可能使一个人对疾病和(或)病症发作更为敏感,包括急性和慢性疾病。在疾病诊断和治疗方面更为现实,特别是慢性疾病。

然而,这些模式的关注点仍然在疾病经历层面而非健康。尽管也有一些模式关注健康而非疾病,但这些模式都来自公共卫生领域而非医学领域,这些模式都是受到 WHO 定义设想的启发。这些模式一般都支持关注健康促进和疾病预防,并且要求对这一模式进行广泛宣教。尽管这些模式主要基于公共卫生领域,但也强调了医疗保健体系中基层医疗的重要性(Adashi et al.,2010)。

以健康为导向的模式

有一些模式描述了疾病-健康的连续统一体(图 1-1),用于表达健康不仅仅是没有疾病的观念。传统的以疾病为中心的卫生保健模式,关注点在于将患者从疾病转变到无病(中性)状态,而这一连续统一体则致力于促进患者达到更高水平的健康,而不仅仅是达到一个无病(中性)的状态。这一模式是连接微生物理论和健康信念模式之间的桥梁,强调健康促进中自我负责态度和积极主动行为(Travis and Ryan,2004)。这一框架的主要优点之一,在于强调健康是一种积极的、具体的状态,而不仅仅是没有疾病。这一模式也确定了人们需要的全方位的服务,而不仅仅是患者需要的服务,这一概念将会在本书第 6 章进一步讨论。尽管所使用的语言用于健康领域,但是需要注意的是服务的重点仍然在医疗保健方向,包括个人在遵守所有医疗建议方面的责任。

然而这一框架也存在很多不足,其中最主要的不足就在于,疾病-健康连续统一体的二维展示,对疾病和健康的概念都存在着过度简化。例如,身体残疾人士或许并不认为自己生病了。此外,由于该模型侧重于个人责任,因此没有充分解决生态、环境或社会健康决定因素问题。显然,上述健康决定因素都影响个人行使责任健康行为能力。第 2 章会着重解决这一问题。

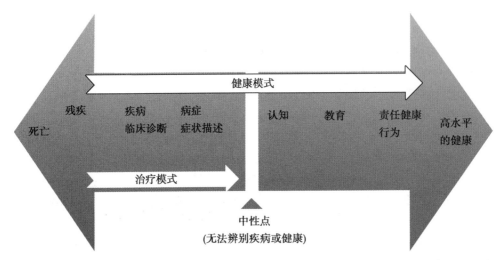

图 1-1 疾病/健康连续体(改编自 Travis,J. W. 和 Ryan,R. S. 健康手册:如何实现持久的健康和活力,第 3 版,Ten Speed 出版社,伯克利,加利福尼亚州,2004 年)

涵盖性术语"整体健康(holistic health)"一词,应用于一系列关注健康而非疾病的模式之中,并且通过纳入健康的社会决定因素,使其观点更为全面。有一系列的健康整体模式,所有模式都包括影响健康水平的多个因素。这些因素包括流行病模式中的病原、宿主和环境的观点,但是对环境因素进行了扩充,添加了诸如生活方式、人类生物学以及卫生保健系统中可以获得的资源等因素(VanLeeuwen et al.,1999)。这一观点的原始模型之一,是由 Blum(1974)创立的,涵盖 5 个"背景"影响——人口、文化、精神卫生、自然资源和生态平衡。图 1-2 所示,为 VanLeeuwen 对这些因素的解释,以模型的方式表示这些复杂的相互作用。

以健康为导向的模式的价值,在于扩大了卫生保健供应系统的概念,认为服务应当涵盖于卫生保健供应系统之中,而非医疗保健系统。长久以来,阻碍这些概念实施的因素已经被识别出来(VanLeeuwen et al.,1999;Adashi et al.,2010)。整体健康模式的价值在于,为有组织的系统下将 WHO 的观点转变为实际服务提供引导,系统的目标在于改善健康。正如图 1-2 所示,帮助人们实现高水平的健康,除了微生物理论中提到的简单几个因素外,还需要考虑很多因素。整体健康模式综合了公共卫生领域和医学领域很多重要的概念。

以疾病为导向的模式以及以健康为导向的模式中所表达的观点,在预防性健康的概念中得到了汇集,医学和公共卫生都对此认同。例如,通过健康人筛查(乳房 X 线照片,高血压筛查)或者预防接种,以预防特定疾病的发生来预防疾病的初始发作,都是一级预防的例子,这既可以发生在医生办公室也可以发生在公共卫生环境中。二级和三级预防用于描述预防疾病发作更多或更严重的情况,并且几乎总是与医学治疗一起使用。图 1-3 显示了三个不同水平预防疾病的例子:吸烟行为、心脏病风险和肌肉骨骼疼痛。

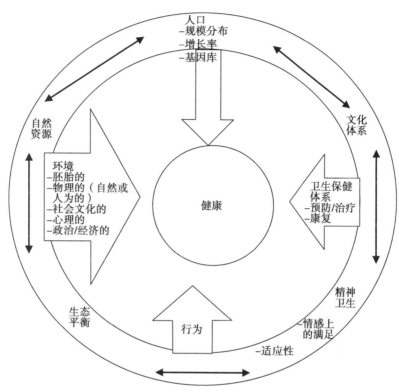

图 1-2　整体健康模式(改编自 VanLeeuwen,J. A. 等,生态系统健康,5,205,1999)

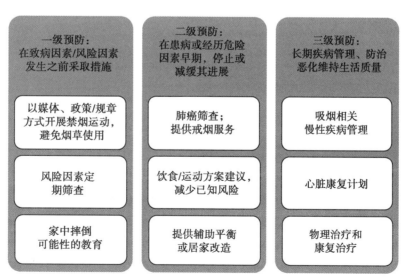

图 1-3　多级预防

在公共卫生领域,预防和健康促进活动通常以教育人们做出更好的生活方式决策为基础,如不吸烟、不使用毒品、驾驶时不发短信等。这些教育活动未能产生负责任的健康行为,导致出台了许多著名的规章和法律对其进行规定。如第 5 章所述,这一监管重点在于影响公众对于公共卫生领域的观念。

了解医疗保健提供系统所使用的语言和概念基础,对于更好地了解系统的运行方式以及应为患者提供的服务至关重要。这些将在第 6 章中描述为医疗保健系统中涉及的各级保健。该系统如何运行的一个关键方面,就是确定人们如何决定寻求医疗保健问题。

对服务利用的表述

使用包括一系列因素,用于表示一个人实际利用所需的卫生或医疗服务的可能性。这些通常分为四组因素:可用性(availability)、可负担性(affordability)、适应性(accomodation)和可接受性(acceptability)(Barton,2007)。

可用性以地理位置为基础,也包括可用的提供者的数量和类型。包括个体提供者,如内科医生和其他临床医生以及机构提供者,如医院和诊所。适应性包括时间的概念,例如提供者提供服务的时间。还包括诸如根据《美国残疾人法案》的实体获取等因素。技术方面是其中的一部分,例如远程医疗或通过电子邮件确定提供者是否可用。可负担性主要用于描述财务使用,但不仅仅是服务的价格。这一重要概念包括临床医疗提供者和健康保险公司之间在谈判覆盖面和成本方面的关系。这一非常重要的方面将在第 15 章中描述。可接受性包括患者和提供者的态度是否适合彼此。当这种契合度很好时,患者可以更好地获得其需要的服务。当契合度不好时,则可能阻碍患者利用医疗服务。能否充分获得卫生和医疗服务直接影响一个人的健康,并且显著影响医疗保健提供系统的成本和支出。

个体决定求医,作为服务利用开始的标志,是最重要的步骤之一。Becker 的健康信念模型是解释这一过程的一个非常重要的概念模型,现在已被指定用于几种不同类型的健康服务,包括急症护理、精神卫生护理、慢性病护理和预防性健康行为。这一模型已被指定用于各种人群,如儿童与成人,以及探索与文化因素相关的健康行为的差异。由于这个模型的普遍性和重要性,这里将简要描述其一般形式。

健康信念模型

这一重要模型研究项目的最初目标,在于了解为什么人们不愿意参与健康促进活动。研究者 Marshall Becker 改进了这一模型,进行了许多研究项目,所有研究项目都旨在确定和量化这些组成部分的影响,这促成了寻求某种保健的决定(Becker,1974;Champion 和 Skinner,2008)。

Becker 的健康信念模型的修改版本,其最一般的形式如图 1-4 所示。一个人认知越敏感,风险越严重,对健康的感知威胁就越高,就更有可能导致一些与健康有关的行为,可能涉及就医或参加筛查。这些观点受到几个因素的强烈影响,所有这些因素都会改变个人的看法。其中一些与人口特征或社会心理学变量有关,如图 1-4 所示。第三组修正因子是结构变量,包括关于某种疾病或健康状况的知识和/或经验。影响感知威胁或风险的最后一类因素称为提示因素。提示因素可以是有意的,例如由医疗提供者发送的提醒卡片或电视台上的公共服务通知。有时候提示因素也可以是无意的,例如学习家庭成员或亲密朋友的疾病,甚至看电影中描绘的疾病。

受这些因素影响,一个人采取行动的可能性与威胁的认知有关,但是行动的可能性也基于伴随任何与健康有关行为的个人风险/利益分析。这是对健康行为与健康障碍潜在收益的平衡。预期行动的可能性是个人风险/效益分析的结果,包括健康信念模型中显示的所有因素。如果收益看起来不足或收益缓慢,或者如果健康障碍(可负担性;包括疼痛)太强,那么个体采取行动的可能性就会降低。

健康信念模型已广泛用于各种目的,其范围包括从设计健康教育计划、解释患者不吃所有处方药的原因,到确定可能导致静脉吸毒的因素。该模型已用于预测任何涉及使用医疗护理服务或参与任何类型的健康促进活动的行动。

即使此模型侧重于个人层面,但它也包括影响个体决策的社会、文化和环境因素。如第 2 章和第 3 章所示,影响个人决策的社会和文化因素对决定使用任何类型的健康或医疗服务都至关重要。

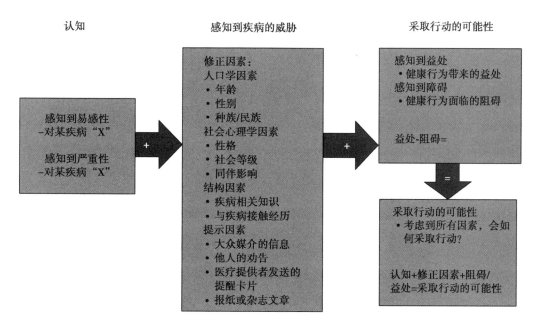

图 1-4　Becker 的健康信念模型(调整后的一般形式)

卫生保健系统与医疗保健系统

本章的重点是美国医疗保健提供系统的基本概念,并且侧重于描述这一系统的最重要概念,认真学习有重要意义。确定提供卫生和(或)医疗服务类型,正是以这些概念为基础的。尽管存在已知的限制,生物医学模式仍是形成常规或法律认可的医疗保健系统主要概念基础。生物医学模式不能合理解释的服务,尽管可以被消费者充分利用,但通常不由健康保险政策支付。这些服务根据视角不同,被称为"替代"、"补充",或有时称为"整合",这将在第 4 章中进行描述。

本章的第二个主题,是探讨两个截然不同的观点之间的差异:医疗领域和公共卫生领域。医疗领域并非只对疾病感兴趣,公共卫生领域也不只关注以社区为导向的健康实践。这两个领域都有志于改善相关人群的健康状况。然而,医疗领域更倾向于治疗已经选择就医的个体,即已经自觉患病并正在寻求诊断和治疗的人。这种观点显然更多以疾病为导向,并严格遵循生物医学模式支持的科学解释。即使这种观点也显示出以健康为导向的服务,但更加侧重个体,因此与图 1-1 一致。

公共卫生领域的重点不是个体而是人群,常常不是需要特定服务的群体。许多医疗干预可以被分为预防性医疗干预,但公共卫生领域的重点之一是社区预防活动,泛指所有旨在促进或改善健康的活动。这种观点致使人们考虑影响一个群体健康的更大的社会和环境因素,如图 1-2 所示。这种观点也引发了语言上的重大转变,即谈论健康的决定因素而不是疾病的危险因素。第 2 章将描述向健康决定因素的转变。

健康或良好状态不容易定义,虽然在定义疾病方面有挑战,但从病症和疾病角度更容易考虑健康这一问题。这不仅在概念上是真实的,而且在实践层面也是真实的。当人们健康时,就不会考虑健康状况。当人们生病时,重新恢复健康状态就成了优先事项。一方面是因为医疗和公共卫生措施之间存在一些冲突,即使他们的最终目标是相同的。更多的资源用于所谓的医疗保健系统,即可用于诊断和治疗的那些服务,而不是包括所有促进和维持健康服务的公共卫生系统。这一资源分配问题将在第 6 章中更详细地讨论,但是在这里应当指出,美国人过早死亡的三个主要原因是由个人健康行为引起的。尽管癌症、心血管疾病和事故在医疗保健系统中得到治疗,但预防工作主要由公共卫生部门承担。

公共卫生领域的伦理基础是分配资源,以便帮助最大数量的人:最大数量的最大利益。医疗领域的伦理基础是投入尽可能多的资源,为一个人提供有效的治疗。在理想的世界里,医生不需要考虑某些资源是否有更好的用处。医生在这个患者密集型的生物医学模式中训练,而患者生病时所需要的也是这种模式。然而,当分析群体级别的健康结果时,公共卫生专业人员认为增加资源不仅会改善健康状况指标(在第 3 章中讨论),而且还会降低医疗保健系统的成本。

从这个简短的讨论中可以看出,我们的卫生保健提供系统是以世卫组织健康愿景的理论和概念为基础的;然而,在功能层面上,美国卫生保健系统实际上是以治疗疾病发作为基础的,因此称为医疗保健系统更为准确。

致谢

以下人员对本章内容做出了重要贡献,包括收集资料和参考文献,以及撰写和分析: Irene Eberbach, Michael Goulart, Sam Taylor 和 Pratiksha Yalakkishettar。Jillisia James 和 Sydney Leone 做了实质性的评论和修订,Jillisia 构建了图 1-1 和 1-2 的原始版本。Pratiksha 提出了图 1-3 的想法。Josh Smith 建议修改 Becker 的健康信念模型(图 1-4)用于教学目的。 感谢 Jessi Duston 的辛勤工作,完成了本章的所有图片。

第 2 章

公共卫生：定义健康的决定因素

卫生保健系统的目标是改善健康,而卫生保健系统的功能与生物医学模式一样,更加专注于疾病的诊断和治疗。公共卫生领域关注的重点在于得出改善或促进健康的方法,因而关注的通常是社区层面而非个人层面。强调这点的原因是公共卫生相信自然环境和社会经济环境能显著影响一个人的健康。根据公共卫生的观点,即使包括健康服务,也不能仅通过个人的努力实现健康,如第 1 章所述。本章通过描述健康决定因素,来描述公共卫生在确定社会和环境因素的重要性之中的贡献,并以描述联合重要举措应用在《健康公民宣言》这个框架中作结。

健康的决定因素

健康决定因素的最简单定义是对个人健康有贡献的所有因素,尽管这低估了健康的复杂性。从历史上看,医学和公共卫生领域都致力于改善人们的健康。医学逐渐演变为投入更多的时间恢复健康,而不是改善健康,特别是随着传染病的科学基础不断发展。在发现具体的疾病原因之前,总体健康状况正在改善,这主要是由于公共卫生工作的进步,包括一般卫生、食品和住房的改善;以及隔离和检疫以控制流行病。最早关于社会因素对健康状况重要作用的例子之一发生在 1850 年,当时 Virchow 指出由于大范围饥荒,导致伤寒爆发更加严重。当他观察到教育、自由和福利是防止未来伤寒爆发的三个因素时,他首次使用"决定因素"这一术语(Maio,2010)。

然而,Virchow 所关注的仍然是疾病的决定因素,因为其目的在于预防更广泛的疾病爆发。由于公共卫生专业人员更加仔细地研究了健康决定因素,许多因素显然改善了健康,有助于提升健康状况。逐渐地,人们一致认为通过检查生物因素(例如基因、个体健康行为、环境的社会和物理特征以及卫生服务的可用性)可以描述健康决定因素。虽然人们对这五个一般类别达成了一致意见,但对每一类别的具体定义并没有达成一致意见。对每个类别的相对重要性也几乎没有一致意见。如今,健康决定因素的描述或侧重个人或侧重社会,取决于当事人对于公共卫生模型的信任程度。

健康的个人决定因素

健康的个人决定因素即源自于个体的因素,但不能被修改或改变。在公共卫生领域,一致认为只有三个变量完全符合这个定义,分别是遗传史、年龄和性别。修改遗传密码的医学技术迅猛发展,但这些技术没有广泛传播,尚不能纳入个体决定因素中(Wang 和 Watts,

2007)。人口统计变量具有相当明显的影响,特别是在人口基础上。例如,老年人群中的疾病发生次数比年轻人多,而且许多疾病在老年人中更常见,例如各种癌症。女性似乎比男性更易发生慢性疾病(Case 和 Paxton,2005),尽管女性也比男性寿命更长(Arias 等人,2003)。

许多研究试图估计这三个因素的相对重要性,总体结论是,这些个体决定因素对个人的整体健康状况贡献仅有约 10%(Shi 和 Singh,2014)。

图 2-1 所示为公共卫生观点的一些变化,强弱模型显示社会决定因素对人健康状况的影响是不同的。从强/弱公共卫生模型的观点来看,这三类变量——基因、年龄和性别——被视为健康的个人决定因素。从最严格公共卫生框架来看,只有这三个因素可以被认为是个人健康决定因素。

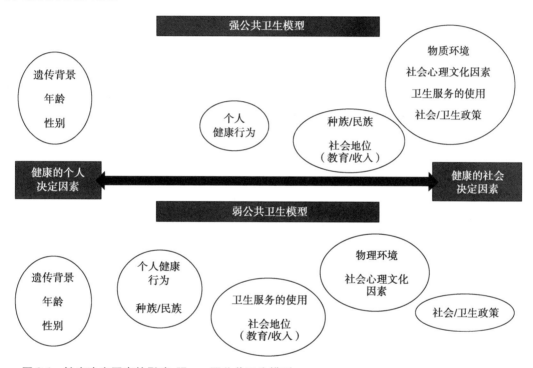

图 2-1 健康决定因素的影响:强 vs. 弱公共卫生模型

健康的社会决定因素

健康的社会决定因素是指对个人和社区的健康产生强烈影响的经济和社会条件。包括人们出生、成长、生活、工作和年龄的情况,以及为应对疾病而建立的体系(WHO,2008)。

如图 2-1 所示,人们普遍认为,有三类是非常明确的健康社会决定因素:物理环境、社会心理文化因素以及社会和卫生政策。

物理环境不仅包括安全饮用水、清洁空气和安全房屋,而且包括食品安全以及有毒化学品的控制,包括辐射和其他危害。此外还包括健康的工作场所和安全道路,以及栖息地改变,例如城市化的推进以及绿色空间和户外空间的减少。这一系列变量是公共卫生长期以来努力的主要方向,旨在改善个人和社区的健康。目前对物理环境的定义已经扩展到涵盖气候变化对健康影响的概念(Frumkin et al. ,2008)。

社会心理文化因素内涵丰富,包含一系列变量。其中包括当前的社会支持网络、个人心理感知以及文化信仰和传统。第4章将对此进行扩展。

人们越来越重视社会政策和卫生政策的作用及其对卫生的影响。在本书中将会提到很多例子,内容涉及从最低工资法规到《平价医疗法案》(Affordable Care Act,ACA)的通过。卫生和社会政策影响了我们日常生活的各个方面,当我们在道路上行驶时、在投入工作时,以及餐馆吃饭时(Robert and Booke,2011)。而将健康决定因素的相关知识,转化为可以避免因可预防因素而致死的政策更是充满艰辛,屡屡受挫(Beaglehole et al. ,2004)。

从图2-1可以看出,就如何描绘其他三组变量的特征:种族/民族、个人健康行为和医疗服务的利用方面,没有达成一致性。这三个变量最初都被认为是更接近于个人健康决定因素,但现在公共卫生领域大都认为这些变量受到社会、政治和文化因素的强烈影响。每个变量都会在本章简要讨论。

如何理解种族和民族对健康的影响经历了最为戏剧性的转变。早期研究大部分是围绕确定健康状态种族差异的生物学基础展开的。而如今,健康差异的存在被视为种族主义制度化的结果,而非生物学的产物。有几种特定疾病存在例外,我们可以确定这些疾病遗传标记,包括镰状细胞性贫血或诸如戴萨克斯症(Tay-Sachs)等疾病,其中在来自特定的地理区域的一群人中已经检测出明确的遗传标记。人们认为对于与公共卫生领域有着密切联系的人而言,其种族和民族健康差异受到社会和文化因素的显著影响,并且种族和民族健康差异被认为是健康社会决定因素的重要组成部分。第21章将对这项研究进行总结。

过去人们认为有一组影响因素在个人责任方面占了非常大的组分,个人健康行为就是其中一个例子,但是持有强烈公共卫生观点的人从未把它当作一个完全独立的决定因素。个人健康行为所涉及的复杂因素最好例子之一是吸烟。尽管有些人认为这是个人生活方式的选择,但只有在较大的社会和文化背景下才能理解吸烟行为——始于2012年纳税人提供的联邦财政为烟草种植者提供的15亿美元补贴(USDA,2014)。烟草广告虽然受到限制,但仍然非常普遍;烟草制品的价格虽然增长,但仍然在人们购买的能力范围内。仅就这一种健康行为而言,其影响是深远的。所有可预防的死亡中有15%是吸烟的直接导致的(Sultz and Young,2014b)。有21种不同的疾病,明确归咎于吸烟以及许多其他吸烟贡献显著的因素。吸烟者的死亡率比不吸烟者高2~3倍(Carter et al. ,2015)。对于持有强烈公共卫生观点的人,这并非个体能自由作出的选择。

使用适当的卫生保健服务是第三个影响因素,该因素被强公共卫生模型视为健康的社会决定因素。那些公共卫生观点较弱的人认识到诸如财务障碍等因素可能会限制可及性,但他们始终认为针对健康问题寻求帮助,主要是对个人责任水平的延伸,如图1-1所示。第1章中描述的可及性框架的研究,有助于深入理解健康政策对个人健康行为的影响。这并不否定强调增加个人责任的重要性,但确实承认了在特定文化环境中鼓励健康相关优化决策十分困难,在这种文化中,各种不良的健康习惯不仅被容忍,而且经常得到财政补贴或甚至鼓励。此外,医疗保健系统的财政补贴,时常造成没有保险的患者更多地选择急诊室,而非初级保健医生的办公室,而急诊室是医疗保健系统中最昂贵的部分。因此,负责的就医行为进一步受到损害(Newman and Anderson,2005)。

社会地位类别中包含一系列变量,包括教育和收入。长久以来,贫困与健康指标不佳紧密相连,包括更高的死亡率和更高的患病率(Nandi et al.,2014;Shi and Singh,2014)。然而,最近的研究表明,高水平的收入不平等,会影响一个地区的所有个体,而不仅仅是影响穷人。在一个特定地区中,贫富经济差距越大,整体人口的健康状况就越差(Wilkinson and Marmot,2003;Starfield,2004;Marmot et al.,2008)。通过各种社会政策致力于收入均等的国家,在改善包括死亡率在内的整体人口的各种健康状况措施方面都更为成功(Navarro and Shi,2001;Wilkinson and Marmot,2003;Starfield,2004)。

健康决定因素的重要性

本章的重点在于公共卫生领域的观点,认为健康的所有决定因素,即使在很大程度上是个人决策决定因素,都必须在影响这些决策的社会和文化背景下进行解释。图 2-2 所示是对这些健康决定因素的相对影响的总结。虽然对确定个人责任的具体范围可能很重要;社会、经济和文化因素对健康行为有重要影响。这两个类别总计可影响 60%~80% 的健康状况。

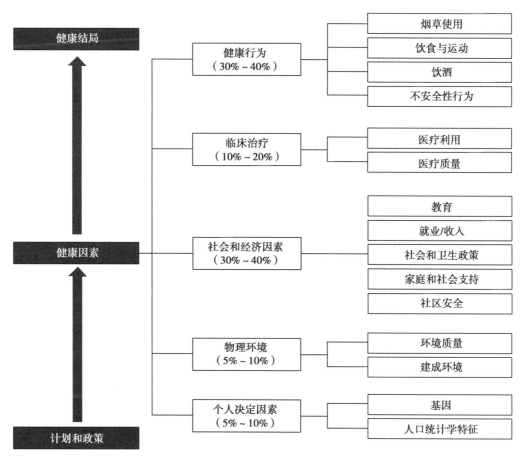

图 2-2　健康决定因素的相对影响(改编自威斯康星大学人口健康研究所,2010 年。参见:http://www.countryhealth rankingings.org)

同时,注意这些类别之间的关联也很重要。肥胖和吸烟就是其中两个例子。所谓的食品沙漠(food desert)的存在与不良健康结果的相关性越来越高,包括更高的肥胖率以及更高的糖尿病率(Gordon et al.,2011)。食品沙漠所涉及的地区根本没有可负担的营养食品,特别是新鲜的水果和蔬菜。这些地区几乎都位于低收入地区,进一步印证了 Marmot 对整个社区收入和社会经济地位的总体重要性的观点,而不应仅仅局限于个体层面(Marmot et al.,2008)。

对吸烟习惯的研究也进一步印证了社会经济地位整体的重要性。当前成年吸烟者中27.9% 都生活在贫困线以下,而仅有 17.0% 收入较高;并且低收入地区的人似乎更难接受戒烟计划(Pampel et al.,2010)。

最后两个意见是必要的。这一主题带有政治维度,政治维度将在这里提到,并在第三部分进行更全面的阐述。个人责任的重要性不仅体现在其作为第 1 章所描述的生物医学模式的中心上,也是政治保守立场的基础。个体健康受到其所处社会和文化环境显著影响的观点,是更为自由政治立场的组成部分之一。着重强调健康的社会决定因素的重要性,并通过逐步扩大其概念重要性,公共卫生领域正在采取更加自由的政治方法来改善人们的健康状况。

第二个观点是关于语言的。健康决定因素各种类别之间的区别,许多都关乎语义。然而,明确影响健康状况的所有因素,对于为计划和卫生服务分配资源而言非常重要。许多政策是可调整的,而这些调整是在多次失败的尝试之后发展起来的。

在公共卫生领域,长期以来,社区级别的干预措施可以更好地改善健康的社会决定因素,从而为那些改善健康状况所必需的个人生活方式决策,在个体水平提供支持。《健康公民宣言》是通过健康的个人和社会决定因素的综合模型,基于社区进行干预,改善健康状况的一个例子。这是一项重要的政策方面的努力,旨在利用医疗和公共卫生领域的干预措施改善整个美国人口的健康。

健康公民宣言

《健康公民宣言》(Health People Initiative)始于 1990 年,旨在截至 20 世纪末显著改善美国人的整体健康状况。卫生和人类服务部(DHHS)确定了分 22 个优先领域的 319 个主要目标(Lurie,1999)。和公共卫生领域的观点一致,关注的领域都涉及到了健康促进、健康保护和疾病预防,最后一个优先领域集中在必要的数据和监测工作上,对进展进行跟踪。国家卫生统计中心(NCHS)负责收集数据,以衡量每个目标的进展情况(CDC/NCHS,2009)。

这是一个目标高远的浩大工程,所以十年期满,为 2000 年设立的目标中只有 21% 的完全达成也不足为奇。另外 41% 显示出一些进展;16% 结果不明显,仅约 2% 与基线数据相比显示无变化(NCHS,2001)。此外还取得了一些更重要的成果,包括减少冠心病,癌症和枪支暴力造成的死亡。艾滋病和梅毒的发病率降低,并且参与如乳房 X 线照相术等筛查监测的人数增加。

2010 年《健康公民宣言》的修订目标围绕两个主要目标进行。第一个目标就是提高健康生活的质量,延长健康生活的时间,第二个目标就是减少健康差距。2010 年《健康公民宣言》将工作的重心重新调整,专注于确定导致不健康的风险增加的一组特定的健康行为,从而转化为下级健康状况指标。正如第 3 章将更全面地描述的那样,健康指标是人口的可量化特征,可用于预测该人群健康状况。健康指标也可用于确定需要制定干预措施的范围。2010 年《健康公民宣言》确定了 10 个健康指标,用于跟踪改善美国人口健康的进展。从下面的列表中可以看出,每一个健康指标都与人的健康状况具有很强的联系(ODPHP,2010)。二十一世纪主要的健康指标如下(CDC/NHCHS,2009):

- □ 体育运动
- □ 超重和肥胖
- □ 烟草使用
- □ 物质滥用
- □ 负责任的性行为
- □ 心理健康
- □ 伤害和暴力
- □ 环境质量
- □ 免疫
- □ 获得卫生保健

2010 年《健康公民宣言》的十年中期评估显示,许多目标健康行为都有了实质性的改善。在 28 个具体重点领域中,约一半有了实质性的改善。其中改善最为显著的是获得卫生保健、改善空气质量和职业安全卫生。针对几种具体的预防性健康行为,显著改善免疫状况并改善传染病控制情况。此外,凶杀率降低到既定目标之下(Koh,2014)。2010 年 12 月,DHHS 启动了 2020 年《健康公民宣言》,强调健康的社会和环境因素监测。预防活动也更充分地纳入 2020 年项目。最重要的目标之一,就是在 2020 年之前消除基于种族的健康差异(Koh,2014)。

《健康公民宣言》强调了制定和测量基于人群健康目标的重要性。目标的范围提供了一个重要的信息,即改善健康不仅涉及治疗疾病,而且还通过社会政策和更有针对性的卫生政策促进健康。该倡议基于强大的公共卫生导向,因为它假设在许多主要健康问题的基础上,个人健康选择受到社会、文化和经济因素的强烈影响。面临的挑战在于推广这些以上述概念为基础的医疗卫生服务。仅举一个例子,ACA 要求所有的健康保险政策覆盖性传播疾病的筛查,患者均无共付费用(Fielding et al. ,2012)。这是因为根据 2010 年《健康公民宣言》收集的数据,14~19 岁的年轻女性中有近 25% 至少患有一种性传播疾病。消除这种预防性服务的财政障碍,对于提高服务可获得性而言是至关重要的,这将在第 11 章中解释。

这个例子说明了卫生领域的资源分配问题。美国卫生保健总金额中,近 95% 用于医疗保健行业,但这一领域似乎仅占健康状况影响中的 10% ~20%。只有约 5% 的卫生保健花费用于健康促进活动,希望能减少对更为昂贵的医疗服务的需求(见图 6-2)。医学和公共卫生领域之间长久以来存在一个争论,公共卫生观点支持者指出,健康状况的重大改善大都是公共卫生措施的结果(包括改善卫生条件、隔离/检疫传染病),而非医疗措施的结果。

这种持续的辩论主要是因为第 1 章所指出的观点差异。对于公共卫生领域的人而言,改善健康状况的重点在于群体。对于医疗领域的人而言,关注点在于患病个体。尽管存在这样的差异,这两种观点也并非相互排斥,这将会在第 6 章中进行描述。

《健康公民宣言》的最后一项贡献,在于量化改善健康行为所做的工作。我们现在几乎有所有与健康行为有关的数据,涵盖从实际医疗服务使用,到每个年龄组持续吸烟的人数。通过测量所谓的健康状况指标,其最终目标是将这些健康行为与结果相关联。由于这些重要的指标将在本书中反复出现,因此将在第 3 章中对指标进行描述。

致谢

感谢参加我在马萨诸塞大学 2014 年春季学期 PH 494CI 的所有学生。他们对本章结构和内容的评论和建议非常有帮助。以下人员作出了重要贡献,包括收集资料和参考文献,以及撰写和分析:Irene Eberbach,Michael Goulart,Evan Hill,Tiphanie Jones,Sarah Schlosstein,Sam Taylor,Kylie Wojcicki 和 Pratiksha Yalakkishetter。Annie Beach,Bianca Doone 和 Nicolas Dundas 提出了非常有用的评论和建议的修订,大大改进了这一章。Bianca 制作了图例,Irene 制作了表格。

第3章

健康状况指标

公共卫生领域已经形成了一系列用来描述和总结人口健康的数字。这些定量估计就像是医生用于总结个体健康状况的指标一样,如体重、血压、胆固醇水平和体温。本章将会对最常用的以人群为基础的健康状况测量进行描述,其中包括死亡率、患病率和期望寿命。率的大小与分母所涉及的人群有关。只是简单地报告一年中死亡的总人数,所提供的有用信息远不如描述某一特定人群中的死亡人数,死亡人数可能是一千、一万甚至十万,这取决于使用的测量方法。

健康状况指标的用途多种多样,可以用于跟踪疾病的趋势,例如新增流感病例,或食物中毒暴发蔓延。指标可以通过比较近几年的死亡率,对特定疾病的治疗或预防成效进行跟踪,例如癌症。指标可以用于确定可能需要额外资源的地区。指标还被广泛用于评估一个国家的医疗保健系统的有效性,并进行国际比较,这将在第 22 章中讨论。健康状况指标在整本书中都有所涉及,因此有必要在这里对其进行系统的介绍。

死亡率

死亡率表示在特定时间内人口中死亡人口的比例,时间通常为 1 年。粗死亡率是应用最为广泛的测量方式,涵盖 1 年内在特定人口中所有原因造成的所有死亡。许多死亡率是经过年龄调整的,以控制社区中不同的年龄分布所带来的影响。其他一些死亡率具有年龄特异性,是对某个特定年龄组中死亡的风险的粗略测量,或具有病因特异性,表示特定原因(例如心脏病或某种癌症)死亡的风险。

图 3-1 所示,为三个不同年份死亡率排名前五位的死亡原因下的年龄调整死亡率。在这种情况下,死亡率为每 10 万人中死亡的人数。比较比率随时间的变化,可以决定筛查和治疗所需的资源。

婴儿死亡率

婴儿死亡率(infant mortality rate,IMR),是最常用于国际比较的一种死亡率,是特定年龄下的比率。婴儿死亡率定义为在 1 岁之前死亡的婴儿的量。以比率方式来表示,分子为死亡数而分母为每千活产数。

图 3-2 所示,为 IMR 的常见使用方法,用于不同国家之间的 IMR 比较。从该图中可以看出,IMR 较高的国家往往较贫穷、欠发达,而且往往用于国家卫生保健系统的资源较少。IMR 非常高的那些国家和 IMR 非常低的国家之间差异非常显著。

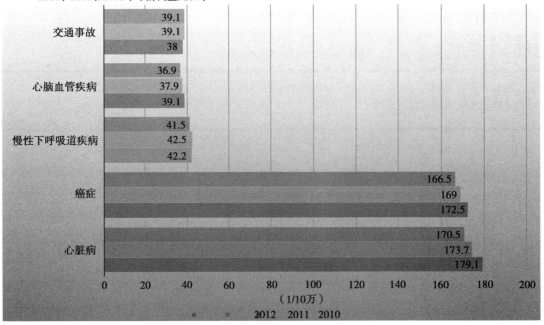

图 3-1　美国死因排行前五位(美国疾控中心,国家生命统计报告,61,4,2015)

最低 10 名	
出生国家(或地区)	每千活产死亡率
1. 摩纳哥	1.81
2. 日本	2.13
3. 百慕大群岛	2.48
4. 挪威	2.48
5. 新加坡	2.53
6. 瑞典	2.60
7. 捷克共和国	2.63
8. 香港	2.73
9. 澳门	3.13
10. 冰岛	3.15
United States	**6.17**
最高 10 名	
出生国家(或地区)	每千活产死亡率
1. 阿富汗	117.23
2. 马里	104.34
3. 索马里	100.14
4. 中非共和国	92.86
5. 几内亚比绍	90.92
6. 乍得	90.30
7. 尼日尔	86.27
8. 安哥拉	79.99
9. 布基纳法索	76.80
10. 尼日利亚	74.09

图 3-2　全球婴儿死亡率(来自 CIA World Factbook,国家比较:2013 年婴幼儿死亡率。)

　　IMR 可视为对一个国家的卫生保健系统的良好总体估计,因此世界上大多数国家都会定期收集数据。世界卫生组织(WHO)和经济合作与发展组织(OECD)均会收集数据,并监测世界各地的 IMR。世界范围内婴儿死亡的主要原因包括感染、腹泻相关疾病导致的脱水、早产、致死性出生缺陷、婴儿猝死综合征以及怀孕期间母亲的并发症(CDC,2012b;OECD,2013)。

　　IMR 在反映美国真实情况时表现很糟糕,这让人感到很困惑,如图 3-2 所示。尽管美国卫生保健提供系统中拥有大量可用的资源,但美国 IMR 的总体排名在所有国家中仅位列第50 位(CIA World Factbook,2013)。在大多数工业化国家中(包括美国),婴儿死亡的主要原因是低出生体重(低于 5.5 lb)和早产(指的是在妊娠不足 37 周出生的婴儿)(Martin et al.,2015)。在某些种族群体中,低出生体重和早产儿的比率比美国的其他群体高得多,如图 3-3所示。图 3-3 以及许多其他研究都表明,这些差异可归因于在美国缺乏初级保健(Mac-Dorman,2011)。这将在第 21 章中进行描述。IMR 对享有强有力的初级保健系统人群的测量特别敏感,这解释了为什么一些经济资源较少的国家的 IMR 低于美国。

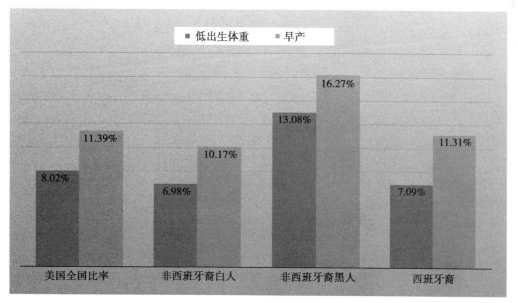

图 3-3　按种族划分的美国低出生体重和早产儿的百分比(2013 年)(引自出生:2013 年的最终数据,国家生命统计报告,64,1,2015)

过早死亡率

　　另一种与年龄相关的死亡率涉及过早死亡,指的是在 75 岁之前发生的死亡。过早死亡率也表示为潜在寿命损失年(year of potential life lost,YPLL)。例如,如果一个 20 岁的人死亡会有 55 YPLL,但如果一个 70 岁的人死亡就会有 5 YPLL。过早死亡率对公共卫生研究人员而言尤为重要,因为在假定条件下过早死亡可通过改变生活方式来预防。过早死亡最重要原因是癌症(特别是肺癌)、意外伤害、心脏病和自杀(United Health Foundation,2013a)。

　　使用过早死亡率作为健康状况指标,使公共卫生研究人员能够追踪各种干预计划的成效。过早死亡率也被视为衡量获得医疗服务,特别是初级保健服务的良好指标。例如,在美国被保险人不太可能在75岁之前死亡(Bailey,2012)。另一种看待这一指标的方法如图3-4所示。一般来说,未投保人最少的州过早死亡率也最低。

YPLL 排名	过早死亡率最低的 5 个州	每 100,000 例死亡中 YPLL 数	无医疗保险百分比 (排名)
1	马萨诸塞州	5345	3.8% (#1)
2	明尼苏达州	5358	8.1% (#4)
3	新罕布什尔州	5580	10.7% (#12)
4	加利福尼亚州	5590	17.5% (#43)
5	康涅狄格州	5603	9.3% (#8)

YPLL 排名	过早死亡率最高的 5 个州	每 100,000 例死亡中 YPLL 数	无医疗保险百分比 (排名)
46	俄克拉荷马州	9654	18% (#44)
47	阿肯色州	9656	19.5% (#47)
48	阿拉巴马州	10,008	13.4% (#25)
49	西弗吉尼亚州	10,159	14.2% (#30)
50	密西西比州	10,354	17.1% (#40)
	全国	6976	14.6%

图 3-4 2014 年最佳和最差的州过早死亡率,以及没有健康保险的公民百分比(数据来源:联合健康基金会,美国健康排名,2013 年)

在过去 20 年中,美国的过早死亡率已有所下降。1990 年 75 岁之前的 YPLL 全国平均水平为每 10 万人 8716 年。相比之下,2013 年 75 岁之前的 YPLL 为每 10 万人 6976 年(United Health Foundation,2013a)。过早死亡率的下降不仅可以通过医疗改善来解释,而且可以通过改进基于了解健康的社会决定因素的预防措施来解释。其中一个最好的例子是公共卫生领域中对全民禁烟运动的重视。在教育活动、法律法规以及改善医疗之间,在过去 50 年中,800 万人的生命得到了延长。这大约是发生在 1964 年至 2012 年之间过早死亡的 1/3 (Meza and Pletcher,2014)。

这种健康状况指标也广泛用于国际比较。2011 年,根据现有数据,在经济合作与发展组织 31 个国家中,美国女性早死率排名第 29 位,而男性排名第 27 位(OECD,2011a)。与 IMR 一样,这在很大程度上是由于整体缺乏卫生保健服务,特别是初级保健服务。

死因别死亡率

使用各种疾病特异性死亡率是非常常见的,或是专注于对资源的需求,或是突出随着时间推移的特定进展,如图 3-5 所示,这表明在降低心脏病的死亡率方面相比癌症取得了更大进展。

死因别死亡率也可用于追踪更大的社会问题的进展,例如枪支暴力,这也被公共卫生领域视为健康状况指标。减少枪支暴力被列为 2010 年《健康公民宣言》的目标之一,如第 2 章所述。自 1965 年以来,在 2010 年凶杀首次从前 15 个主要死因中除名。年龄调整凶杀死亡率(每 10 万标准人口 5.3)降至自 1962 年以来的最低水平,从 2009~2010 年下降了 3.6% (NCHS,2012)。

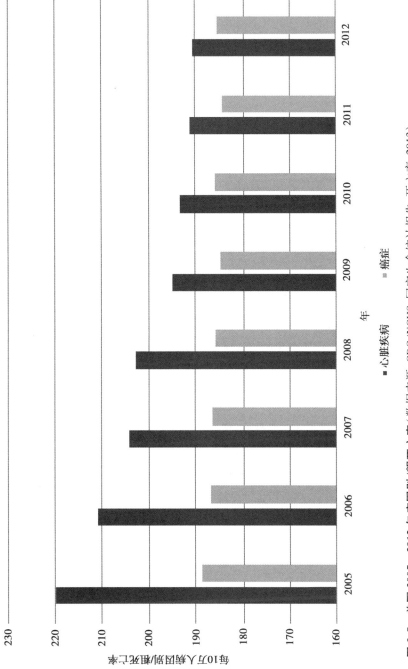

图 3-5 美国 2005—2012 年病因别/粗死亡率（数据来源：CDC/NCHS，国家生命统计报告，死亡率，2013）

患病率

另一组健康状况指标用于评估人群中的疾病水平,而非死亡的发生。患病(Morbidity)包括疾病、损伤和残疾。患病也表示为比率,是指患有疾病的人数与处于该疾病风险人数之比。例如,乳腺癌患病率表示为诊断为乳腺癌的病例数与特定年龄组女性群体人数之比。患病率可以是新诊断的病例,称为发病率,也可以是在某个时间点的病例总数,称为现患率(Oleckno,2002)。发病率和现患率都非常有助于追踪一个人口的疾病负担。

使用发病率的例子如图 3-6 所示。虽然新增艾滋病病例总数正在下降,但是在整个国家没有减少。疾病存在区域差异,突显出了在美国一些地区需要投入更多资源。

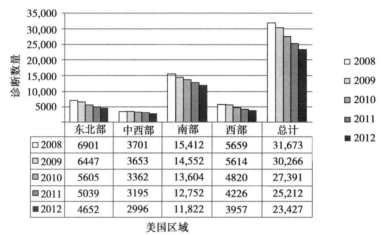

图 3-6　2008—2012 年按地区划分的艾滋病诊断情况(数据来源:CDC 2012 艾滋病监测报告)

患病率的数据还用于常规监测,以确定异常和(或)新出现的疾病,包括区域或全国食物中毒事件。例如,2013 年 3 月 1 日至 2013 年 12 月 26 日,在 23 个州以及波多黎各,有 430 人诊断感染海德堡沙门氏菌(CDC,2014a)。大多数感染患者来自加利福尼亚州。对病例的流行病学分析显示,加利福尼亚州三个厂家的鸡产品问题导致疫情暴发(CDC,2014a)。受感染的家禽被召回,暴发结束。

监测流感的发病率是了解监测的另一种方式。预测流行病有助于确定增加资源的需求,特别是在医院,并有助于控制季节性疾病如流行性感冒的死亡率。

期望寿命

期望寿命(life expectancy)是一个统计学术语,用于预测一个人可能生存的年数。通常在出生时计算,但也在 65 岁时确定,如图 3-7 所示。这一健康状况指标被视为对卫生保健系统绩效的更全面的衡量,也受到第 2 章中讨论的所有健康的社会决定因素的影响。并且还受到健康的个体决定因素之一——性别——的显著影响,从图 3-7 可以看出。平均来说,女性在出生时的期望寿命比男性长近 5 年,在 65 岁时长约 2.5 年。

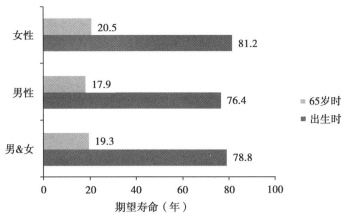

图 3-7　**美国不同年龄和性别的期望寿命：2013 年**（数据来源：
Kochanek，K. D 等人，美国死亡率，2013 年。CDC/NCHS Date Brief #
178；Dec. 2014.）

　　使用期望寿命的常用方法是国际率值比较，如图 3-8 所示。意料之中，具有最高期望
寿命的五个国家工业化程度更高，整体比期望寿命最短的国家拥有更多资源。与 IMR 一样，

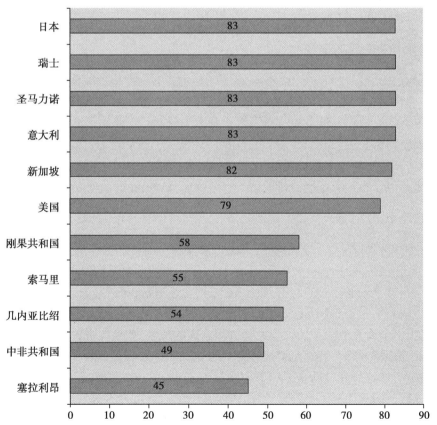

图 3-8　**2012 年平均期望寿命**（出生时）**国际比较**（数据来源：世界银行，2012 年出
生时的期望寿命）

美国的排名有点令人费解,因为美国总体期望寿命排名仅在第 16 位(World Bank,2011)。公共卫生研究者,将其中部分归因于限制政府在卫生系统和社会政策中的作用的文化价值。期望寿命较长的国家中,未投保人员和贫困人员的比例要低得多。这些国家的枪支暴力事件也少得多。医学研究所(IOM)近期估计,凶杀和自杀占过早死亡中的 25%,这进一步降低了美国的期望寿命(Woolf et al.,2013)。尽管通过健康人民模型取得了进展,但是在美国枪支仍然是伤害事件中,继车祸之后的第二大死亡原因(CDC,2014b)。

期望寿命提供了体现全球变化的数据,并且作为一种强大统计工具,对于确定需要投入更多资源的领域具有重要意义。期望寿命不仅反映了获得医疗保健服务的机会,而且还反映了第 2 章所述的公共卫生服务以及各种健康问题的社会决定因素。期望寿命还为描述卫生保健系统对人口健康的作用特点,提供了一种更为积极有效的方式。

其他健康状况指标

除了期望寿命,所有的患病率和死亡率的测量都专注于疾病,而非健康。但也有其他健康状态指标,专注于衡量健康而非疾病。虽然这些健康指标偶尔会用于进行国际比较,但大多还是用于研究目的。这里将描述两个指标作为示例:一个指标用于描述个人的健康状态,另一个用于概述人群的健康。

个人功能健康状况测量

这一系列健康状况指标的产生源于一个事实:如第 1 章所述,健康的最实际的定义与功能有关。这些测量主要用于评估残疾和老年人所需的援助水平。有两种量表最为常用。第一个是日常生活能力量表,该量表测量了六个基本变量:吃饭、梳洗、穿衣、上厕所、大小便控制以及从床转移到椅子(Katz and Akpom,1979)。第二个测量是工具性日常生活能力量表,用于评估社区环境中独立生活所需的 10 个变量,包括驾驶汽车、使用公共交通工具、购物、备餐、上下楼梯以及在没有帮助的情况下步行 800 米(Ostir et al.,1999)。

社区健康状况指标

描述整个社区的健康是一种更新的方法。最常用的是由世界卫生组织开发的方法,称为健康影响评估(Health Impact Assessments,HIAs)。这是一个明确的方法,基于健康的社会决定因素,包括健康和医疗服务的有效性,来制定卫生计划和政策(Joffe and Mindell,2002;O'Mullane,2013)。虽然 HIA 最初是用于国际评估,但是在美国范围内也已进行了相关研究。例如其中一个研究分析了低收入家庭供暖方式的决策,如使用煤油或小型取暖器,并确定了对其孩子健康的影响,特别是增加呼吸问题引发的就医行为(Dannenberg et al.,2008)。

健康指标与评估研究所创立了一系列测量方法,基于功能性健康对全球卫生问题进行量化,并在社区或国家的基础上进行计算,而非基于个人。这种方法使用过早死亡和伤残日的概念,来估计在全国基础上折损的总寿命年数。有趣的是,在 2010 年,交通事故导致了 7500 万年的全球健康寿命折损,这比任何其他原因造成的健康寿命折损都要多(Smith,2014)。这项研究的目的,是强调全面评估一个国家健康水平方法的重要性。

健康状况指标的作用

第 2 章和第 3 章的主题有一个类似的地方,即从个体或群体角度来对健康进行量化。医疗领域用一组数字来描述个体的健康,而公共卫生领域用一组数字来量化整个群体的健康状态。两者都非常有用,但两者都不是完整的描述。在这两种情况下,都可以问为什么我们需要依赖这些估计。答案是,若不使用某种间接测定,健康的现象将显得非常复杂、不可描述。通过使用数字估计,我们可以识别风险因素,总结健康趋势,确定资源的需求,并进行比较。

正如本章所看到的,这些比较对美国而言,常常不是很有利。这很难理解,因为美国在卫生保健系统上花的钱比其他任何国家都多。国际上使用的最常见的健康状况指标是 IMR。有些人批评这个指标只评估一小部分人口的健康。然而,IMR 与期望寿命具有非常高的相关性,包括对残疾人的期望寿命进行调整的情况(Allotey and Redipath,2003)。IMR 是一个非常敏感的测量方式,可用于测量强大而容易获得的初级保健系统的影响,但同时期望寿命也可以捕获医疗系统更多技术方面的特点。

许多研究已经证明,资金充足的初级保健系统的存在,对所有的健康状况指标都有非常显著的影响(Tarlov,1999;Starfield,2004)。美国具有复杂的医疗系统,人群中部分群体医疗准入存在不平等现象,我们通过特别设计的方案来解决部分群体服务不足的问题。虽然美国的期望寿命测量的结果优于婴儿死亡率,但仍然和世界排名前十的国家存在很大差距。这是否与美国人口种族和地域多样性更为明显有关,抑或是否与美国卫生保健系统的结构有关,将是整本书的讨论的一部分,在第 22 章中集中讨论。必须首先对美国文化信仰、期望以及美国政治文化进行审视,才能完成美国医疗保健供给系统的宏伟蓝图。

致谢

以下人员对本章内容做出了重要贡献,包括收集材料和参考文献,以及撰写和分析:Rachel Brown,Susannah Gleason,Maria Kardaras 和 Samantha Calabrese。Emily Assarian,Christopher Lukasik 和 Derek Luthi 做了实质性的评论和修订,大大提高了本章的质量。Emily 绘制了图 3-1～图 3-3 和图 3-5,Derek 绘制了图 3-7 和图 3-8,Chris 绘制了图 3-4 和图 3-6。

第4章

文化在卫生服务供给系统中的作用

本章重点介绍了文化在卫生保健服务供给系统的结构和类型中的作用。这是解决健康与疾病、医疗保健系统的组织形式,以及卫生保健服务的可及性三者之间关系的最后一个难题。所有的治疗实践都基于一个关于疾病诱因和健康恢复方法类型文化信仰的复杂网络。每种文化都有其对应的治疗方法,以及对其"医师(healers)"的不同定义。相较而言,总有一部分治疗方法较为正统。另一部分治疗方法就通常被叫做替代医学(alternative medicine)。替代医学实践往往是建立在不同文化背景基础上的,但也有例外。本章首先围绕文化对健康信念的影响和卫生服务供给系统的体制两方面内容进行展开,然后描述了美国区分替代疗法和合法治疗实践的过程。本章还介绍了一些常见的根植于文化背景的治疗实践,以及一些不以文化背景为基础的治疗实践,这些都被认为是补充美国传统的生物医学基础的医疗保健系统的组成部分。本章的最后对一些关于替代性治疗方法的观察结果,以及它们如何适用于美国的医疗保健系统作出了总结。

文化对定义健康与疾病的影响

人们认为引起疾病的原因大致分为以下两派:个体观(personalistic)和自然观(naturalistic)(Helman,2007)。个体观认为疾病的发生主要是由于冒犯了超自然的神或祖先,通常是指违反社会规范的行为。自然观侧重于个人和他(她)的自然或社会环境之间的平衡,认为疾病是某种不平衡所导致的结果。这两种理论之间可能存在重叠,且治疗实践经常会借用这两种观点的方法论。

自然观的理论体系在世界上更常见,而体液学说理论则在亚洲、印度和拉丁美洲更为流行。自然观侧重于通过关注季节变化和一种叫做"热"或"冷"的特性(并非气温)来管理饮食,从而达到维持平衡的目的。除"热-冷"特性之外,也有观点认为疾病起源于暴露的"瘴气",即一种由水和空气所发散出来的有毒有害物质。这种观点占据了整个19世纪末期,甚至还被用来解释霍乱和天花之类的疾病(Helman,2007)。病原微生物的发现大大完善了该理论,瘴气逐渐被种种病原微生物所代替,并为医学生物模式(见第1章)的建立奠定了基础。

几乎所有的健康信念体系都认为健康是一种平衡,而疾病是一种失衡,需要某种治疗来恢复到原有的平衡。发病的原因是这些理论体系的关键所在,因为很大程度上病因决定了谁来治病、怎样治病以及在哪里治病的问题。在美国,这是一个相信生物医学模式的自然系统,治愈情况基本出现在个体案例中。这种治疗方法是通过减少不平衡因素来恢复机体的平衡。

在讨论文化对任何医疗保健体系结构的影响时,我们需要注意两个问题。第一个问题是,本章所包含的所有信念和方法代表了所谓的传统价值观。这些是核心的、基本的、以及某种程度上有些保守的价值观。这些核心价值观会随着科学技术的发展而变化。例如,一旦"瘴气"在科学层面被定义为致病菌,美国的医生就会通过生物医学模式框架开始治疗。正如第 1 章和第 2 章所讨论的,尽管大家公认生物医学模式有其相应的局限性,微生物理论仍然是我们的传统信念,或者称之为我们的民族医学模式(ethnomedical model)。

第二点需要注意的问题是,在解释健康信念中的文化习俗及其对卫生保健系统的影响时,要避免过度简单化的倾向。不同的群体中文化背景不尽相同,故不能一概而论。例如,尽管体液学说在一部分亚洲和拉丁美洲国家广为流传,但这两个洲仍存在截然不同的表达形式(Helman,2007;Galanti,2008)。个体观在许多亚洲文化中也很常见,其中包括那些以体液学说为基础的治疗实践,各种方法混合在一起有时令人难以区分。然而,比区分不同的实践方法更重要的是,把信念当作是所有给患者提供治疗服务的基础,医疗保健提供者培训的基础,以及卫生保健实践的融资基础。

文化对三种医疗保健体系的影响

在每种文化中,不仅仅只有一种医疗或卫生保健系统,而是有大众、民间和专业(Helman,2007)三种体系。尽管在一般情况下,专业医疗体系被认为是医疗保健体系,但理解大众医疗体系和民间医疗体系也是很重要的,因为后两者应用范围较广,并且是整体背景下正式体系的重要组成部分。

第一个体系专业性最弱,通常被叫做大众医疗体系(the popular sector)(Helman,2007)。它是一个外行的、非专业性的医疗体系,包括对家庭成员和朋友的强烈依赖以及自我治疗。我们不能低估该体系的重要性,因为对疾病的自我认知是整个健康行为进程的起始,正如图1-4(第 1 章)所总结的那样。

大众医疗体系中包含自助团体,该小组包括匿名戒酒互助社(Alcoholics Anonymous,AA)、麻醉药品滥用者互助协会(Narcotics Anonymous,NA)、戒食协会(Overeaters Anonymous,OA)以及节食减肥者协会(Weight Watchers)等。这些有序的组织通常由某些领域的成功人士领导,并未经过任何专业培训。自 1936 年第一个小组——匿名戒酒互助社的建立开始,美国现在已经拥有超过 50 万个自助团体,接近 20% 的全美人口每年会加入其中的一个或者多个组织(Helman,2007)。

虽然这些医疗保健从业者有自己的从业执照和认证许可,但某种程度上民间医疗体系(the folk sector)的合法性仍然未得到承认,不属于专业的医疗保健体系的一部分。民间医疗体系部门的定义主要取决于文化基础,并且用法律制度来加以区分。例如,在许多亚洲国家,针灸被视为专业医疗体系的一部分,而在美国,则是民间医疗体系的一部分。诸如庸医、江湖骗子、骗术等词语常常用来描述民间医疗体系。更为正式的——替代医学(alternative medicine)或补充医学(complementary medicine)的专业术语将在本章后面进行介绍。

民间医疗体系一般分为两种类型,这两种类型是由不同病因相关的信念体系所决定的。在个体观信仰体系中,医师是庄严神圣的,还涉及有组织的宗教因素。在自然观理论体系中,医师变得更加的世俗化,且将其付诸于实践,该实践活动建立在患者疾病的自述症状的基础上。美国的一些民间或补充医学实践涵盖了针灸、信仰治疗家、草药学家、灵气大师和脊骨科医生等类型。一些最常用的医疗实践方法也将在后文中进行描述。

职业化体现在医疗保健的民间医疗体系中,正如体现在合法的医疗保健体系中一样。许多补充疗法的医师有自己的诊疗机构,甚至一部分人已经从自己的学校和(或)培训机构得到了专业认证。在全球范围内,不仅仅针对贫穷国家,而且对美国和其他资源丰富的国家而言,民间医师也提供了非常宝贵的资源。世界卫生组织所提出的"人人享有卫生保健"的策略目标的实现离不开所有民间医师的共同努力(WHO,2008b)。

专业医疗体系(the professional sector)是兼具社会性和合法性的健康或卫生保健系统。这种正式的体系以其严密的组织和等级制度、广泛的教育和认证要求著称。专业领域的卫生保健服务的提供者才享有治疗患者的合法权利,而那些没有营业执照却提供医疗服务的人会受到相应的惩罚。第1章中描述的西方生物医学模式是美国和全球专业医疗体系的基础。这是建立在对抗疗法(allopathic)的基础上,补充疗法作为民间医疗体系的一部分,通常建立在顺势疗法医学模式(homeopathic medical model)的基础上,也依赖于恢复平衡的治疗实践。

虽然这种对抗疗法是许多国家医疗保健体系的基础,但由于文化和政治价值的变化,这种系统在临床应用和其可及性角度的仍表现出不同。故在不同国家,对抗疗法在临床实践和提供服务方面也不尽相同。例如,在几乎每一个工业化国家,医疗保健体系中的一部分观点认为获得卫生保健是一种权利,而这种权利仅建立在医疗需求的基础上。在美国,哲学价值观和政治立场的对立冲突更为明显。人们认为医疗保健服务的获得是建立在收入的基础上,虽然这样,但是对于那些不能负担得起所需医疗服务的人来说,也有许多项目可以为他们提供医疗保健服务,这个问题我们将在第5章继续探讨。美国现行的多种筹资体系中,专业医疗体系提供的医疗服务通常由医疗保险报销,而在民间医疗体系中,医疗服务的花销却不是这样(除非在医生同意的情况下)。

就全部知识、技能和特长而言,西方医学对抗疗法的模型仅仅是全球医疗保健的一小部分。这是因为民间医疗实践在每个文化中都能够被很好地开发和接受。同样,对一些不太发达的国家而言,这个西方生物医学模式所要求的培训和技术水平也不太容易达到。在美国,尽管这个生物医学模式的重要性不言而喻,但民间医疗部门仍然是卫生服务供给系统的重要组成部分,至少在根据使用替代医学实践卫生服务的人数来作出决策时,民间医疗体系仍会发挥作用。

替代医学实践与补充医学实践

在美国,民间医疗体系被称作补充替代医学(complementary alternative medicine,CAM),也被国家补充和替代医学中心(National Center for Complementary and Alternative Medicine,NCCAM)定义为"一组不同的医疗卫生干预、实践、产物或学科,且不将替代医学视为传统医学的组成部分"(NCCAM,2011)。换句话说,传统生物医学模式所反对的任何治疗实践都认为是替代医学。虽然替代疗法(alternative care)和补充疗法(complementary care)都属于补充医学的一部分,但两者之间仍有区别。替代疗法通常用来代替传统药物,而补充疗法通常独自使用或者作为传统医学的附属物来使用。那些相信他们的治疗实践是传统医学的可行替代方案的人更喜欢这个定义。美国医生更倾向于认为二者是对自己医术的一种附属品或者补充。不管是从医生还是患者的角度,补充替代医学一词的出现至少都代表着公众对这些治疗实践的满意度和接受度的提升。

虽然有越来越多的人开始接受补充疗法来代替替代疗法这个概念,但美国健康专家对替代疗法所持的观点仍有分歧(Barnes et al. ,2004)。美国国立卫生研究院(National Institutes of Health,NIH)鼓励医学院校将其中一些治疗实践纳入医疗学校课程,从而使正规医疗机构能够对医学实践活动加强控制(Helman,2007)。

补充替代医学对美国医疗系统产生了重大影响,每年约有 30% ~ 45% 的美国人使用着某种形式的替代疗法(Barnes et al. ,2004;Kuehn,2009)。患者使用补充替代医学实践的原因有多种多样,包括急性、自限性疾病,危及生命的疾病和慢性疾病。寻求替代治疗最常见的症状是急性或慢性疼痛(Barnes et al. ,2004;Ruggie,2004)。在美国,这些治疗方法经常是作为一种补充性的选择而不是完全取代西药(Rakel and Faass,2006)。绝大多数花在替代医疗的钱是由消费者来买单的,而大多数的传统医学的治疗费用是由保险公司支付。

在美国将补充替代医学分为几种不同的类型,但本章只对广义范畴上的几个例子进行探讨。第一类包括根植于一个强大健康信念的文化系统下的治疗实践,这种治疗实践也是下一节的主题。第二类是一组治疗技术,这组技术建立在疾病不同因果关系观点的基础上,但并不属于一个独立系统的文化信仰体系。

建立在不同文化基础上的补充医学实践

建立在文化基础上的补充医疗保健体系,存在于一个有组织的有关健康和疾病的文化价值观和信念系统中,以及医师的预期效果和应用的治疗实践的类型之中。这一节将会介绍三种重要的建立在文化基础上的补充医疗保健体系:传统中国的健康信念体系、印度的健康信念体系以及墨西哥的健康信念体系。在这三个国家,每一个信仰体系都与西方生物医学医疗保健体系相互作用、相互影响。许多美国医生把这样的治疗实践看作是一种移民病人的治疗,这种治疗方式与上述三种传统医疗体系之间存在着紧密的联系(Galanti,2008)。

中国传统的医疗体系

在美国最著名的基于文化的医疗保健体系以及最为流行的医疗体系就是中国传统的医疗体系。健康信念建立在信仰道教的哲学基础之上,这种信念认为正是由于人们彼此之间的相互联系才创造出了和谐的宇宙。而这种和谐恰恰是宇宙中两种力量之间互相平衡的表现:阳,这是一种能产生光、温暖和能量的正能量;阴,是一种提供黑暗、寒冷和空虚的负能量。这两种相对的力量对抗的失衡才导致了疾病的发生(Lam,2001)。

这是一个古老的健康信仰体系,在公元前 300 年,历史典籍《黄帝内经》一书中首次出现了关于中医的记录(Lam,2001)。该信仰体系的治疗实践中涵盖了大量的草药、针灸、按摩、饮食和运动疗法;同时,在特定身体部位使用的艾灸,通常需要石头来辅助加热(Hesketh and Zhu,1997)。所有治疗方法都是为了使身体恢复平衡。

中医(traditional Chinese medicine,TCM)通常在中医药类大学里接受专业的培训。学制通常为3~4年,学生毕业后将被授予注册中医从业资格并且成为中国医疗保健体系中不可分割的一部分(Hesketh and Zhu,1997)。

该系统中两大著名的治疗实践方法是针灸和草药疗法。中医区别于其他系统的部分就是广泛而复杂的草药系统,该系统突出强调治疗草药与健康促进草药的实际应用。在中医治疗体系中,有7000多种不同的草药和搭配,其中的500种的功能在于促进健康,也被称为皇室草本。中医通过混合搭配草药来有针对性地解决由于阴阳失衡所致的疾病症状(Lam,2001)。

中医认为人体是一股涉及阴阳的能量。这股能量被称为"气"。"气"贯穿于整个身体,在14条经络对应着12种不同的器官系统(Povolny,2008)。通过打通六大经络来调节所谓的"气"。此外,还描述了15种由于能量阻塞而引起的疾病症状。针灸师在身体不同部位通过插入6~12根非常细的针,或是旋转针头,或是将针固定,这一治疗过程有时甚至长达45分钟(Povolny,2008)。

在美国,人们出于各种各样的原因使用针灸,但主要还是慢性疼痛(包括背部疼痛)、关节痛、头痛、术后疼痛以及系统性和广义肌肉疼痛(例如纤维组织疼痛)等原因。针灸疗法可以治病,但更多情况下被视为持续疗法的一部分(Povolny,2008)。

在美国,医师都需要学习针灸才能获得营业执照。美国的针灸师从业者也需要通过各州的考试,该考试是由国家认证的针灸委员会和东方医学共同组织开展的(Povolny,2008)。医生、脊骨科医生和临床护士都可以通过上课并通过考试的方式来获取针灸医师从业资格,这样可能会比在中医药大学中要求的4年学制要短(White,2009)。

虽然针灸在许多亚洲国家广泛流行,但直到尼克松总统访华以及美国国税局要求对针灸治疗扣税两方面的因素的推动下,也就是大约20世纪70年代早期,针灸在美国才真正得以兴起和发展(Frum,2000)。

据估计,每年有超过300万的人接受针灸治疗(Kuehn,2009)。越来越多的人将针灸看作是医疗实践的一部分,医师经过培训和认证才可以成为针灸师。这使得医疗保险可以用来支付针灸治疗的费用(White,2009)。

印度传统的医疗保健体系

阿育吠陀是另一个起源于印度的古老的治疗体系。它是一个利用了自然资源的整体系统,该系统的目的在于恢复机体五大基本元素和七大基本组织的平衡。这种传统的印度医疗保健体系认为宇宙是由五大基本元素组成的:土,水,火,空气和以太;人体是由三种体液组成;机体的代谢物源自五大基本元素和三大基本能量(Mukherjee and Wahile,2005;Galanti,2008)。健康状况不佳是由于这些元素和体液之间的失衡所导致的,而阿育吠陀医学治疗实践恰恰是用来恢复机体平衡。阿育吠陀包含8个分支和16个专业(Mukherjee and Wahile,2005)。从业者开出个性化处方,包含草药化合物、特殊膳食、锻炼以及改善生活方式等要求。在印度,大多数人都依赖阿育吠陀医学,有时会结合常规的西药,但更常见的是单独使用阿育吠陀医学进行治疗(NCCAM,2005)。

在印度设有阿育吠陀医学院校,美国虽没有制定州或联邦政府级别的针对从业者的法律法规,但有一个专业的认证过程。全国阿育吠陀医学协会成立于1998年,以"建立和维护教育的标准、伦理性、专业能力和从业资格证"为目标(NAMA,2013)。协会保存了审查的学校和证书课程清单,并根据需求强度对学校和课程进行分组。

练习瑜伽通常是为了恢复身体健康和保持平衡,这也是阿育吠陀医学不可分割的一部分。在美国,瑜伽已然成为阿育吠陀医学体系中最重要的一部分。大约9%的美国人口会开展某种形式的瑜伽活动,尽管它与阿育吠陀医疗卫生系统之间并不存在着什么普遍联系(Peregoy et al.,2014)。

墨西哥传统的医疗保健体系

墨西哥传统的医疗保健体系以前文所述疾病的"冷热病"理论为基础。疾病是由于人暴露于某种"热"或"冷"而导致的,这种"热"或"冷"并不指温度,而是指机体的特性。每一样食物、饮料和药物都有其各自的"热"或"冷"的特性,正如情感的产生以及与他人的互动一样。医生使用多种治疗方式来使机体回复到一种平衡状态。相比于包括生物医学模型在内的其他健康信仰体系,传统的墨西哥的健康信仰体系在全球范围内有更多的追捧者。对于"热"和"冷"而言,不同文化对这两种概念的理解也有所不同,但核心观点都是相似的。

该信仰体系指导了几种治疗实践,当然也包括饮食习惯的改变。其中两种常见的治疗实践是压印和拔火罐。二者都是用来通过从人体内拔除疾病的方式来保持平衡,从而维持人体健康。压印的原理是通过加热一个油封金属,例如硬币或者汤匙。用加热的金属摩擦身体,出现的红色斑点最密集的地方就是症状出现的地方。如果压印部位产生了瘀青,则可对该疾病作出诊断。瘀青的出现也可表明疾病在该处已被治愈(Helman,2007)。拔火罐是一个类似于加热玻璃的过程。拔火罐的原理是借热力排空玻璃杯中的空气产生负压,使其附着于皮肤,从而造成瘀青现象。在压印过程中,红色瘀青也可表示代表疾病开始好转的迹象。拔火罐在世界的许多地方得以广泛使用,包括亚洲、拉丁美洲、俄罗斯和欧洲的部分地区。在大多数院校所教授的内容大致相同,因为中医也有一些与艾灸相关的疗法。

临床医学文献中记载了大量有关于西方医生误诊瘀青现象的病例,而这些瘀青恰恰是由于压印或者拔火罐所导致的(Galanti,2008)。如第5章所述,美国最大的移民团体来自于一个国家,而这个国家将传统的墨西哥卫生保健信仰视作民间治疗实践的重要组成部分。正因为这样,所以对美国医生而言,重视这种治疗实践方法也变得异常重要。

建立在非文化基础上的补充医学实践

许多补充治疗的实践活动与其现实的文化背景没有必然联系。这些实践活动的开展涉及到一些接受过正式培训和认证的医生,而另一些是未接受过这种培训的医师开展的医疗实践。表4-1展示了这些医疗实践中的典型案例。这一节介绍的是最著名和最常用的补充医学实践方法,即正脊医学(chiropractic medicine)。

正脊医学建立在不平衡所致疾病的基础上,但相比于能量的流动,正脊医学更加关注于身体的结构以及生物力学的平衡。疾病和(或)身体的疼痛是由于脊柱和整体健康不平衡所导致的。这种不平衡是由于脊柱椎骨的半脱位所导致的,但也有精神方面的原因,象征着活力论的一种生命力量的分离现象,通常被认为是上帝的精神。脊柱的畸形会对机体先天的自愈能力造成负面影响。而正脊医学可以纠正脊柱的畸形(Ernst,2011)。在过去的 10 年间,正脊医学的定义变了又变,在 2003 年,NCCAM 将其定义为"一种针对于机体结构(主要是脊椎和机体功能)之间关系的卫生保健方式"(Ernst,2011)。

表 4-1　建立在非文化基础上的补充医学实践的一些实例

疗法	描述和使用	从业人员/访问方法	注释
生物反馈	● 用思维控制或改变身体功能,如血压、肌肉张力、脉搏频率以及脑电波。 ● 用仪器(例如皮肤电极)提供定量的措施来训练这些功能。 ● 用于治疗焦虑症、慢性疼痛、高血压、头痛、结构性问题,包括盆腔肌肉功能障碍。	● 从业者都经过三个国家中某个认证机构的认证和许可。 ● 可以与医生结合应用,但更多的是单独进行。	● 该实践有很强的实验室和研究基础,但研究结果却不尽相同。 ● 对于头痛,特别是偏头痛而言,该疗法似乎是最有效的治疗方法。
螯合疗法(Chelation therapy)	● 利用化学物质与体内重金属离子结合,使其安全地排出体外。 ● 用于治疗自闭症、心脏病和癌症。	● 在特定情况下,通过静脉滴注螯合剂,但该法应用十分有限。 ● 当用于个人使用时,螯合剂需要自己购买和口服给药。	● 作为一种主要用于铅和汞中毒的药物治疗方式。 ● 美国食品和药物管理局(Food and Drug Administration,FDA)和美国医学协会(the American Medical Association,AMA)均认为该方法十分危险,但每年仍有超过 100 万的人在使用这种疗法。
膳食补充剂(非维生素/矿物质)	● 包括许多产品,如抗氧化剂;中草药;个别大剂量维生素;ω-3;大剂量的矿物质,如钙。 ● 主要用于预防疾病和健康促进。	● 通过购买非处方药物的自我管理。 ● 美国食品和药物管理局对该类物质没有相应的监督管理措施,因为该类物质被视为食品。 ● 营养食品协会有一个认证过程,涉及一个显示安全生产的标签:良好的制造工艺(Good Manufacturing Process,GMP)。产品的出售不需要该标签。	● 大约 20% 的美国人口会采取某种形式自我指导的补充。 ● 如果包括每天摄入的复合维生素,那么有 50% 的美国人采取自我指导的营养补充方式来补充维生素或矿物质。

续表

疗法	描述和使用	从业人员/访问方法	注释
顺势疗法（Homeopathy therapy）	● 基于活力论的观点：机体本身就具有自愈能力。 ● 各种疗法的原理基本一致，所以设计该疗法的目的在于使一个人产生相同的但较轻微的症状。 ● 由医生用最小的活性粒子进行稀释来合成药品。 ● 用于治疗各种各样的疾病，创造了超过 3000 种药品。	● 自我管理是通过柜台或者医生购买产品来实现的。 ● 没有专业人员的认证。 ● 一些州禁止使用顺势疗法，而其他州则需要从业认证许可。 ● 顺势疗法没有经过美国食品和药物管理局（FDA）的监管。	● 由于这种治疗方法在美国和全世界十分流行，故它成为了一个里程碑式的治疗方法。 ● 有许多关于临床试验的内部研究，这些研究被称为"证据"，其结果仍然用于指导药品的生产。 ● 尽管已经开展了很多研究，但仍没有哪项研究表现出任何该疗法的有效性。 ● 一种流行的感冒药（Zicam 感冒药）是基于顺势疗法的理论而产生的。
按摩疗法（Massage therapy）	● 按摩浅层和深层肌肉或结缔组织，以帮助愈合过程和促进健康。 ● 有超过 80 种不同类型的按摩疗法。 ● 主要用于缓解慢性疼痛、放松、焦虑、运动损伤以及健康促进。	● 从业者通过专业的组织和国家授权的专业认证。 ● 有许许多多不同类型的学校和专业协会，而这都取决于按摩疗法类型的不同。 ● 在美国有超过 30 万个取得执照的按摩师。	● 这种疗法被广泛使用，每年几乎有 20% 的美国人口会接受某种按摩疗法的治疗。 ● 虽对这种治疗方法进行了研究，但大多数研究仍停留在疼痛水平的自我报告的层面上。 ● 按摩对包括腰背痛在内的肌肉骨骼疼痛而言十分有效。 ● 个人报告显示在缓解抑郁和焦虑方面该疗法没有明显疗效。
自然疗法（Naturo-pathy）	● 这种疗法是活力论的产物，认为机体内存在一种来促进机体自愈的物质。 ● 自然疗法鼓励通过利用营养素和草药来提高机体的自愈能力，包括一些顺势疗法、芳香疗法和按摩疗法。	● 独立的从业者需要从几所认可自然疗法的学校获得自然医学博士学位。 ● 他们在 17 个州获取非药物处方医师执业资格，这在其他州既不被接受也不被禁止。 ● 全国传统自然疗法协会约有 2000 名从业者作为成员。	● 该疗法不支持任何检验其有效性的研究，因为他们拒绝接受生物医学模型的检验。 ● 该疗法不支持接种疫苗和注射抗生素。 ● 一些医生已经接受了自然疗法的培训，以便将其整合到他们的对抗性医学实践中。

续表

疗法	描述和使用	从业人员/访问方法	注释
灵气疗法（Reiki）	● 日本利用控制"宇宙生命能量"的方法来平衡身体的能量。这使其变成一种利用生物场能量治愈疾病的方法。 ● 能量场由高举到身体之上的手掌所控制，手一般不接触身体。 ● 主要用于慢性疼痛和焦虑症的治疗。	● 从业人员不需接受认证或授权，但需接受相应项目的训练，目的是为了使其成为灵气大师。这表明该疗法不仅充分使用了手的功能，而且还对身体能量场的精神方面的更高水平的理解。	● 尽管一些研究已经开展，但结果主要来源于自我报告，且结果尚未达成一致结论。

19世纪90年代，在一对父子（D. D. and B. J. Palmer）的带领下，正脊医学开始在美国出现（Keating,2005）。这父子二人所开展的医学实践立足于利用生物力学和脊椎推拿实践来治疗疾病。他们创立了帕默正脊医学院，该学院也迅速发展壮大起来。正如第7章所写的一样，这种结构化训练早在美国医学院的规范化训练之前就形成了。正脊医学发展出了两个分支。第一个分支的从业者被叫做"直接派"（straights），因为他们只使用推拿疗法来进行治疗；他们也认为精神疗法很重要。第二个分支的从业者的人员构成比较多样化，由于他们使用很多种治疗和诊断技术，包括X射线和许多当代新兴医学科技，而不单单依赖精神疗法，故被称为"多样派"（mixers）。随着当代医学知识和科技的发展，第二个分支多元化的治疗方式变得更加突出，今天依然如此。在1930年之前，正脊医学是医学实践的主要补充方案，且一直延续至今（Keating,2005；Villanueva-Russell,2011）。

医学界接受了脊骨科医生提出的挑战。1966年，美国医学协会（the American Medical Association,AMA）将脊骨科医生定义为"非科学教派"（unscientific cult），直到20世纪80年代，AMA仍然极力劝阻病人接受脊骨科医生的治疗（Cherkin,1989）。美国医学协会以无照经营为由对脊骨科医生们提起诉讼，但美国按摩疗法协会坚持认为推拿疗法不同于对抗疗法，从而成功解决了这些诉讼纠纷。他们认为脊骨科医生的目标在于通过"分析"病情及矫正半脱位，而不是对疾病作出"诊断"（Keating,2005）。尽管存在争议，正脊医学依然致力于建设学科独立的专业标准体系，专业培训学校以及各州许可程序。在1987年，AMA被指针对脊骨科医生整个行业进行了"不合理的贸易管制"的约束，且AMA在该场具有里程碑意义的官司中败诉（Cooper and McKee,2003）。

今天，已建立起30所专业认证的学校，每年有将近4000名脊骨科医生从这些学校毕业（Ernst,2011）。大部分学校提供四年制课程，并授予两个学位之一：脊骨医生（the Doctor of Chiropractic,DC）或脊骨科医生（he Doctor of Chiropractic Medicine,DCM）（NCCAM,2007）。在美国有5万多人积极从事脊骨医生工作（CCE,2008），其中一部人从事初级卫生保健，其他则专攻按摩骨科、运动按摩以及放射按摩（Coulter et al.,1997）。脊骨科医生资格由州政府进行授权，这也控制了他们的实践范围。新墨西哥等州允许脊骨科医生开一些药物处方，但大多数州不允许。此外，做手术以及接收病人入院等行为也是不被允许的。

　　病人进行推拿治疗的原因有很多,但大多数人是由于疼痛(例如背痛、颈部疼痛以及头痛)而就医。据报道,2012 年大约有 9% 的美国人口(超过 2500 万)在过去 1 年内接受过脊骨科医生提供的治疗(Peregoy et al.,2014)。

　　医生也越来越多地将患者转诊到脊骨科医生那里接受治疗,尤其是对于那些传统的生物医学的治疗效果不显著,但药物会产生较大不良反应的疾病而言,例如慢性疼痛。目前,只要患者由医生转诊,大多数医疗保险政策覆盖面就会涵盖该类疗法的费用,但也有部分医疗保险政策仅支付一部分费用,且不包括转诊。每年推拿保健的花费都在 20 亿~40 亿美元(Peregoy et al.,2014)。

　　如第 7 章所示,随着大众对正脊医学接受和利用度的不断提高,医疗保健体系也在不断发展并改变着常规疗法与替代疗法的定义。正脊医学中最具争议的部分就是它的历史沿袭方面。一些脊骨科医生担任着整个家庭以及儿童的初级卫生保健医师。大约有 1/3 的脊骨科医生不相信有任何科学证据支持疫苗接种可以预防疾病,并且大多数脊骨科医生属于“直接派”(Campbell et al.,2000)。

　　与任何其他的补充治疗实践相比,正脊医学拒绝“互补”一词。然而可以接受“可补充”一词,因为他们认为自己就是这样:主流医学的一个可行的补充方法。认为自己的医疗行业是一个与传统医学体系相竞争的行业。

补充医学实践的效果

　　这些迥异的治疗实践无不挑战着我们对健康和疾病的核心文化信仰,也挑战着美国医疗保健体系的结构和筹资方式。医学治疗是基于科学原理的这种观点,成为对抗疗法模型的理论基础;可以通过收集数据来观察其影响,并且可以确定其有效性,从而提供基于证据的治疗方法。更精确地说,在科学的角度上,这种信仰(西方科学原则)是隐含在我们的医疗系统中的最重要的一种信条,我们将在第 5 章进一步展开论述。因此,我们试图运用西方医学科学模式的原则来评估这些补充医学实践的有效性的行为也见怪不怪。国家替代和补充医学中心和国家卫生研究所为许多针对有效性的研究提供资金支持。这里将提供与此工作有关的一些意见,以提供本章的摘要。

从草药到药品

　　每种治疗体系均包含草药的使用。在美国生物医学领域,“药物”一词具体是指标准药物治疗、研究和规范;“补充”一词描述了许多其他类型的、与健康有关的产品。在 1994 年,草药由美国食品和药物管理局进行监管,但被归为一种特殊的类别,既不属于食品也不属于药物。在这种分类下,草药(正如药品一样)不能被证明是有效的,但如果被证明对人体是不安全的则可以从市场中禁止草药的销售。这种分类导致草药使用和供应的增加,也导致检测草药有效性的临床实验的增加。超过 25% 的美国人会使用某种特定的草药,这还不包括维生素和营养补充品。大约 2/3 的成年人由于某种特定的疾病会使用这些草药,并根据这些草药的推荐用法来获得有关这些药物的许多知识(Bardia et al.,2007)。

　　青蒿素是中医的一种标准的草药,或者叫做黄花蒿素。它已被证明可以有效对抗耐药性疟疾寄生虫,青蒿素已经变成了首选的治疗方法(WHO,2014)。而这也导致了该药供不应求,为了准备人工合成,一些制药公司试图确定青蒿素的活性成分。其他人正在研究通过干燥和粉化叶子来增加剂量的方法(Elfawal et al.,2012)。

确定植物中的活性成分来将其合成转化成药物是很常见的方法,这为许多药品在美国的使用提供了依据。三个最著名的例子是:从毛地黄植物中提取出来,被印第安人广泛使用治疗心血管疾病的药物洋地黄;取自紫杉树的树皮,可以预防乳腺癌复发的它莫西芬(又叫三苯氧胺);以及环孢素,用于器官移植的一个强有力的免疫抑制剂药,它是来源于真菌的一个意外发现(Galanti,2008)。Herbalome继续了该方面的研究,在2008年开始的研究对中医药系统中使用到的草药的所有活性成分编制了草药目录。这表明很可能产生了一种新的非麻醉性止痛药物(Zhang et al.,2012)。

针灸

由于针灸对很多人的疾病奏效,因此在这方面也开展了广泛研究。尽管西方科学模型展示了它发挥功效的机制,然而仍未下定论。研究报告显示出大量针灸疗法的有效性,病人报告也显示出至少28种特定的疾病、症状或者病情,其中包括各种各样的疼痛、抑郁、恶心呕吐、高血压等,在针灸疗法的介入下,病情均有所好转(Langevin and Yandow,2002;Xie and Dong,2003;Berman et al.,2010;Lee and Ernst,2011)。

信仰的重要性

在所有的补充替代治疗实践之中,包括针灸在内,批判和质疑最多的一种治疗方式就是:它们奏效只是因为人们愿意相信它。信赖治疗是安慰剂疗法的基础,正如给予一个人一种无效药物但却告诉他会缓解病情一样。安慰剂效应早就为大家所知,许多案例的原始研究表明,在缓解严重的术后疼痛方面,糖(一种非活性成分)和吗啡一样有效。关于安慰剂方面的研究已经拓展到了包括整形手术等很多领域。一个有关安慰剂的研究在进行了真正的关节镜手术和虚假的关节镜手术之间开展了5年。令人惊讶的是,研究结果中关于疼痛程度和机体功能方面,实验组和对照组之间竟然没有显著差异(Moseley et al.,2002)。

事实上,很长时间以来,对医生的信仰或信念已经成为开展医疗实践过程中不可分割的一部分(Balint,1957)。最近关于思维和躯体二者关系所开展的研究中也是这样认为(Weil,1995)。现在大家认为,在我们所开展的所有治疗实践中,哪怕是在对技术要求最高的治疗实践中,仪式感也是很重要的(Helman,2007)。在补充疗法中安慰剂效应显然是很明显的,但也没有证据表明补充疗法相对于传统的生物医学疗法而言,安慰剂效应更加突出(Kaptchuk,2002)。

并非所有的传统医学实践都符合西方科学标准模型。与补充替代治疗实践一样,大多数常规药物是基于对个体患者的作用,未经有科学证据的观察(Helman,2007)。这并不是说传统医学没有科学依据,也不是说社会和法律法规支持传统的美国医疗保健体系是不必要的。相反,它恰恰承认传统的生物医学模式并不能解决越来越多的健康问题,而补充替代医学实践却可能以更低的成本解决部分健康问题。慢性疾病的费用占全国1.4万亿美元医疗费用的75%以上。而应用补充替代医学实践最主要的原因是为了"缓解症状"(Thorne et al. ,2002;Rakel and Faass,2006）。

　　尽管本章所讲的许多医疗卫生实践仍有争议。但它们的持续应用仍说明了承认传统的常规医疗保健体系的局限性的重要性。毕竟,如果生物医学系统能帮助每个人的话,也就不需要这么多补充替代疗法的存在了(如表4-1)。

致谢

　　以下人员对本章内容的撰写做出了重要贡献,包括收集资料、参考资料、撰写以及分析:Tia DiNatale, NolisEspinal, Avery Henniger, Sarah Kelly 和 Laura Norton。Jennifer Salop, Daniella Stern 和 Elyssa Williams 不但仔细审查、提出参考意见,也在寻找其他参考资料,同样为本章做出了重要贡献。

第5章

影响美国医疗保健系统的政治观和哲学观

本章将对几种重要的政治观和哲学观进行分析,而这几种价值观恰恰是美国医疗卫生服务供给系统的构成基础。这始于对美国经济的本质,以及医疗产品和服务是否像其他商品和服务一样可以被买卖的政治观的探讨。这种经济价值观显著影响了政府在医疗保健系统中所起到的作用。医学专家在这个问题上持不同的哲学和政治学观点,一些医务人员和公共卫生从业人员也会意见不一、产生矛盾。在医疗保健系统中,对于科学技术的文化信仰是非常重要的,尽管这受到了第4章所讨论的一些补充替代疗法强有力的挑战。政治观、哲学观和文化价值观决定着人们可获得的医疗服务,本章也举出了两个具体事例来加以说明。对这些价值观加以考究可以帮助我们理解美国医疗保健系统的特性以及美国医疗卫生体制改革过程中将要面临的困难与挑战。

私人市场与美国政府

美国经济的基础是对资本主义模式的坚定信念,这种模式通常被称为自由市场或私人市场。各种各样的商品和货物按照自由市场竞争后的价格卖给消费者,消费者来做出明智的选择。经济学家用资源分配一词来描述自由市场如何运行,最基本的一点是人们可以用更多的钱来购买更多或更高质量的商品。这种经济价值体系被称作市场公平(market justice)(Shi and Singh,2014),这就意味着这种卫生保健商品及服务的分配不仅高效,还是一种公平的分配方式。在这种分配模型中,每个人都对自己的健康状况负责,并购买相应的卫生服务,正如我们在第1、第2章所探讨的那样。由于每个人对自己的健康状况负责,所以他们必须自由作出选择。这就导致了公众对政府的不信任,因为政府阻止了私人市场的自由运作,也限制了个人的自由。

在医疗卫生和政治领域,卫生资源和医疗服务是由自由市场进行公平分配的结果,但此观点并非每个人都认同。出于对那些无力购买所需医疗卫生服务资源的人群人道主义的担忧,一些人拒绝接受这种由自由市场进行分配的模式。这种情况在那些无辜的老幼病残群体中体现得尤为明显。其他人却秉持着一种更为务实的观点:他们认为,那些急需但没有获得相应的医疗卫生服务的人,最终很有可能需要更昂贵的护理,从而增加总体成本。还有一部分人认为,医疗卫生服务根本就不是一种私人性质的商品,获得卫生服务既是一项基本人权,又是一个重要的哲学原则。

将卫生服务看作是一种人权而不是购买的商品,这涉及卫生保健服务的另一种分配形式。将卫生保健服务主要看做一种社会产品,而不是经济产品,这就叫做社会公平(social justice)(Shi and Singh,2014)。在这种分配理论下,卫生保健服务应该由集体支付,而不是个人支付,所以每个需要接受医疗服务的人都可以按需求,而不是按收入来获得服务。在社会公平分配模式下,政府所扮演的角色是为了保护那些在自由市场体制下不能获得卫生保健服务的人群。这与政府在自由市场体制下所扮演的角色形成了鲜明对比。

这两种分配系统均与各自的政治观相关。一般来说,保守派支持市场公平竞争,自由派赞成政府对医疗服务进行分配。第 11 章、第 12 章对此进行了详细描述,并列举出一些示例。

观点截然相反的两大专家阵营也参与到了美国医疗保健系统的论战中,分别是:医疗保健服务的提供者以及公共卫生的专业人员。在这两大群体的卫生专家之间仍存在着哲学价值观上的差异,虽然它远比上述的政治价值观更加微妙。医疗保健服务的提供者是指很多经过认证的专业人士,他们依据公认的疾病分类和疾病的症状为个体直接提供卫生服务。正如第 1 章中提到的,他们的治疗实践活动是建立在生物医学模型基础上的。这些专业人士不仅包括医生和中级医疗服务提供者(如医师助理、护士),也包括许多类型的治疗师和为这些医护服务提供支持服务的各类专业技术人员。这将在第 6 章和第 7 章中进行详细描述。这类医疗服务的提供者所强调的是个人主义,因为他们关注的重点是那些生病的人。他们看待健康的社会决定因素的重要程度不同,但大多数集中于公共健康模型的弱端,如图 2-1 所示。

公共卫生领域主要关注社会决定因素对于健康问题的重要性和以社区为基础的干预措施,希望以此来达到预防疾病、增进健康以及节约卫生经费支出的作用。尤其是在教育方面,公共卫生专业人员可能提供直接卫生服务,但大多数公共卫生工作更侧重于团队合作,而不是个人。公共卫生专业人员的工作重点是制定政策以及监管工作,并以此来确保能够提供面向全体人群的健康和医疗服务,特别是针对那些没有保险的人群。公共卫生的另一个重要任务就是在整个医疗卫生体制中确保病人的安全。这两大任务意味着公共卫生领域通常被当做政府职责的一部分,因为它需要承担监管和控制的责任。这就导致了公共卫生和医学两个领域之间矛盾冲突的发生。

从公共卫生人员政治自由的角度而言,确保所有人获得所需的卫生保健服务资源是政府的责任。因此,依据收入多少来分配卫生保健资源是不公平的,因为一些人无力承担医疗产品和服务。从社会公平的角度而言,进行监管便成为确保公平和病人安全的一种方式。从市场公平的角度而言,监管活动会限制自由市场寻找最优价格的能力。在美国,有这样一种混合模型,它通过尽可能多的私有化和我们的政治信仰保持一致,又通过对医疗保健系统进行监管来保护人们的安全,并且确保我们能够获取所需要的、充足的卫生保健服务。这就造成了一种高度监管但松散的医疗保健系统,本书将提供有针对性的计划来描述它们,因为这些项目是针对那些不能获得足够医疗服务的人所设计的。

这些特定的项目大多数是通过税收来进行筹资的,增加税收对绝大多数的美国人而言是个坏消息,通常也是政府过度干预的标志。办什么活动、谁能从中受益,这都取决于花的是谁的钱,取决于是否在用纳税人的钱发起活动。为了确保一部分人真的能够从特定项目中受益,我们担心会由于一个系统内部的欺诈或者浪费,使我们在某些项目上要比其他国家的纳税人花更多的钱。尽管几个欧洲国家为公众提供着健康服务,且该服务是由无需认定的公共资助提供,但这并没有显著地节省医疗卫生经费,但这种浪费现象的确存在。我们将在第 22 章进行深入讨论。

科学技术中的文化信仰

科学技术中的文化信仰是医学生物模式的基础。医学的基本目标立足于循证、量化和技术的干预,此外医学院校还在对这些技能进行相应的培训。结果就是卫生保健服务的提供者主要接受了诊断和治疗躯体症状的培训,并且更加重视身体健康。随着科学和技术的发展与进步,提升卫生保健提供者的专业化程度也是十分必要的,这在医生这一职业领域中体现得尤为明显,我们将在第 7 章中进一步阐述。公共卫生领域内的认证也越来越多。这发生在美国文化的整体背景下,也依赖于各行各业的认证活动。日益增强的专业化实际上使得市场活动受限,因为它限制了消费者可以选择的医疗保健服务的范围。并且,正如第 4 章所提到的,这一过程对传统医疗制度和补充医疗保健系统也进行了区分。在美国,这种区分也扩展到了卫生筹资领域,因为医疗保险并不覆盖大多数的补充医疗服务。具有讽刺意味的是,在美国医疗保健系统中最自由的市场活动事实上存在于补充医疗保健行业,而不是社会所认可的生物医学模式。

生物医学模式拥有着科学技术、强大的文化和法律支持,和对医疗服务提供者的高度认同,才使得公众对此持有坚定信念,但实际上美国公民还是大量使用了补充替代疗法,如第 4 章所述。所以有许多研究致力于试图了解这些疗法所涉及的科学实践。

科学技术是保持身体健康最有效的方法,对这种观点有另一种质疑,这不符合美国死亡和疾病的主要原因,如第 2 章所述。基于大多数技术手段的纯粹的医疗应对措施只能解决美国疾病总负担的 10%~20%。如上所述,这会加剧医学和公共卫生领域的冲突与矛盾。

政治价值观对医疗保健服务的限制

美国医疗保健系统中流传着一种说法——每个人都能得到所需要的医疗护理。正如书中所述,现实情况却更加复杂。例如,有医疗保险的人可以获得更多、更好的医疗服务,从而促进身体健康。这种资金可能会通过以就业为基础的健康保险或几种公共筹资的定向计划来获得。文化和政治价值观也有助于确定哪些服务的可及性以及服务的对象。本章将以非公民的卫生保健和妇女生殖保健服务为例进行探讨。

为公民提供的卫生保健服务

尽管有一些例外,但美国的医疗保健系统仍有几项有法律规定的指导方针要求公民接受医疗卫生服务。本书不对该问题进行详细阐述,但也为读者提供了足够的信息来理解该政治问题对医疗保健系统的影响。

关于该问题的探讨将从两个重要的观察开始。首先这不是最近才发生的现象,1965 年建立医疗保险和医疗补助的立法就针对这些公民的卫生保健服务进行了限制(Teitelbaum and Wilensky,2013）。其次,这种限制不是美国独有的(详见第 22 章),美国拥有更大数目的非本国公民人口(包括合法人口和无证人口),因此这种现象在美国更加突出。那些强烈倾向于社会公平分配模型的人认为获得卫生保健应基于医学需要而不是国籍。

有几种不同的术语来形容非公民。美国人口普查局通常使用"外籍人口"一词,其他人倾向于"非公民"以及"移民"。"外籍人口"和"非公民"包括移民和非移民两类人群。如表 5-1,移民又包括几个不同的群体。据估计,美国的移民人口大约有 4000 万人,占美国人口总数的 12%。由于以下人群受到政治关注最多:无证人口、未授权人口(美国人口普查局)或者是非法偷渡的人口,故对其数量提供精确的估计是比较困难的。无证移民可靠的人口数量大约为 1100 万或 1200 万(Passel,2005;Baker and Rytina,2013)。这大约占合法移民总人口数的 28%,以及美国人口总数的 4%。

表 5-1 也列举出了第二类非公民,即那些拥有临时签证的人。非移民都被算在内,每年大约包括 3900 万人(Batalova,2009)。这个群体中最大的组成部分就是那些到美国旅游的人(Monger,2013)。如果他们在美国生病,他们获取医疗卫生服务的过程是很复杂的,稍后会提到。

世界上的两个地区输出美国所有非公民约 80% 的人口:53% 来自拉丁美洲和加勒比国家,28% 来自亚洲国家。移民(和非移民人口)并不是均匀分布在美国。就绝对数量而言,美国移民中最多的包括加利福尼亚州、纽约、德克萨斯州、佛罗里达州和新泽西州(Monger,2013)。相比于其人口比例(27%)而言,加利福尼亚州拥有占比最大的移民人口(27%),纽约、新泽西州和内华达州各有近总人口 20% 的移民(Batalova,2009)。

表 5-1 非公民种类

移民		非移民	
分类	描述	分类	描述
合法永久居民(Lawful Permanent Resident,LPR)	● 绿卡持有者 ● 允许永久在美国居留或工作	学生	● 为在美国学习的学生提供签证 ● 只要参加美国学习的教育计划,就可以继续学习
条件永久居民(Conditional Permanent Resident,CPR)	● 公民或合法永久居民的配偶/子女 ● 合法永久居民所担保的人 ● 经常申请合法永久居民的人	临时工人	● 允许工作一定时长 ● 可以是熟练工或新手
《防止对妇女施暴法》(Violence Against Women Act,VAWA)的自申请人	● 允许受虐待移民申请合法永久居民或条件永久居民身份,而不支持虐待配偶或父母申请	游客	● 想要短期进入美国的人,包括商业、旅游或探亲
特殊青少年移民(Special Immigrant Juvenile Status,SIJS)	● 不满 21 周岁的人 ● 少年法庭宣布不符合其最佳利益者		

续表

移民		非移民	
分类	描述	分类	描述
难民或政治避难者	● 担心回到原籍国会受到政治迫害的人		
特殊移民	● 一些有宗教信仰的工人 ● 受过高度训练的特定工人 ● 一些国外的医学毕业生		
无证移民	● 未经授权擅自进入美国的人 ● 那些合法入境但逾期居住签证的人		

数据来源:国家司法研究所(2014)和美国国土安全部

　　非本国公民怎样获取医疗卫生服务呢? 有两个影响因素:第一个因素是医疗保险。大约有 16% 的美国劳动力的构成是移民人口,尽管他们收入较低,但非公民与公民的家庭中同样可能有全职工作者(Stephens and Artiga,2013)。这些雇员中很多都是无证公民,有近 1/3 的无证移民在服务行业工作,16% 在建设行业,和大约 17% 的生产、安装或维修行业工作(Passel,2005)。这些类型的工作通常不涉及医疗保险。在所有移民人口中,只有约 50% 的人有医疗保险,而且相比于公民,非公民有 3 倍的可能性没有医疗健康保险(CBO,2007)。这就意味着这个群体在很大程度上是没有保险的(Stephens and Artiga,2013)。

　　第二个因素是州和联邦的立法。从形式上说,需要拥有公民身份或合法的永久居所才能获得医疗保健服务。合法的非公民通过申请也有几种获得健康保险的方式。尽管一些健康保险公司要求绿卡和 3~60 个月不等的居住时间等条件,但合法移民依然可以通过工作来获得医疗保险。没有基于就业保险的合法移民在大多数公共资助计划(包括医疗补助计划)中都不符合资格,除非他们已在美国居住 5 年,但个别州可以修改此法案(NILC,2014)。

　　表 5-1 中的大多数非移民都能够获得医疗健康保险。例如,国际学生有资格参加大学的健康计划。强烈鼓励游客和参观者购买私人的、特定的短期健康保险,以满足他们在美国的健康需求。否则,在美国的卫生保健体制下,他们获得的仅限于接受自费医疗的医院急诊室或独立营利性诊所提供的服务(见第 9 章)。

　　有几种联邦法律明令禁止无证移民获取任何形式的医疗保险,包括私人健康保险,尤其是任何公共资金资助的政府项目,如医疗救助计划。这也包括参加医疗保险,即使无证移民对社会保障体系有重大贡献,也不能获取该类保险。由《紧急医疗和积极劳动法》进行支付的紧急救治除外,在紧急情况解除前,包括孕产妇和新生儿情况稳定之前,特别禁止医院询问移民身份。紧急情况解除后医院才可以询问并确定移民身份,再确定医疗补助是否报销医院的服务费用(Galewitz and Kaiser Health News,2013)。可支付医疗法案(the Affordable Care Act,ACA)本身明令禁止所有无身份的人从任何交易所购买任何健康保险,因为所有人都享有联邦或州补贴(NILC,2014)。

　　几个有针对性的项目目的是为没有保险的人提供医疗服务,这些项目的确是非美国公民人群的非紧急医疗救护的来源,尤其是移民的农场工人(NILC,2014)。例如,有 150 个联邦政府资助的诊所为农业工人提供医疗保健服务,其中一部分人是无证移民。这将在第 20 章进行更加详细的描述。为了控制这种行为,一些州(佛罗里达州、阿拉巴马州以及乔治亚州)的议员允许移民官员在这些诊所设立检查站(Monga et al.,2014)。

　　尽管这是一个敏感的政治话题,但在医疗卫生领域还有一个更实际的方法。医务人员对某个人的移民身份并不感兴趣,除非它可能会影响他们的合作医疗能力。医务人员并不希望与病人的移民身份扯上关系,如果病人的移民身份会干扰正常医疗护理的进行时,医务人员就会感到很困扰(Ofri,2013)。然而,对未参保人的护理不容忽视。由于需要为无证移民提供紧急护理,故医务人员常常会在急诊室遇到一些病人,如果这些病人可以早点接受治疗,病情就不会那么严重;还有一些可能不需要急诊室的治疗,但这些病人也没有其他选择。急诊室的医疗护理服务比其他科室要昂贵许多。同样,当初级保健服务受限时,病人确实需要花费更多的钱来接受治疗(Kullgren,2003;King,2007;Nandi et al.,2009)。医院的主要关注点在于,他们对无证移民实施的医疗救助没有补助(Appleby,2013)。医院对未参保人员实施救助的经济影响将在第 8 章进行详细阐述。

　　关于为什么应当不分国籍提供全方位的健康服务,公共卫生专家持两种观点。一种观点认为哲学观和《联合国人权宣言》中所提及的人权。该宣言指出,每个人都"有权享有自己以及家人的健康和幸福,包括食物、衣服、住房、医疗和必要的社会服务…"(Sokolec,2009)。公共卫生专家认为这是社会正义框架的重要组成部分,也是他们的职业目标。在美国公共卫生协会提出的职业道德支持的声明中,支持要为所有"被剥夺权利的群体"提供公共卫生服务(Sokolec,2009)。

　　第二种观点是,公共卫生专家认为为所有有需要的无证移民提供卫生保健服务也会有很多益处,包括提高整个人群的健康状况。比如可以改善和控制传染病,尤其是对那些可通过接种疫苗预防的疾病。许多无证移民推迟急性疾病和疫苗接种的治疗是因为他们害怕无证移民的身份会暴露。然而这却会增加其他人群患病的风险(Kullgren,2003;Nandi et al.,2009)和医疗保健系统的成本。

　　这是一个棘手的政治和哲学问题。有将近 2/3 的人无证公民在美国住了超过 10 年(Passel and Cohn,2012)。每年大约有 6.5 万名无证儿童公民从美国高中毕业(Passel and Cohn,2012)。国会预算办公室分析了过去 15 年间的 29 个不同的报告,来确定地方和州政府无证人群的经济负担。在国家层面上,这种影响很小,但在某些州这种影响显然是比别的州更大一些(CBO,2007)。提供卫生服务所产生的经济方面的影响在医院体现得尤为明显,主要是因为急诊室比其他科室的医疗服务更加容易获得。然而,本次讨论中最突出的一点是,这不是医疗卫生专家(包括医学和公共卫生专家)的政治问题,而是一个实际的问题。

医疗保健服务的立法限制

　　从医生的认证到医院的认证,都存在着很多法律限制医疗服务的例子,我们将在下一组章节中进行阐述。然而,有一种类型的卫生服务在美国尤其容易受到立法的限制。这些卫生服务属于女性生殖健康的范畴,包括堕胎,但最近还涵盖了计划生育服务。关于这一主题的完整讨论超出了本书的范围,但对该问题有一个基本的理解是必不可少的。

最具争议的问题是堕胎。具有里程碑意义的 1973 年罗伊诉韦德案为堕胎行为设定了法律定义框架,并在 20 世纪 90 年代添加了几处重要的修改(Teitelbaum and Wilensky,2013)。这个案例是为了在孕妇和未出生的胎儿这两组相互矛盾的权利之间创造一种平衡。这是基于当下科学知识和技术框架所作出的决定,即胎儿的生存权。1973 年,堕胎的时间临界点被定在 28 周,尽管当时公认的在强大的医疗干预措施下胎儿的成活的时间临界点是 24 周。尽管没有早于 21 周成活的胎儿(Nash et al.,2014),但随着科技和新生儿护理技术的发展和进步,胎儿的生存权这个问题变得越来越模糊了。罗伊诉韦德案使公众对于堕胎所持的看法各有不同,联邦和州级的政客们都开始在各自的政治舞台上提出许多不同的政策来限制堕胎,女性堕胎则是由公共资金进行支付。

1977 年海德修正案禁止使用任何联邦基金支持堕胎行为,除了强奸、乱伦或高危产妇继续妊娠这几种情况外(Guttmacher Institute,2014;Nash et al.,2014)。这意味着,通过医疗救助(第 19 章所述)获得医疗保健的妇女不能堕胎,除非只使用各州资金。随着时间的推移,州立法机关已经推出了各种各样的政策,旨在限制妇女利用各州经费实施堕胎的行为。这些举措包括限制各州堕胎诊所的数量,限制提供堕胎医疗服务机构的数量和类型、堕胎之前需要提供咨询和(或)影像服务,并且需要告知年轻妇女的父母。

在过去的 5~10 年间,在州一级有大量政治活动,以至于今天有 41 个州在使用各州经费为必要的堕胎支付医疗费用上有明显的限制(Guttmacher Institute,2014)。各州已经采取了大量限制措施,其中包括限制医生实施堕胎手术(要求他们有医院授权);胎儿生存时间的额外限制(最多 20 周);以及完全禁止堕胎,强奸或乱伦或拯救妇女的生命的情况除外。在 2013 年,有超过 50% 的女性居住在美国的 27 个州,而这 27 个州至少有四种限制堕胎的不同举措(Nash et al.,2014)。各州有权利选择是否使用各州经费来提供必要的医疗堕胎服务,而这种服务需要由女性提出且有医生予以支持。目前只有 17 个州允许这样做,其中 13 个州是由于法庭案件(Guttmacher Institute,2014)。

在立法方面,女性生殖健康服务的限制条件是最多的。对女性生殖健康服务的可及性进行限制是建立在政治宗教意识形态的基础上,只有在花费到公共资金时才对堕胎产生影响。因此,有私人健康保险的女性和那些通过医疗补助进行堕胎的女性相比,堕胎变得更加容易。然而,由于联邦政府对购买健康保险行为进行补贴,使得私人健康保险和公共资金之间的界限变得更加模糊(详见第 17 章)。如果有私人保险的女性们不想为堕胎而买单的话,现在越来越多的州要求她们额外自费购买独立的健康保险(Nash et al.,2014)。

通过要求避孕作为必需的预防保健服务,《平价医疗法案》(Patient Protection and Affordable Care Act,ACA)无意中也造成了其他部分妇女生殖健康服务受限。这种行为引起了很大的争议,结果是 20 个州通过立法限制避孕服务,特别是针对低收入的女性,也针对那些在新政策下购买医疗保险服务的女性(Nash et al.,2014)。

关于妇女生殖健康服务和照顾非公民的条例明确强调:任何国家卫生服务供给系统的种类都是其文化和政治价值的产物。记住这个框架是非常重要的,本书还从美国公众的视角探讨了卫生服务供给系统的结构、形式和筹资。

致谢

以下人员为本章的内容做出了重要的贡献,包括收集材料和参考资料,以及撰写和分析:LoreinyPeñaló, Sheighlyn Knightly, Jasmine Offley, HaliciaLyttle。Alexandra Amaral-Medeiros 和 Diana Griggs 认真提出了意见和建议以及细致的修订工作,为本章的撰写作出了实质性的贡献。

第二部分
美国卫生和医疗保健系统功能描述

这一部分类似于整个医疗保健系统的人口统计描述,包括对系统的形式和功能进行分析。在对卫生保健系统和医疗保健系统之间进行初步区分后,本部分的一些章节以及本书的其余部分将重点介绍医疗保健系统。本部分的第一章(卫生系统的功能性分析)通过系统分析的形式,以功能分析的方法对美国医疗保健系统进行描述。即使卫生保健系统不完全满足系统的定义,这也是描述和分析所有组成部分的最好方法。

第7章(医疗保健服务的提供者)描述了推动系统运作的工作人员,包括临床和非临床专业人员,其中一些非临床卫生服务提供者是公共卫生专业人员。在临床领域中,有许多类型的医疗保健提供者,本章无法评判所有职业。本章重点是医生和护士,以及来自这两个专业的相关中级医疗保健服务提供者。

第8章(医院)专注于卫生保健系统中最突出的一类设施:医院。包括对医院历史进行简要描述,并对美国现有医院进行描述和分类。在医院这一部分一个重要的问题是,营利性公司在购买和管理医院中的作用越来越大。当然,医院是医疗保健系统的非常重要的成本中心,因此将对成本和成本的控制进行详细的描述。

第9章(流动医疗的功能、机构和服务内容)侧重于门诊医疗服务和门诊医疗服务的常见提供场所。这是医疗保健系统中利用率最高的部分,在服务提供方面有几项创新,其中许多都涉及营利性公司。初级保健服务是门诊服务的一个子集,本章将对此进行描述。初级保健也是一个如何管理所有需要的保健服务的概念,这一问题将从管理式医疗角度进行讨论。

这一部分的最后一章可称为"剩余部分"(医疗保健系统的其他组成部分)。美国的卫生保健系统复杂而庞大,所以有必要选择性地强调。因此,虽然一些部分常被忽略,但在许多情况下这些部分都是非常重要的。本章旨在对此进行补充,对美国卫生保健系统中四个特别重要的子系统进行描述:即精神卫生系统、长期保健系统、牙科保健系统以及视力保健系统。

第6章

卫生系统的功能性分析

系统一词通常是指在一个集中的行政结构下的一组部门、组织或机构。每个部分都作为整体网络的组成部分，以集成的方式协同工作，以实现一些共同目标。美国的卫生保健系统实际上不符合这一定义。尽管与系统的概念似乎存在矛盾，但在分析美国卫生保健行业时，这是一个非常有价值的角度。系统分析领域使用基于功能而非形式的分析角度，在描述这一零散系统如何实际运作时非常有用。

图6-1中呈现出了与系统分析相一致的功能描述。该图还标出了本书中与整个系统的每个功能或部分相关的章节，从而对本书中的主题进行了总览。按照系统分析中的惯例，实际的卫生保健提供系统显示在图6-1的中心。本书遵循使用卫生保健提供系统的惯例，将所有卫生相关服务囊括在内，包括涉及公共卫生领域的服务。医疗保健系统被认为是广义卫生保健系统的一个子集，即使从服务、资源和影响力方面来讲，医疗保健系统都是最主要的组成部分。本书第二部分的所有章节都将致力于描述美国医疗保健系统的形式或结构。

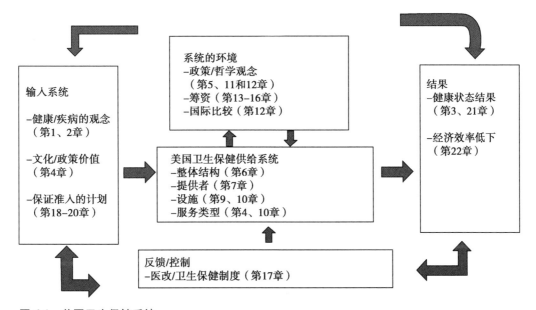

图6-1 美国卫生保健系统

影响系统的功能和执行其目标能力的因素有两类。第一类由对系统的具体输入组成，包括患者，患者关于健康和疾病的信念影响健康行为，包括如何使用卫生健康和医疗服务，如第 1 章、第 2 章和第 4 章所述。这些并非唯一的输入,因为具体的卫生政策和计划赋予了获得卫生服务的不同能力,如第 1 章所述。其中最重要的是在本书中被描述为"有针对性"的计划,也就是说,它们旨在为特定人群提供财政准入,如医疗保健计划(Medicare)(将在第 18 章中进行描述)。影响该系统的第二类因素,包括美国经济制度下更为普遍的政治和文化价值观,如第 5 章所述,为卫生保健系统提供了背景。

系统是动态和变化而非静态的,有时一般的环境因素称为系统的输入性因素,特别是当它们变得具体时。例如,一般认为私人市场经济系统是一种环境因素,但是支付医生的特定方式(在第 13-16 章中有所描述)则最好描述为输入。有时,定义为处于系统外部的成分,也可能会成为系统本身的一部分。补充疗法就是其中一个例子,它被定义为处在常规医疗保健系统之外,如第 4 章所述。术语"互补"表示这些治疗实践具有更大的可接受性,且人们正努力将它们纳入到医疗保健系统之中。

每个系统都有其产出。在卫生保健系统中,其目标为产生健康,而健康是一个难以量化的概念,正如第 1 章和第 2 章所讨论的。然而,由于健康是期望的结果,有几种方法来衡量健康,如第 3 章所述。与其他国家的成果进行比较有助于更好地确定美国卫生保健系统的优势和劣势,并突出显示目前的经济低效率问题。

每个系统都有其反馈/控制机制。这一机制是系统不断改善的过程,称为医疗改革工作。这些活动主要是为了调整系统的组成部分,以便改善某些特定群体的财政准入。2010 年的《平价医疗法案》是近期的一个很好的例子,第 17 章将概述其他一些改革尝试。

图 6-1 旨在对卫生保健供给系统进行概念描述,并对本书进行概述。本书并未囊括复杂的卫生保健系统的所有部分。例如,医学教育系统,既可以视作输入,也可以视作系统本身的一部分。然而,关于这一系统的细节超出了本书的范围。卫生保健供给系统的一个重要环境组成部分,包括利益相关者在内,并未明确在图 6-1 进行展示。一系列不同的个体和组织,因其倡导和(或)游说而具有强大的影响。这些将在第 12 章讨论。

美国卫生保健系统概览

超过 1000 万人在卫生保健供给系统中以某种身份受雇,这使得卫生保健供给系统成为美国经济中最大的部门。其中包括 80 多万名医生,200 万名护士,22.6 万名药剂师和超过 70 万名管理人员(Shi and Singh,2014)。有 5000 多家医院和数以千计的各种网站提供门诊保健。这一系统得到很好的利用,每年有 1 亿的门诊人次,约 1.36 亿人次接受急诊治疗,1600 万人住院(CDC,2010)。财务准入是多种多样的,约有 60% 的人通过私人医疗保险政策获得医疗保健服务,约有 20% 的人通过某种公共资助计划获得医疗服务,其余的接受所谓的免费医疗,如第 13-16 章所述。

美国医疗保健系统花费的总金额不容易获得,原因有二。其一,存在多个不透明的筹资体系,如第 15 章所述。其二,所有对卫生保健服务花费的估计都带有政治性,每个财政类别所使用的定义会得出不同的结论。用于描述美国卫生保健系统财政规模的最常见的指标显示国内生产总值(GDP)的约 17.9% 进入美国经济内卫生保健系统财政之中,总计约有 2.8 万亿美元。最常见的政治言论之一表示卫生保健系统财政大部分是公共来源。诚然,其中大约 37% 来自州或地方税收。然而,卫生财政资金中有 20% 以上来自企业,约有 1/3 来自个体,或是通过购买卫生保健服务,或是购买健康保险(CHCF,2014)。这意味着,在美国卫生保健系统花费中,50% 以上的资金来自个人,而非公共来源。第 16 章将对此进行详细描述。

　　图 6-2 所示,对美国卫生保健系统内资金分配的方式进行了估计。第 2 章和第 5 章中所讨论的资源分配问题在这里表示的非常清楚。这是一个以治疗为导向的医疗保健系统,只有约 3% 的资金用于公共卫生领域所倡导的健康促进和社区预防活动。还应注意另一个政策指标。行政费用中约有 5.6%,被限制于公共资助的卫生计划的管理费用,特别是医疗保健和医疗救助(Medicaid)。这一估计不包括私人保险市场的行政费用,因此,对这类费用大大低估,将在第 13 章讨论。

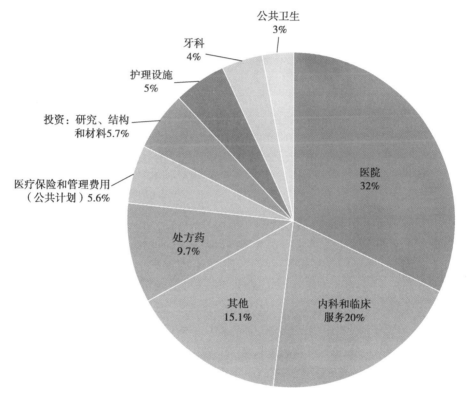

图 6-2　美国卫生保健支出细目(数据来自医疗保健和医疗救助服务中心,国民健康支出,2014,http://www.cms.gov;加州医疗保险年鉴,医疗费用 101:缓慢持续,http://www.chcf.org;疾病控制和预防中心,卫生保健,美国 2013,http://www.cdc.gov)

八种保健水平

　　对美国卫生保健系统中所包含的全部卫生服务,进行描述和分类,是一种更为功能性的分析。根据个体的健康需要,可获得八个不同级别的卫生服务。图 6-3 所示,为卫生保健系统和医疗保健系统之间的差异相关的八个层次。卫生保健供给系统,涉及所有八个级别的保健,其中三个级别主要与公共卫生领域相关,其余五个级别可以视为医疗保健系统的一部分,医疗保健系统又是总体的一个子集。

传统公共卫生水平的保健

健康促进和健康保护,都代表了卫生保健的传统公共卫生方法。两者都面向人群;都致力于改变健康的社会决定因素,以改善整体健康状况。

健康促进活动,主要通过教育人群了解个人健康风险或基于社区的健康风险,促进健康和保健。方案中包括改善个人健康行为的教育活动,同时也强调可以通过社区活动改进的健康的社会决定因素。如第 1 章所述,旨在改善个人健康行为的教育计划是为初级预防而设计的。抵制非法药物滥用教育(DARE)计划就是一个例子,因为它是为学龄儿童设计的,在其可能拥有很多药物接触经验之前就开始教育工作。基于社区的例子,还包括在住宅区附近建立一个娱乐区,或采取政治行动,使垃圾焚化炉不被设立在住宅区附近。

健康保护在很大程度上是强制的,几乎遍及美国社会的各个领域,并且显著影响每个人的生活。正如在第 5 章对政治和哲学价值的讨论中所指出的,这种保健水平是有争议的,因为它涉及致力于保护个人或社区的健康和安全的法律法规。除了图 6-3 所示的例子外,其他例子还包括交通安全法,如速度限制,安全带法和摩托车头盔相关法律。

健康保护活动是分散的,甚至在联邦一级也是如此。这意味着没有中央或联邦机构参与到保护人们免受健康风险的活动中。相反,许多机构都仅负责自己的责任范围。例如,职业安全和健康署和环境保护署等联邦机构,负责处理与职业安全和环境安全相关的问题,而美国食品药品监督管理局(FDA)这一类联邦机构则负责监督食品安全、处方药、化妆品和兽医产品。FDA 的职责范围包括产品的安全检测以及制造过程的监控。

许多健康保护法律和法规都是州一级的,例如餐馆检查。餐饮业年产值数以亿计,占美国 GDP 的 4%。近 50% 的食物消费发生在餐馆(NRA,2014)。美国总计有超过 60 万家餐厅,每一家都必须通过州立卫生部门检查,现在检查结果在许多州都是公开的。一些地方通过报纸公告来发布公共通知,而另一些地方则使用公示卡,公示卡必须张贴在餐厅的窗口,便于顾客看到。

这类公共卫生具有非常重大的使命,包括保护食品卫生、水的纯净、环境卫生、药物安全以及尽可能消除各种环境危害造成的所有不利影响。这是公共卫生的核心功能,展现出卫生保健层面对于改善健康状况的重要作用。

传统医疗保健服务

有五个不同级别的保健,被明确定义为医疗保健系统的组成部分。如图 6-3 所示,其中包括二级医疗和三级医疗,以及康复治疗和维持治疗。这些不同水平的保健,其共同点在于它们都专注生病的个体。如第 1 章和第 4 章所述,从个体决定获取保健起就开始了服务利用。一旦服务利用过程开始,医疗专业人员就需要决定最适当的服务水平。

二级医疗服务也称为急诊医疗服务,但比常规门诊医疗更为专业(这将在后面进行描述)。图 6-3 中列出了几个例子。如果没有初级医疗医生转诊,个体几乎无法获得这种水平的医疗,这种转诊功能将在后面描述。

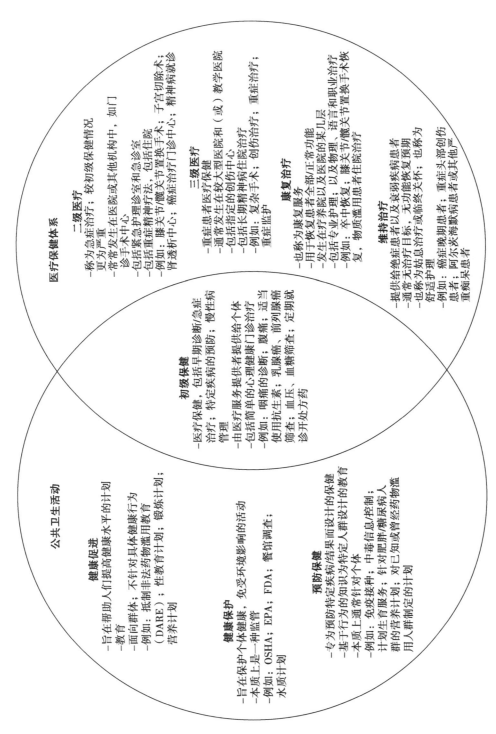

图 6-3　美国卫生保健系统的分级

医疗保健体系

二级医疗
-称为急症治疗；较初级保健情况
更为严重
-常常发生在医院或其他机构中，如门
诊手术中心
-包括紧急护理诊室和急诊室
-包括重症精神疗法，包括住院
-例如：膝关节髋关节置换手术；子宫切除术；
肾透析中心；癌症治疗门诊中心；精神病就诊

三级医疗保健
-重症患者医疗发生在较大型医院和（或）教学医院
-通常发生在接受专业护理以及医院的某儿层
-包括专业护理；以及物理、语言和职业治疗
-包括长期精神病住院治疗
-例如：复杂手术；创伤治疗；重症治疗；
重症监护

康复治疗
-也称为康复服务
-用于恢复患者全部正常功能
-发生在疗养院治疗的某儿层
-例如：卒中恢复、膝关节髋关节置换手术恢
复、物理滥用患者住院治疗

维持治疗
-提供缓症绝症者以及衰弱疾病患者
-通常为站息治疗或临终关怀；也称为
舒适护理
-例如：癌症晚期患者；重症头部创伤
患者或阿尔茨海默病患者或其他严
重痴呆患者

初级保健
-医疗保健，包括早期诊断/急症
治疗；特定疾病的预防；慢性病
管理
-由医疗服务者提供给个体
-包括简单的心理健康门诊治疗
-例如：咽痛的诊断；腹痛；适当
使用抗生素；血压、前列腺癌
筛查；乳腺癌、血糖筛查；定期就
诊开处方药

公共卫生活动

健康促进
-旨在帮助人们提高健康水平的计划
-教育
-面向群体，不针对具体健康行为
-例如：抵制非法药物滥用教育
（DARE）；性教育计划；锻炼计划；
营养计划

健康保护
-旨在保护个体健康
-免受环境影响的活动
-本质上是一种监管
-例如：OSHA；EPA；FDA；餐馆调查；
水质计划

预防保健
-专为预防特定疾病/结果而设计的保健
-基于行为的知识为特定人群设计的教育
-本质上通常针对个体
-例如：免疫接种；中毒信息/控制；
计划生育服务；针对肥胖/糖尿病人
群的营养计划；对已知高营管经药物滥
用人群制定的计划

三级医疗保健服务更为专业化,通常是病情进展更为严重的人所需要接受的。这种等级的医疗,由经过特定专业训练的医学专家提供,这种训练通常来自教学或专科医院。接受三级医疗几乎都要先通过二级医疗医生进行转诊。例如,普外科医生通常被认为是二级医疗外科专家,而神经外科医生则被认为是三级医疗外科专家(Niles,2011)。

康复治疗服务级别专注于康复,目的是使一个人恢复到以前的功能水平。康复治疗计划提供专业服务,帮助患者恢复独立生活能力,并开展与所谓日常功能相关的所有活动。第3章中所描述的功能性健康状况量表,通常用于评估康复过程的有效性。

维持治疗服务也称为姑息治疗服务,包括临终关怀服务。在这种等级的医疗中,治疗的重点已经由康复转向患者的舒适程度。这种等级的医疗服务的目标不是治疗,而是减轻疼痛。这是为那些生活在疾病末期或经历慢性疾病造成严重衰弱,并且几乎没有希望恢复健康的患者提供的医疗服务。该服务既可以在医疗机构中提供,也可以在家庭护理环境中提供。

涉及医疗和公共卫生视角的服务

从图6-3可以看出,还有两个级别的医疗没有描述。这两个级别的医疗,可以认为是介于医疗保健系统和传统公共卫生系统之间,因为其具有两个领域的特征并且共享一些活动。

预防性保健服务通常划分在公共卫生领域内,尽管预防性保健服务通常提供给个人而非群体。预防性保健服务用于预防特定疾病。能代表这种保健水平的最简单的例子之一,就是疫苗接种。然而,其他一些旨在防止具体个体健康结局的活动,也包含在此类别中,例如避孕药。一些大学要求所有入学的新生都要接受饮酒教育课程,无论学生个体是否饮酒,这种教育被归类为健康促进。而与之对应,那些为违反校园饮酒规定的人所设计的饮酒教育课程则是预防计划。如图1-3所示,预防可以细分为三个子类别级——一级、二级和三级预防——并且既可以由公共卫生专业人员提供,也可以由医疗专业人员提供。

初级保健被认为是医疗保健系统的正式开始。初级保健有三个重要功能,其中的第一个是预防。如乳头涂片,乳房X线照片,胆固醇、血压和血糖等筛查检查是初级保健服务的一部分,还包括疫苗接种。其中一些服务是在州公共卫生机构的支持下提供的,但总是与医生有某种关系,因为这些服务可能需要医疗跟踪。初级保健的另外两个功能可以更清楚地定义为医疗保健系统的一部分。这两个功能包括急性疾病的诊断和早期治疗,以及慢性健康问题的管理。这种级别的保健,由接受初级保健培训的医疗专家提供,也由所谓的中级医疗保健服务提供者提供,两者都将在第7章中进行描述。

初级保健服务是组织医疗服务的一个重要概念。初级保健医生负责提供基本医疗保健服务,也被视为进入医疗保健系统其余部分的切入点。作为医疗保健系统的守门员,初级保健医生需要承担协调患者所需的所有其他服务的职能。虽然初级保健提供者关注健康的社会决定因素,但是他们的主要关注点还是每位患者。初级保健在医疗保健中的作用十分重要(第9章),并且在成立名为"健康维护组织"的健康保险过程中也扮演了重要角色(第14章)。

不同保健水平的资源分配问题

当考虑医疗保健水平之间的相对重要性,将资源分配给每个人的时候,公共卫生专业人员和医疗专业人员之间的紧张关系就凸显而出。如第 2 章所述,公共卫生专业人员认为,健康不良和疾病事件与健康的社会决定因素有关,尤其是贫困和加剧经济不平等社会政策。许多健康危险行为或者是贫困造成的,或者是由于社会经济地位低下而加剧。例如,第 3 章中讨论的可预防死亡的四个因素总计可占 75%,包括损伤、饮酒、烟草使用和初级保健不足(CDC,2011)。低收入水平会加剧上述所有因素(Bodenheimer et al.,2009)。医疗领域必须处理这些不良健康行为决策所造成的后果,但公共卫生领域则首先专注于预防不良决策。

然而,关于改善个人健康行为的理解水平似乎还很有限。公共卫生倡议活动向来以健康促进活动开始,特别是教育运动。当行为变化不如预期时,则需要在保健的健康保护水平内进一步努力,主要是监管性质的。这方面的一个特别好的例子就是全国禁烟运动。全国公共教育运动后,吸烟率从 20 世纪 60 年代的约 43%,下降到 20 世纪 80 年代的 33%。如今,美国吸烟率约为 25%,这是许多监管工作的成果,旨在减少烟草使用的各种税收政策也有一定贡献(Gruber,2002;CDC,2004)。吸烟这种影响健康的行为常常被用作指标,因为如第 2 章所述,单单是吸烟率这一指标就会对美国整体疾病负担以及保健费用负担造成重大影响。

从图 6-2 可以看出,卫生保健资金总额中只有约 3% 用于预防保健,而预防保健则可以避免医疗保健系统所关注的疾病造成的负担中约 80%(CDC,2000)。最近的一项估计显示,以社区为基础的公共卫生项目中投资 29 亿美元,将节省 165 亿美元的医疗费用,并且可预防疾病死亡人数约 5%(Mays and Smith,2011;APHA,2014)。

当然,当个体患者求医时,其愿望在于尽可能多地从医疗保健系统获得对个体的关注。然而,在医疗保健领域内也存在类似的资源不平衡。如图 6-2 所示,绝大多数资源用于医院,而医院是卫生服务系统中最昂贵的部分。医院内提供的服务水平包括二级和三级医疗,通常是技术密集型和昂贵的医疗服务。如将在第 9、14 和 22 章中讨论的,医疗保健系统的成本-效率最高的利用方式,就是增加对医疗保健系统的初级保健部分的资源投入。

偶尔会进行全系统改革,以求创造一种略微不同的平衡。2010 年《平价医疗法案》(在第 17 章描述)侧重于增加医疗服务的可获得性。法律的其他部分为预防和公共卫生基金指派资金,并设立了国家预防、健康促进及公共卫生委员会(APHA,2014)。此外,该立法具体规定了所有健康保险公司必须向所有成年人提供的 15 种不同的预防服务(包括避孕),并且无需患者共同付费(APHA,2014)。

上述保健水平对应的资源分配之间的平衡,在公共卫生领域之内,比医疗领域或一般公众带来的感受都更为强烈。美国文化导向是一种基于疾病治疗技术方法的治疗体系,而不会过多地干预改变生活方式,并且在卫生领域内的资源分配也印证了这一点。

本书的其余部分着重于医疗保健系统的子系统,而非整个卫生保健供应系统。下一章从医疗保健系统中工作的各种类型的服务提供者开始描述。美国经济的卫生保健部门是劳动极其密集的,每个团体都有专业许可和认证,拥有大量和多样化的劳动力——即推动整个医疗保健系统运转的工作人员。

致谢

以下人员对本章内容做出了重要贡献,包括收集资料和参考文献以及撰写和分析:

Chandler Kaplan，Alex McGowan 和 Michael Renkawitz。Ryan Barry，Rashinda Key，Daphna Raz 和 Renee Williams-Sinclair 对本章做了仔细的审查和评论，改进了本章的内容。Ryan 绘制了图 6-1，Daphna 绘制了图 6-2。图 6-3 在大家的共同努力下绘制完成，首先是 Rebecca Kinney Baldor，她被聘为我的助教。Rashinda 提供了一个版本，而 Jonathan Rosenblatt 和 Julie Minnisch 确定了最终设计。

第7章

医疗保健服务的提供者

卫生保健产业是美国财政最大的独立部门,雇佣劳动人口数量超过美国总劳动人口的12%,而这个部门对美国财政总收入的贡献接近18%。在美国卫生领域中,虽然大多数人认为资本最为重要,如硬件设施和技术设备,但这仍是个劳动密集型的领域。在卫生保健部门有200多种不同的岗位和职业,可把它们分为两个部分,如表7-1。

第一个部分通常包括那些提供直接的、动手操作的医疗保健服务的人,被称为直接医疗保健服务提供者或医生。这些提供者一般分为三类,第一类是完全独立自主操作,例如临床医生、牙科医生和验光师;第二类是半自主操作,例如医师助理(physician assistants,PAs)和执业护士(nurse practitioners,NPs);第三类是在他人的指导和承担法律责任的情况下操作,包括护士和其他专职医疗保健专业人员,例如理疗师。

所有直接保健提供者都接受专业教育、专业考核并受到法律法规监管。专业的考核方法是执业认证,类似于授予学位,但往往也要求通过一个独立专业的考试。执业认证给提供者带来更高的可信度,但对于进行专业实际操作来说还是不够的。法律途径通过给医生颁发从业执照来监管临床医生,未经许可行医的临床专业人员可能会受到法律起诉。对于表7-1中所示的每种直接保健提供者,有单独的许可证协议,并且所有这些协议都是各州政府签署许可的(Sultz and Young,2014)。

表7-1中展示的非直接保健提供者,辅助直接保健提供者完成工作,但并不直接提供医疗服务。这类卫生专业团队非常庞大并且多样化,包含非直接医疗提供者或非临床医生(具体举例详见表格7-1)。在非临床医生中,很多人有专业职业认证,有些有医生执照。各类非直接保健提供者对医疗和卫生保健服务的贡献都是必不可少的,然而他们的贡献经常被忽略,甚至不被认为是卫生保健系统的一部分。

不可避免地,这一章节必须缩小它的范围。第一个缩小的部分是去除整个非直接保健提供者的分类部分。在直接护理提供者类别中,本章重点介绍那些被定义为传统生物医学护理体系的工作人员,但不包括第4章中描述的许多替代和补充保健提供者,其中一些提供者由他们的专业团体认证,或者由联邦政府许可执业。这种更为缩减的聚焦方式并不是表明这些替代的保健提供者不重要或者不为多数人群服务。正如第4章所讨论的那样,这种说法是不正确的。相反,这种聚焦的方式会给予那些传统的、社会公认的医疗保健系统的人员一个更加全面的描述。虽然所有的直接保健提供者都很重要,但是这一章节将会更多地介绍临床医生,因为他们对医疗保健负有法律责任。并且在许多方面,医生的历史也是美国卫生保健系统的发展史。

表 7-1　卫生保健人员分类表

直接保健提供者	非直接保健提供者
自主执业的医疗保健服务提供者	卫生/医院管理人员
拥有医学博士学位的医生	卫生信息专家
拥有骨科博士学位的医生	实验室技术人员
	医疗记录技术人员,记录员
中级医疗保健服务提供者	公共卫生专业人员
医师助理	卫生政策分析专家
执业护士	公共安全人员
	接待人员/秘书人员
护理专业	商务办公人员
注册护士	生物医学工程人员
专业注册护士	膳食服务人员
持证执业护士	法律服务人员
其他自主职业的医疗保健服务提供者	
牙科医生	
足疗师	
按摩师	
验光师	
心理医生	
拥有部分执业自主权的医疗保健服务提供者	
药剂师	
医务辅助人员	
治疗学工作人员	

医生的职业化与生物医学模式的发展进程

医学职业发展史,其本质也是生物医学模式被社会公认、成为美国传统卫生保健系统框架的发展史,与此同时医学文化不断发展,医疗法律规章制度、基础设施建设也在不断完善。在这个历程中有些医疗执业操作被认为是可以替代的。这段历史对卫生保健系统的根基非常重要,因此将在这里简要介绍。

从美国殖民时期早期一直到20世纪初,医疗保健的最佳描述是一个竞争激烈的自由市场。当时有很多医生,几乎都是兼职,他们有自己的职业,尤其是铁匠和理发师,后者成为最早的外科医生。这些医生大部分是女性。有些人在成功治愈的疾病基础上自定义一个专科。病人自由选择咨询医生的类型,这些选择通常基于口耳相传或者高治愈率的广告。

一些医生开始带学徒并且逐渐演变出医学院。在19世纪末期,出现成百上千以营利为目的的小型医学院,这些学校没有入学考试。能付得起学费的人均可录取。大多数学校有为期1年的学术学习课程,2~3年的学徒式实际操作训练(Cox and Irby,2006),所有治疗技术均会被教授。在学徒式训练结束时,将授予一个医学博士学位(medical doctor,MD),并且所有的毕业生都被称为医生。

例如第1章所描述的细菌学说,一些科学发现开始慢慢地出现。然而科学创新往往备受争议并且传播很慢。通常情况下,医生将尝试多种不同的治疗方案,包括新方法,但医生更多使用疗效较好的方法。从传授治愈的艺术涉及的范围来看,19世纪中末期是医学蓬勃发展的时期。一些医生强烈地肯定传统的顺势疗法,然而其他一些医生选择采用新的骨科模型,正如第4章所描述的那样,这使得脊骨神经科医生数量大大增加。更多人开始采用新的科学发现及疗法,这些人把自己定义为对抗传统疗法的医生。

欧洲医学院校不断强调基于细菌学说的对抗疗法的医学模型,这些院校变得越来越正规。该变化影响了美国医学文化,并且到1850年,美国有四所欧洲风格的医学院,都附属在综合大学里。这些医学学院要求有入学考试和一个长期的学术课程学习过程,但是没有标准规范。早期的对抗疗法不一定会治疗得更有效,但实践这些方法的人在教育上投入更多,并且他们相信这种疗法优越于顺势疗法或骨科模型。到19世纪末期,哈佛大学和约翰霍普金斯大学共同创立标准的入学考试和4年制医学院课程计划,并在结业时授予医学博士学位。美国医学会(the American Medical Association,AMA)形成并支持通过取得这两所学校中任一所学校的学位来规范医疗执业的观点。然而,这两所学校和AMA承认专业认证不足以制约其他的治疗者。

这为医学教育的分水岭奠定了基础。AMA和卡内基基金会(Carnegie Foundation)聘用Abraham Flexner调查了美国155所有组织的医学院。在这些学校里,约有10所欧洲风格课程的医学院并附属于综合大学,然而只有哈佛大学和约翰霍普金斯大学要求完成4年的课程。其他学校都是私立学徒制医学院,传授不同治疗方法。

1910年Flexner通过卡内基基金会出版了名为《美国和加拿大的医学教育》的报告(Flexner,1910)。这篇报告制定了当今的医学教育体系。Flexner建议实行标准入学考试[现行的美国医学院入学考试(MCAT)]、基于对抗疗法医学标准的4年制学习课程,以及最后1年的规范化学徒学习或实习医生学习。他预测到随着科学知识的不断增加,对学徒培训会有额外的需求,并且预知到当今研究生层次的住院医师培训。因此,他建议所有的医学院学生应该接受基础医学和全科医学培训,后期再接受更专业的培训。他也明确提出随着医学研究的周期性要求的重新认证,医生接受继续医学教育非常重要,这也是当今正在实行的体系。他反对以营利为目的的医学院,认为医学教育应该只在非营利性的学院或者大学开设。

或许最重要的是,他认为取得专业认证和医学学位不足以治疗病人。因此建议国家通过一个正式的法律许可过程来规范治疗病人的资质。这个许可对毕业于新批准医学院校的学生作出了要求，该院校需要达到新的医学院校认证组织所规定的标准。

这篇报告影响重大。它的产生正处于多个重要因素促进改革的关键时刻。首先，AMA创建了医学教育委员会，委员会转而创建了美国医学院校协会。继而建立了专业认证的原则，并创立执行这些原则的相关组织。其次，政府监管来保证消费者安全的价值是很重要的，尤其是食品产业。随着科技知识在医疗领域里的增加，面对未经授权的治疗者，病人被视为更加弱势的群体。另外，随着越来越多的人从欧洲培养模式的学校毕业，他们很在意如何赚回他们的学业投资。值得注意的是，这个时期的医学变革基于人们对私人经济市场的不信任以及政府在卫生保健系统参与的明显加强。这一部分内容将在第11章进行深入的探索。

不出所料的是，Flexner的报告显示只有31所学校达到所推荐的专业认证和医生执照的标准（Mitka，2010）。虽然全国所有州花费了10年时间实施专业监管制度，但是大部分小型的、以营利为目的的学徒制医学院被立即关闭了。

这份报告将对抗疗法医师定义为唯一合法的医生类型。它在强调科学的对抗疗法医学的基础上，其他所有的治疗者都成为了可替代的人员。这种教育和监管体制的联合改革改变了面向美国公众的执业治疗者数量、类型和性质。但是由于医生人数迅速下降，公众所接受的卫生保健服务质量有所下降。接受一位受良好教育并拥有执照的医生的医疗服务会花费更多，并且不确定总会得到更好的疗效，尤其是在医生职业化进程初期。治疗者的多样性也受到了负面的影响。富裕的白人男性是唯一能够支付起正规医学教育的人群，而女性和少数民族医生人数迅速下降。

这次改革无疑被认定为保障美国人民健康的重要一步。然而显而易见的是，它也通过限制竞争从而保护了拥有执照的医生的收入。随着当时在医学教育上重大的经济投入，医生的工作成为一项全职专业。虽然这项改革没有消除其他的治疗方式，正如第4章所说的。但是它确实将所有非对抗疗法的治疗者置于传统医疗保健体系之外，这对继续使用这些疗法的病人产生了经济影响。然而卫生保健系统是动态的，包括对于什么是合法的和什么是可替代的划分标准也是变化的。例如，正骨疗法作为一种替代疗法保存下来，以及对于两种不同医生学位接受度逐渐演变就是很好的例子。

医学教育：两种学位

正骨疗法纳入治疗体系相对较晚。这种疗法最初由安德鲁·斯蒂尔使用，1892年他在密苏里州创办了美国正骨疗法学校。正骨疗法与对抗疗法密切相关，但是它又包含了另外一种手法医学的原理。正骨手法医学（Osteopathic Manipulative Medicine，OMM）与正脊医学所基于的原理相同，都是通过手法使人体骨骼的结构恢复平衡状态。像正脊医学的创立者帕尔默一样（详见第4章），斯蒂尔博士认为应该给对抗疗法的医学博士学位建立一个专业的学科选择。正骨疗法医学院创立了一个骨科博士学位（Doctor of Osteopathy，DO）。在欧洲模式和随后的Flexner模式之后，斯蒂尔博士加入了正骨医学这个成分，建立了正骨疗法医学院课程模型。随后，他开始给各州政府做工作，使每个州授权的拥有骨科博士学位的医生等同于医学博士学位（Doctor of Medicine，MD）的医生。正如AMA反对脊骨神经科医生一样,AMA 也正式地反对这个学位,因为这种治疗病人的生物力学模式与他们提出的对抗疗法医学模式相互冲突。这种相互冲突的结果就是建立了两种并存的合法医学系统。各州分别授权许可这两种类型的医生,并且每一类医生都有治疗各自病人的医院(Stanfeld et al. ,2012)。

至 1990 年,AMA 改变其反对的态度,并认可 DO 学位医生等同于 MD 学位的医生。这个转变的发生主要是源自公众对初级保健医生越来越缺乏的强烈反应。在正骨疗法的医学院非常重视初级保健,并且同时,绝大部分的骨科博士毕业生成为了初级保健医生,其中有很多人愿意去缺医少药的农村地区行医。如此一来,骨科疗法医学院、医院和医生就获得了更多公众的支持,从而给拥有对抗疗法 MD 学位的医生创造了巨大的竞争力。

如今,有 141 所学校提供 MD 学位,有 30 所提供 DO 学位(Chick et al. ,2010)。在这两种学位中,课程都是 4 年制的,第二个两年包含了核心临床培训,以及一些专业培训。正骨疗法的学校课程包括在整骨手法方面的训练。目前所有州均认可这两种学位是等效的,并且所有的医院认可这两种学位是等同的。进入这两种医学院均要求参加医学院入学考试,并且这两种学校的竞争都非常激烈。这两种学校的毕业生需要完成毕业实习计划。正骨疗法的医生可能要争夺医学博士实习计划或者他们可能选择参加骨科实习计划。从历史观点来看,骨科医学院专注于培训初级保健医生。正如此后会看到的,如同对抗疗法的医生,专业化的趋势,包括外科专业,在骨科医生中越来越明显。

医学研究生教育

医学研究生教育的这个术语指的是住院医师计划。计划为期 3~7 年,时间的长短取决于专业种类和不同的州对于执照的要求。实习医生的支付工资由他们的工作内容决定,但是工资很低并且工作时间很长,从而使得国家制定实习医生每周固定工作的时间长度。住院医师计划一共有约 7000 种,每一种计划都是独立认可的。尽管有一些住院医师计划是专门针对正骨疗法培训设计的,但是正骨疗法学校的毕业生都有资格和对抗疗法学校的毕业生竞争同样的住院医师地点(Sultz and Young,2014)。

医学教育的筹资

医学院的资金来源于多种不同渠道的收入,其中最主要的来自学生们的学杂费。每一所医学院都和一个学术医疗中心相联系,同时包含一所医院和为病人提供医疗保健的门诊机构。医学院的教职员都有一些相关业务,并且从这些业务中获得的收入,来支持医学院的运转。据估计,它们约占医学院收入的 1/3(Sultz and Young,2014)。各州和联邦政府对医学院都有补贴,对于非营利性学校还有税收补贴。这些补贴有一部分来自医疗保险计划(Medicare program),用来支付给住院医师,还有一部分作为没有保险的病人医疗服务的补偿金。

培训医生的花费是非常昂贵的,因为这既是技术密集型又是劳动密集型的领域。医学科学研究中心有两个非常明确的目标:一个是提供医疗服务,尤其是三级医疗服务;二是培训新的医生。基于这两个目标,病人在医学院附属医院得到的医疗保健服务比起在其他类型医院得到相似的医疗保健服务的费用要高出 20%-30%。这至少部分归因于医学院学生和住院医师需要做更多的诊断测试和咨询更多的高级别医生(Sultz and Young,2014)。随着越来越多的医学科学中心得到公众补贴,它们必须救治更大比例没有保险和通常病情较重的患者。

许可、执照认证和医师的继续教育

为了行医,所有的医生必须通过一项国家规定的执照考试。对抗疗法(医学博士)和正骨疗法(骨科博士)医生通常要参加相同的考试。也有另外一套专门针对于正骨疗法医生的执照考试,他们也可以选择这项考试(Stanfeld et al.,2012)。虽然不要求实习,大部分医生通常进入实习几年之后,在他们的专业领域也通过了委员会的认证。

为了保持执照,拥有医学博士或骨科博士学位的医生每年都被要求参加继续教育,这个要求最早由 Abraham Flexner 规定的。继续教育由各州管辖,虽然大部分州每年要求有 20~25 小时的认证培训时间,各州的要求也有变化。一些州要求每年有长达 50 小时的认证培训时间。每个专业认证委员会都有具体的要求。继续教育并不是没有争议,因为大部分的教育机会是由制药企业提供的(Sultz and Young,2014)。

医生数量及执业地点

对于医生的供给,有多项相关的政策问题。第一个是医生的数量问题;然而,计算医生数量并不是一个简单的问题。我们的主要兴趣在于那些在业的医生,他们与医学院校毕业生或持有执业执照的医生不一样。精确地算出医生的供给量这个难题已经超出了这本书的范围,要认识到本书和其他地方的所有数字都有所不同,这取决于用于计数的程序有所不同(Stamps and Cruz,1994)。在这本书里使用了《美国医学协会国家医生人力资源统计年鉴》(美国医学院协会 2013 数据库,AAMC 2013 Masterfile)最新的报告。这里提到在美国大约有 817 850 名经常从事医疗执业的医生,他们中的 92% 持有医学博士学位(AAMC,2013)。

正如第 3 章所提到的,知道经常从事医疗执业的医生总数并没有太多的帮助,因此使用了比率,含义是每人口(通常是每 1000 人口)拥有的医生数。这样既可以监测医生的供给量,也便于不同地域的比较。城市较多的州医生/人口比例较高,如马萨诸塞州,其具有最高的比率为 3.2/1000。密西西比作为一个南部农业州,比率最低,每 1000 人口拥有 1.6 名医生(AAMC,2013)。

医生的数量充足吗? 这是一个备受争议的话题。在 20 世纪 60 年代,这个比率是 2.0/1000,当时的学者认为是不足的。于是制定了若干政策来增加医生的数量,到 2000 年,差不多每 1000 人口拥有 3 名医生。这引发了政策讨论并演变成医生供大于求的问题。截至 2012 年,医生供给量估计为 2.2/1000(Sultz and Young,2014)。尽管医生总数是一个重要的指标,但是更敏感的指标还有例如医生的多样性和专业性的评估。

医生的队伍中历来是白人男性占多数。在全国,积极从事医生行业的人员中有大约 70% 是男性,尽管随着老年医生退休和年轻的医生进入,这一数据正在发生转变。男医生人数以较小(2%)比例上升,相较而言,女医生的数量正在以大比例(8%)上升(Young et al.,2011)。少数民族医生的比例一直较低,少于 3%。医生多样性的匮乏早已被认识到,并且制定了多项政策来提升女性和少数民族医生的比例。由于培训周期长,通过改变政策来影响医生的供给将花费 10 年以上时间才能实现(Sullivan,2004)。

专业化和初级保健

除了医生的地域分布和多样性的问题,其中最重要的政策问题之一是专业医生的类型。

医生可以从 125 种不同的专业或专科中进行选择,这些都是经过 24 个不同的专业委员会进行认证的(Young et al.,2011)。这些专业通常可以被描述分成三组:初级保健专业、医学保健专业、外科手术专业。

　　表 7-2 针对每一个专业种类列出了一些典型的例子。初级保健专科是那些作为患者的第一接触点的专科,将在第 9 章中讨论。初级保健专业包括内科、儿科和家庭医学。大多数的健康保险政策允许妇女将一位产科学/妇科学(obstetrics-gynecology,OB/GYN)专家作为她们的初级保健医生。这个特殊的专业是专业重叠的典型案例,取决于医生的个人选择。OB/GYN 可以被包含在所有的三种分类里,因为这种医生可以作为一名初级保健医生,有时也会遇到急性的或专科的医疗问题。有一些需要进行手术,但并非全部都需要手术。所有的医生都在某一专业经过培训,但是有一些专业比起其他专业范围更加局限。初级保健专家接受培训的范围最广泛;医学专业有更加明确的训练内容,并且这个类别中的大多数从业者执行某种特定的诊断程序。外科专业的特点是进行手术。这些医生的范围从进行普通的外科手术的医生到分科越来越细化的外科医生,例如神经或心血管外科医生。

表 7-2　医生专科群体的分类

初级保健专业	医学保健专业	外科手术专业
家庭医学	心脏病学	心胸外科手术
内科学	胃肠病学	普通外科手术
儿科学	血液学	矫形外科
产科学/妇科学	肿瘤学	神经外科
	泌尿学	整形手术
	放射学	麻醉学
	皮肤病学	整形手术
	精神病学	血管外科手术
	神经病学	
医学博士学位构成比 30%	医学博士学位构成比 69%	
骨科博士学位构成比 65%	骨科博士学位构成比 35%	
平均收入 168 000 美元	平均收入 350 000 美元	平均收入 550 000 美元

　　在每一个专业领域里,都有几个专科领域。例如,内科学有 18 个得到认可并且独立认证的专科,每一个专科里有它自己的住院医师实习和资格认证考试。(ABMS,2013)。

　　尽管更高比例的骨科医生仍然在进行初级保健医疗执业,但正如表 7-2 所示,在初级保健专业仅有大约 30% 是拥有医学博士学位的医生。尽管医疗领域的女性从业人员数量正在缓慢增长,但是她们在不同专业领域分布并不均衡。女性更有可能从事初级保健专业。例如,女性在儿科、儿童和青少年精神病学,产科/妇科学和老年医学专业占有极大比例。在这些专业中,女性所占的比例从 34% ~ 50% 不等。女性从事外科专业的可能性较小:仅有大约 15% 的普通外科医生为女性(Young et al.,2011)。

　　表 7-2 也显示出各大专业类别的平均收入水平。医生的收入是一个非常复杂并且微妙的问题,它包含了比起其他任何毕业生或专业学位项目最高级别的债务。几乎所有的医学院毕业生(85%)在完成医学院学业后都有明显的负债,通常达到 200 000 美元(Greyson et al.,2011)。这就会导致他们选择一个高收入的专业。在表 7-2 里显示的是收入的平均值,是总收入而非净收入。这些数据包含他们从事医疗活动所有的业务花销,例如误诊保险费。美国医生的工资往往高于其他国家的医生工资,但至少部分原因是可以由其他国家较高补贴的医学教育和较低的医疗业务花销来解释的(Rampell,2009;Saltman,2009)。

　　医生控制卫生保健行业中近 70% 的支出,因此许多政策举措旨在降低与其在卫生系统中的作用相关的成本。一些政策是为了增加从业人员中医生的数量,但是大部分政策针对的是医生专业的选择和地域的分布,它们之间相互影响。这是一个令人沮丧而又复杂的领域,正如前面提到的,因为政策的变化是多年后才实现的,也因为很难对医生供给予以精确的衡量。例如,虽然 20 世纪 60 年代政策决定执行之后,医生的整体数量大大增加了,但是这个变化在所有的专业中并不均等,也没有涉及地域分布。例如,在 1960—2000 年,初级保健医生只增加了 18%,然而专科医学和外科专业的医生数量增加了 118%。在这段时期,农村地区医生从业人数仅增加了 50% 左右(Shi and Singh,2014)。

　　特别值得关注的是初级保健医生和卫生状况之间的联系。国际研究有力地支持强大的初级保健系统和良好的卫生状况之间存在正相关联系,这一部分将在第 22 章详细介绍。即使是在美国,那些拥有较多初级保健医生的州(例如明尼苏达州和夏威夷),比起仅有较少数量初级保健医生的密西西比州和阿拉巴马州,有更好的卫生状况指标(United Health Foundation,2013b)。

　　美国的医生数量究竟是太多还是太少仍是一个悬而未决的问题。从美国医生供应分布不均衡的现象中产生了更多的共识,造成一些农村地区迫切需要获得各种医疗保健服务。也有广泛的共识认为美国医生供应中需要更多初级保健医生,特别是随着《平价医疗法》(the Affordable Care Act,ACA)的持续实施。还有一些观点认为我们应该大力增加中级医疗保健医生而不是初级保健医生的数量。这种趋势是最近发生的,正如国家卫生统计中心最近调查显示在 2012 年,53% 初级保健执业都需要一个医师助理或者一个执业护士(Hing and Hsiao,2014)。

自主执业的中级医疗保健服务提供者(Mid-Level Independent Clinicians)

　　这些医疗保健服务提供者有时被称为非医生从业人员,或者是医师助理。他们最初旨在扩展医生的能力,同时直接在他们的监督下工作或在美国农村那些服务不足的地区从事医疗活动。随着时间的推移,他们演变出一个更加独立的执业模式。有两种主要的中级医疗提供者类型:医师助理,源自医生专业;还有执业护士,源自护理专业。虽然他们有很多相似的执业特点,还面对相似的政策问题,但在培养和定位方面仍有极大的不同,因此在这里将分别进行讨论。

医师助理

　　培养中级医师的动力起始于 20 世纪 60 年代,部分原因如前所述,政府察觉到医生短缺。另一个原因是大量的有丰富临床经验的医务兵从越南回国。因此,杜克大学成为第一所使用军事导向培训医师助理的学校(Sultz and Young,2014)。起初,所有的医师助理都是男性,但是目前近 65% 的医师助理是女性(Cawley and Hooker,2013)。

在美国,有 181 项医师助理计划,还有 85 项之多寻求认证(Cawley and Hooker,2013)。这些计划有一个非常相似的课程安排,包括大约 1 年的集中课程和 1 年中至少 2000 小时的有督导的临床经验。与那些医学院的毕业生一样,从医师助理学校取得学位的学生不能直接从事医疗活动。这还需要得到国家的认证和许可。为了持有执照,医师助理必须每两年进行 100 小时的经过认可的继续教育(Cawley and Hooker,2013)。

目前大约有 8.9 万医师助理正在从事医疗职业,在各异的执业场所工作着,包括初级保健医疗诊所、医院,还有军队医疗保健机构。他们的收入范围从 6.4 万美元到 12.5 万美元不等,平均收入是 9 万美元(Cawley and Hooker,2013)。如同医学专业一样,从事这个专业的大部分是白种人:有大约 4% 的黑种人和大约 4% 的西班牙人或拉丁美洲人(AAPA,2011)。

这个专业背后最原始的推动力是增加初级保健人员的数量,尤其是在农村缺医少药的地区。然而,医师助理专业包含的模式是专业化的模式,正如医学专业一样。当前,大约 40% 医师助理专业人员从事初级保健工作,然而 26% 是在外科专业;还有 26% 在更加专科的部门工作,例如皮肤病学、肠胃病学、精神病学、或急救医学(Cawley and Hooker,2013)。这些专业需要 1 年额外的研究生水平的培训并通过一个认证考试。

尽管医师助理最初的定位是他们将来直接在医生的督导下进行工作,然而各州的差异巨大。在大多数州中,一名医生和一名医师助理申报一个概述了监督的层次和类型的计划。所有州的医师助理都担负很大的医疗责任,包括诊断和治疗急性疾病;预约和解释各种实验室和其他诊断测试;在医院查房;执行初级的、在门诊的治疗;还有协助更加复杂的、在医院进行的外科手术治疗(Cawley and Hooker,2013)。所有的州都允许医师助理开药,但是并不是所有的州都允许他们开受管制的止痛药。

医师助理有他们自己的医疗事故保险,但医生承担最终的法律责任。与医生相比,医疗事故诉讼在医师助理中并不常见。1991~2007 年间,每 32 名医师助理支付一项违规索赔,而大约每三名医生就要支付一项索赔(Wright,2012 年)。

医师助理的收入比医生少,并且他们能够做大约 85% 的初级保健医生的工作(Henry et al.,2011)。这个结果导致了用医师助理来取代初级保健医生的建议。患者对于医师助理的接受程度越来越高,尽管不是所有的患者满意于医师助理替代医生进行初级保健的访视,但是有证据表明,咨询医师助理的患者更有可能重复咨询医生(Everett et al.,2013)。另一个值得关注的问题是医师助理准确诊断一个复杂疾病和将患者转诊到适当的专科医生的能力(Henry et al.,2011)。一些分析专家担心初级保健专家的作用会被削弱。初级保健专业已然是薪酬较少,并且在医学院地位较低,他们担心甚至没有人选择这些专业。

执业护士

执业护士们的起源也发生在 20 世纪 60 年代,同样是认识到医生的短缺。除此之外,护士长期以来对护理人员的临床技能没有充分的理解,但与医生或医师助理相比是更为以病人为中心的工作（Hooker and McCraig，2001）。最初的构想是增加医生资源，尤其是增加位于农村和缺医少药地区的初级保健执业。

在护理领域获得不同学位的方式以及该领域的哲学问题将在下一节中更为详细地讨论。执业护士首先必须有注册护士（registered nurse，RN）学位，这是护理领域需要的基本执照。大多数还有一个护理学学士学位（Bachelor of Science in Nursing，BSN），这个学位会使他们获得注册护士学位。为了成为一名执业护士，在接受额外的培训和获得证书之前，他们通常会作为一名注册护士工作一段时间。对于执业护士来说，可接受的学位是护理学硕士学位（Master's Degree in Nursing MSN），这是高级执业护士四种不同的类型之一。培训计划的时间通常为 2 年，虽然有一些时间较短，但是获取证书的课程是专门为经验更丰富的护士们设计的。已经被认可的课程有 300 多门，它们大多数是在综合性大学和带有护理专业的学院（Shi and Singh，2014）。执业护士们都经过认证和许可。证书是通过一个测试获得的，通常是指定一个执业人群，比如初级保健，妇女健康和儿科。获得国家许可证必须通过国家护理委员会许可。在美国大约有 11.5 万名工作的执业护士。一名执业护士的平均工资由工作地点不同变化很大，但是对于全职执业护士，平均收入 9.5 万美元（AANP，2007）。他们的工作范围和医师助理是相似的，包括开具处方的能力。与医师助理一样，各州的情况有所不同。

预计这两个专业都将不断发展，尤其是随着 ACA 的进一步实施，这一举措强调了初级保健的重要性。对于这两种中级医疗保健服务提供者，更加独立的执业问题是一个严肃的问题。对于二者而言，可以齐心协力通过国家法律，获得更多独立执业的权力，包括获得在没有医生的督导下进行执业的能力（Fairman et al.，2011）。

护理专业

护理专业是美国卫生保健领域最大的群体。它的历史可能也是最为有名的，因为弗洛伦斯·南丁格尔同时作为护士之母和护理院校之母。鲜为人知的是在 19 世纪 50 年代的英国医院，她强调良好卫生的简单措施可以降低死亡率，从将近 40% 降低到 5% 以下（Starr，1982）。自 1873 年开始，美国按照南丁格尔的模式建立了护士院校。这些院校重点是招募高收入的女性，以提高她们服务家庭和服务社区的能力（Stevens，1989）。两次世界大战极大地扩增了医院临床护士的需求。在此之前，大多数护士受雇于私人，负责照顾家中的病人（Stevens，1989）。

护理专业的特点是有多种多样的，具体到每一级护理的教育途径，但并非是分层次或按顺序的。最低的准入水平是注册护士助理（certified nurse assistant，CNA）。这是唯一一个不需要国家授权的，但是需要专业认证的护理级别。更高的一个级别是持证执业护士（licensed practical nurse，LPN），有时候称作有开业证书的职业护士（licensed vocational nurse，LVN）。这是一个为期 12 个月的计划，通常由社区学院提供。持证执业护士一般在一名注册护士或医生的指导下进行工作。

第一级专业护理需要注册护士学位，获得这个学位有三种独立的途径（Barton，2007）。最初对于注册护士的培训出现在医院取得文凭的课程里。尽管目前它们只培训大约 8% 的护士从业人员,但是仍然有 100 多种这样的课程(Sprately et al.,2001)。获得注册护士执照的第二个教育途径是副学士学位课程(associate degree program),称为 AA 或 AS 课程。这个课程通常是由社区级大学提供,并且目前培养了大约 65% 的注册护士。最新的获得注册护士的方式是成为护理学士,也就是本科护理学士学位。正是这种教育途径现在得到了专业上的推崇并且常常被作为获取一项高等执业学位的必要条件。一名护士在完成这三种学位中任一种后,必须参加一项国家执照考试(Sultz and Young,2014)。

在美国卫生保健领域大约有 300 万有执照的护士(Kovner and Knickman,2011)。护士们在各种各样的执业场所进行工作,包括初级保健、疗养院、私人护理、学校和社区诊所,但是大约 60% 的护士在特定的医院环境工作(DHHS,2003)。护理专业是由女性主导的,仅有10% 是男性。护理专业从业人员大多数也是白种人:大约 15% 是少数民族,还有大约 5% 是非洲裔美国人(Sprately et al.,2001)。

高等执业学位

注册护士以上的学位被称为高等执业学位。有四种类型的高等执业护士。第一种是临床护理专业人员(clinical nurse specialist,CNS),这需要有硕士学位,并且在更加专业的护理学执业方面进行培训,包括疼痛管理,开常规检测和做入院治疗的身体评估。CNS 常常参与医院的执业操作并且没有处方权。第二种——认证注册护士麻醉师(certified registered nurse anesthetists,CRNAs)——专业性更强;尽管提供给病人的麻醉师中仍有大约 20% 是由认证注册护士麻醉师单独操作的,但是这些持有硕士学位的人一般是在医生的指导下进行工作(Sultz and Young,2014)。第三种是高等执业类型是执业护士,在前面已经有所描述。第四种是执业护士助产师(certified nurse midwives,CNMs)。这些是完成认证课程的注册护士,允许他们无论是在家庭还是医院的环境里,都可以进行日常的妇科护理和接生小孩。在一些州里,医生反对 CNMs 在院外并且没有医生直接督导的情况下接生孩子,尽管护理专业人士认为这是一个不合理的限制。每个州对助产师的执业范围设定了自己的界限(Pushfor,2013)。

护理的问题

护理学专业是个人和个体化保健的支柱,尤其是在医院里。然而,这个专业由于性别和经济问题遭受打击。医院是美国卫生保健系统中花费最昂贵的部分。一家医院大部分的花费是在劳动力成本上,并且护士是劳动力中最大的组成部分。注册护士的平均工资历来比较低,范围在 38 000~70 000 美元,变化取决于工作的场所(Kovner and Knickman,2011)。如今专业化的提升和工会的壮大提高了护士的工资。

随着医院里实施节约成本型护士人员调整,工会的趋势不断壮大。一个相当普遍的做法是使员工比例中加入更多低水平的护士,例如增加持证执业护士,并减少注册护士。州立法机关有时会参与设定护理员工模式的参数。护理学研究表明,医院里员工水平低与卫生产出较差相联系,包括更高的死亡率(Needleman et al.,2011)。护士的职业不满往往导致人员高流失,每年的流失率高达 50%。这就影响了医院的成本,因为招募并培训一名护士花销非常大。除了成本,这对于病人的治疗结果也是极其不利的。由于这两个原因,护士的职业满意度被认证机构用作评判医院质量的多项指标之一(Stamps,1997)。

通过所有的这些因素,可以预测未来10年中,我们将面临护士的短缺问题(Brewer and Kovner,2001)。医院里护士短缺致使医院雇佣合同护士,这些护士作为临时雇员提高了员工的比例,从而使医院符合专业上和法律上的要求。尽管这些注册护士能够胜任并拥有执照的,但由于他们是临时雇员,常常不能提供持续的护理,并且他们容易因为服务酬劳的不同对护理职业产生不满(Barton,2007)。

其他自主执业的医疗保健服务提供者

表7-1列出来几种不同的独立执业的直接保健服务提供者。每一种都是经过认证和国家许可的,也就是说这些专业人员能够独立执业。唯一需要在这里做简要介绍的是足疗师。脊骨神经科医生在第4章已经进行了讨论;其他自主执业的医疗保健服务提供者将在第10章进行描述。

足疗师

足疗师(Podiatists)从事的是大多数人从未听说过或者认为它是和整形外科相关的医学专业。足疗师需要经过独立培训,有他们自己的学校和自己的学位,这和MD学位以及DO博士学位完全不同。足疗师专门做足部保健,包括足部和踝关节疾病的诊断并进行医学和外科治疗。足疗师与脊骨神经医生和正骨医生一样,自从1910年Flexner报告之后,他们拥有独立的学校和学位(AACPM,2013)。

在美国,有9所得到专业认证的足疗师学院(AACPM,2013)。入学要求和那些医学院非常相似,包括MCAT考试。标准课程长达4年,在此之后毕业生将获得足病医学博士(Doctor of Podiatric Medicine,DPM)学位。与医生们一样,执业要求有一个实习期,标准时长是3年。在完成实习之后,足疗师获得执业许可并且可能得到委员会认证。有多种专业都需要足疗师,其中有一些需要更多的培训。这些专业包括儿科(儿科足病)、运动医学、骨科和重建足踝外科。所有的足疗师都能进行手术,尽管对于足后部外科手术有单独的认证(AACPM,2013)。

足疗师可以在私人诊所、有经营组织的保健机构或是医院进行执业。每一个州限制足疗师的执业范围,但是在所有州足疗师都具有进行足部和脚踝手术的权力,包括截肢,足部的以及从踝关节到足部的肌腱手术治疗,还有进行身体评估以及开具和解读诊断检查。有足踝部疾病的患者可能会咨询一位有医学博士学位或骨科博士学位的骨科专家,或者一位足疗师,但是事实上只有足疗师是专业治疗足踝部疾病的。足疗师是一个高薪职业,收入的范围从外科足疗师的250 000美元到非外科足疗师的170 000美元不等。最近福布斯将足疗师列为第15名高薪职业(Forbes,2007)。

拥有部分执业自主权的医疗保健服务提供者

最后一类卫生保健提供者常常被称为综合医疗保健人员,他们通常是在医生的督导下提供直接的护理服务。这些临床工作者经过专业认证,但并不是都需要经过联邦政府的许可。综合医疗保健人员的众多例子中,仅有三类将在此进行介绍:药剂师、护理人员及其他医疗人员。

药剂师

药剂师(Pharmatists)一直是提供非处方药和处方药的重要信息来源。目前,通过国家管制执业条约,药剂师的作用更加规范化。每一个州都有一个协作实践协议来确定医生和药剂师之间的执业安排。一些药剂师直接给病人做评估、转诊甚至开具实验室检查。所有的州都允许药剂师进行免疫接种,尽管少数州限制只能进行流感疫苗注射。一些州需要有一个特定的由医生开具的处方,然而对于其他的州,如果药剂师培训过这项技能,就用协作实践协议来确定他们能免疫接种的范围(CDC,2013)。

经过专业认证的培养药学博士(Pharm. D)的学校有 124 所。这个博士级别的全部课程包含 4 年的课堂学习,还有在各种医疗保健机构的实习经历,包括医院和零售药店。药剂师由国家许可并且必须参加两个单独的考试,其中一个考试主要围绕国家关于药品的法律(Stanfeld et al. ,2012)。

从某种程度上讲,药剂师收入的变化取决于国家的不同地区。最高收入的变化为11. 7 万~13 万美元(在缅因州,加利福尼亚州,佛蒙特州和特拉华州),然而最低收入为 7. 6万~10. 9 万美元,主要是在蒙大拿州,怀俄明州,内华达州,俄克拉何马州和宾夕法尼亚州(BLS,2013)。女性在药学专业所占比例正在增加:1990 年,31% 的执业药师是女性,但是到2007 年,几乎 50% 都是女性。女性的收入比她们的男性同事大约少 8%(Manasse and Speedie,2007)。药剂学专业大部分是白种人:仅有 8% 的药剂师是非洲裔美国人(ASHSP,2008)。

许多人预测,药剂师存在短缺现象,尤其是随着合作执业协议允许药剂师可以更加直接地和病人联系。处方药和非处方药的使用预计将会持续增加。

急救人员

急救人员(Paramedics)是在紧急情况的现场为病人提供医疗服务的专业人员,他们常常在急救车上作为应急小组的一部分。急救人员这个术语应用广泛但事实上是指对急救医务人员的第三级培训。第一级是指急救医疗技术员(emergency medical technician,EMT),第二级是指高级 EMT。这三个级别培训的差异不仅仅是在教育和认证方面,还在特定的临床任务划分方面。例如,一名 EMT 能评估和(或)手动复位呼吸辅助装置,但是一名急救人员能插入紧急气道支撑装置。一名 EMT 能进行心肺复苏,包括外部自动除颤器,而一名急救人员还能施用心脏支持药物以及手动除颤器。一名 EMT 能够评估伤口,而一名急救人员能够对伤口进行治疗,包括缝合(Stanfeld et al. ,2012)。

尽管有些州对急救人员有认证程序,但是他们不是通过国家组织专业认证的,且不是由国家授权的。他们被登记在国家紧急医疗技术人员注册处,这个被大多数州认可,但不是所有的。这个专业在继续发展壮大,但是它的教育标准仍有多种不同,这些不同取决于各州的不同要求。一个传统的课程包括 700~1300 小时的训练,培养教学和临床两方面的经验。由于缺乏认证和培训的多样性,急救人员专业的认可和收入比其他卫生专业人员要低得多。

尽管如此,急救人员的作用在慢慢超出仅提供紧急医疗服务的传统概念。急救人员越来越多地受雇于医院等机构,尤其是在急诊室。急救人员也常常在直升机上帮助转移危重的病人,过去常需要一名注册护士发挥这个作用。在一些州,救护车公司为了避免产生更加昂贵的住院治疗,雇佣急救人员来提供一种以家庭为基础的医疗保健服务(McCluskey,2014)。

其他医疗人员

这一大类的联合健康专业人士,包括身体、职业和语言治疗师。所有这三种治疗师都需要接受来自培养计划的毕业生培训,并且所有都要得到国家授权。

理疗师(Physical therapists)帮助患者实现身体康复和从伤害或衰弱的疾病复原,例如中风的康复。有 227 项专业认证的计划,这些计划时长 3~4 年并且包括教学和临床工作。他们获得的是理疗博士学位(Doctor of Physical Therapy,DPT)(Stanfeld et al. ,2012)。理疗师在各种环境中工作,包括医院、疗养院、保健中心,并且越来越多地自主执业。大多数保险政策为了支付看病的花费需要先从医生那里得到转诊,但是一些州允许病人看理疗师不用转诊。可以预料,理疗师工资的变化取决于执业地点的不同,但是全国平均水平大约是 80 000 美元(BLS,2013)。

职业治疗师(Occupational therapists)为日常生活活动提供各种支持活动。他们往往涉及各种年龄和类型的病人,包括自闭症儿童或具有特定生理或心理残疾的人。执业的要求是从 322 所认证的职业治疗计划中至少取得一个硕士学位(Stanfeld et al. ,2012)。职业治疗师要么在医院工作,要么在例如学校或疗养院等机构中工作。平均工资和理疗师相似(BLS,2013)。

言语治疗师(Speech-language therapists)评估、诊断和治疗沟通与吞咽障碍的患者。他们常常和孩子们打交道,但是也给遭受中风或其他类型大脑损伤的成年人治疗。言语治疗师需要拥有硕士学位,还需要通过认证和执照考试,这取决于治疗师想要去执业的州的不同。大多数州完成学位和考试计划需要 2 年(Stanfeld et al. ,2012)。从某种程度上看,言语治疗师的工资比较低(BLS,2013)。

所有的这三个专业都是以女性为主导的,并且预计随着老龄化的人口日益增长的需求,这三个专业的人数都会增长。

相关政策问题

本章表明美国卫生保健系统包含多样的、训练有素的专业人员。最详细介绍的是医护人员,因为医生在卫生保健系统里决定了大部分的花费,而护士是专业人员中最大的单独群体。然而,还有很多其他的非医生、非护士的卫生保健提供者。几乎所有和病人有直接保健关系的人都被严格管理,不仅是被专业认证,还由国家授权和具体规定控制执业的范围。

由 Flexner 报告引起的专业化进程,产生了现在高度规范的卫生保健系统,不仅影响了医疗服务提供者的类型,而且融合了他们的服务范围。专业化提升了病人的安全性,但是削弱了私人市场的作用,正如第 11 章呈现的那样。这个系统不是一成不变的,这表现在对骨科医学的逐渐接受,还有对脊柱推拿疗法接受度的不断演变。尽管有专业认证和国家授权,美国国民在很多地方寻求医疗保健,其中有些治疗场所不属于主流医疗体系。不幸的是,提供医疗服务并不那么简单,我们新开发的特殊的技术干预对于治疗往往没有效果。

美国卫生保健体系面临的一个重要政策问题是我们是否拥有足够的卫生保健提供者,哪一种类型的提供者我们需要更多,哪些需要减少,还有他们在哪里执业。这是一个非常复杂没有简单答案的问题,部分是由于劳动力的动态性质和病人的行为。同时使这个决策复杂化的过程是,量化积极执业卫生保健专业人员的数目并非易事。图 7-1 为如何看待国家医疗队伍规划的有关问题提供了指引。美国的卫生保健队伍的组成受到三组独立变量的影响:人口统计学变化、教育体系和卫生保健体系自身的结构。影响这些因素的是国家整体的经济状况和州政府及联邦政府制定的规章制度。

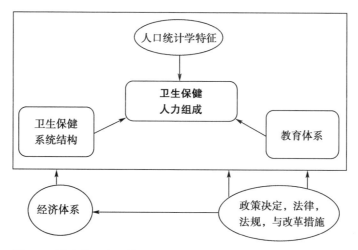

图 7-1　影响从业人员供给和需求的因素(改编自 Dumpe,M. L. et al. ,《护理经济学》,16,174,1998。)

人口统计学的影响包括美国人口的不断变化的性质,尤其是人口日益老龄化。年龄本身并不意味着一个人自然需要更多的医疗保健服务。然而,当作为一个人群来审视时,老年人总是需要更多的卫生保健资源,而且常常是昂贵的服务。人口统计学变化包括疾病模式的转变,尤其是慢性病数量的增加。基于过去和现有的信息,可以预计,到 2023 年患有慢性疾病的美国人数量将增加 42%,即从目前的 1.33 亿到将近 1.6 亿。目前治疗慢性疾病的总花费占到卫生保健总花费的 75%(Bodenheimer et al. ,2009)。

卫生保健系统的结构有助于确定治疗疾病的方式。这包括在治疗和筛检技术上的创新;医疗执业的重组以适应卫生保健机构增加的规模和公司化运营;还有医疗保健专业人员的作用。大多数人都同意让初级保健医生管理慢性疾病是更具成本效益的。然而,相当多的患者患有多种慢性疾病(Rhoman and Wagner,2003)。随着初级保健医生逐渐参与到更加复杂的病人的管理当中,他们越来越多地将患者转诊给专家和(或)专科医生(Colwill et al. ,2008)。将患有多种疾病的患者转诊出去常常导致碎片化的护理,还有在治疗慢性疾病上更高的花费,且不一定能得到更好的治疗结果(Ostibye et al. ,2005)。

这与初级保健医生角色的转变和中级医疗服务提供者利用率的增加相关。治疗的花费更低,并且疗效如果不是更好的话,至少是相同的(Link et al.,2014)。然而,患者的可接受程度依然是持续的问题,并且初级保健医生的作用进一步减小。我们是否拥有足够的医生——或者其他任何类型的卫生保健人员——很大程度上取决于他们在病人护理方面如何分配人员,所以这个关于应该由谁来治疗慢性疾病的讨论是非常重要的。

人们已经达成共识,有必要增加初级保健医生的数量和百分比,初级保健部门仅有约总人数30%的医务人员(Bodenheimer et al.,2009)。卫生保健专业人员的教育体系是由许多不同的因素控制的,其中有一些包含预测未来需求的研究。增加任何一所教育机构的能力并不简单。每一所教育机构都经过认证,并且得到直接或间接的公共补贴。这就意味着增加招收的学生的数量需要得到专业委员会和政府的双重批准。例如,就医生而言,全国医学教育研究生委员会建议卫生和人力资源部门向美国国会提交建议(Kovner 和 Knickman,2011)。此外,正如之前提到的那样,增加医学生人数并不会立即增加从业人员的数量。

美国整体的经济背景十分重要,因为任何潜在的卫生保健提供者必须考虑他们将花费多少资金来接受培训,获得认证和执照。然后,他们必须考虑,与其他潜在的职业相比他们可能的收入。本章给出了一些关于平均收入的信息,这些信息是多种多样的。在图 7-1 中有一个非常重要的影响是政策与法规,这里包含多个例子来说明这个影响。尽管很多政策与法规决定是以数据为基础的,但是政治和哲学价值观的影响总是存在的。

本章指出的一个重要政策问题是卫生保健工作人员显著缺乏多样性。虽然女性越来越多地从事临床工作,但对于少数群体方面的进展仍然很差。虽然非洲裔美国人占美国人口的13%,但在过去的50年间黑人医生的百分比一直略低于3%。西班牙裔或拉丁美洲人占美国人口的12%,但是只占医生人数的4%。只有约5%的护士是非裔美国人(Sullivan,2004)。第 21 章讨论了这种缺乏多样性的一些后果。

接下来的两章将描述许多医疗保健提供者工作的两个重要场所:医院和流动医疗。

致谢

以下人员对本章内容做出了重要贡献,包括收集材料和参考资料,以及撰写和分析:Molly Barlow,Rachel Brown,Samantha Calabrese,Tia DiNatale,Irene Eberbach,Susannah Gleason,Michael Goulart,Avery Henniger,Maria Kardaras,Sarah Kelly,Sheighlyn Knightly,Ariana Lymberopoulos,Alexandria McGowan,Hayley Mandeville,Jasmine Offley,LoveinyPeñaló,Joshua Prevatt,Kylie Wojcicki 和 Pratiksha Yalakkishettar。Reema Chapatwala,Julie Minnisch 和 Jonathan Rosenblatt 提供的建议和反馈提升了本章内容的质量。三人都有助于重新设计表 7-1,Jonathan 绘制了图 7-1。

第 8 章

医　　院

在整个医疗系统中,医院雇用卫生保健工作者的比例最大——在 2005 年时为 42%。在医疗保健领域花费的所有资金中,至少 1/3 用于在医院中提供的医疗服务(Shi and Singh,2014)。医院的定义很简单:一个至少有 6 张病床的机构,其主要功能是为患者提供用于治疗和诊断病症的服务(Shi and Singh,2014)。医院通常被认为是进行住院护理的地方,但是他们已经扩大了范围,包括各种服务,其中一些是门诊病人,还有一些不在医院进行治疗。

本章首先简要介绍了美国医院的历史与医院发展的概述。这将有助于稍后讨论结构和所有权模式。本章包括对医院的形式、功能和服务的描述,与医院的组织和管理相关的问题以及许可和认证的相关问题。本章讨论了医院财务和成本控制策略的重要问题,然后以几个重要的政策问题作为总结。

美国医院的发展史

如第 7 章所述,在美国的殖民地时期和早期历史上有很多医院。这些医院规模小,是专科的,并且大多开设在特定医生的诊所。逐渐地,主要是在城市地区,出现了更大和更有组织的医院,这些地方疾病往往与贫困有关。教会照顾贫穷的人,通常被称为救济院大家庭。随着聚集在一起的穷人很可能生病,救济院开始被称为医院。在同一时期(19 世纪中期),港口城市经历了如潮水般增长的病人,往往是传染性疾病。城市在教堂的帮助下,为这些病人确定了独立的房屋,这些房屋位于城市外。这些隔离病房隔离了船上的人,以防止麻疹和天花等疾病蔓延到社区(Sultz and Young,2014)。两个不同的组织很快发展起来:穷人和病人由教会照顾;而传染性病人由地方政府治疗。第三类需要特殊机构护理的情况,是那些不能在当前的社会结构中正常生活的人。今天这个群体被理解为患有精神疾病的人,但在当时,他们被视为社区的危险(Sultz and Young,2014)。

这两种类型的早期医院照顾那些在某些方面不受欢迎的人——因为贫穷,传染病或精神疾病。城市逐渐开始对公民征税,以帮助支付照顾这些边缘化人群的花销。这些由税收基金支持的医院被称为公立医院。当今一些非常知名的医院来自这个历史时期,如贝尔维尤医院,最初被称为纽约市的贫民窟。另一个例子是巴尔的摩公立医院,在 1889 年成为约翰霍普金斯医院(Sultz and Young,2014)。与这家医院相关的医学院正是由 Abraham Flexner 所支持的模式,如第 7 章所述。

更多的流动人口不愿意去公立医院,因为那里大多数是病情很重的穷人,并且可能有传染性或精神疾病。到了 19 世纪末,医学科学中诸如麻醉学科的几个进展使得手术可接受度和安全度更高;还有开始将 X 线用于诊断。由于对抗疗法医生采用这些创新,他们更愿意将患者置于自己的私立医院。因此,一种不同类型的医院兴起,它是由对抗疗法医生创建,富有的捐赠者以及患者支付金资助支持成立的。这些医院被称为志愿医院,因为捐赠者愿意捐助资金。有一些服务是提供给没有传染性疾病或没有精神病的穷人的,但他们主要照顾更富裕的病人,这些富裕的病人可以支付服务费用,并为医院做慈善捐助。在 Flexner 报告批评了营利性医院和医学院校之后,这些私立医院重组为非营利性的,要求成立董事会,最大的捐资者成为了最大的股东。

这两个用于医院的术语——公共的和自愿的——今天的意思略有不同,但这一历史使公众对医院的看法产生了负面的影响。公立医院仍被视为主要与治疗穷人有关,尽管今天许多公立医院与学术教学中心有关,这一论点在本章后面将会阐述。所有非营利医院都必须照顾没有保险的人,并且在现实情况中,由城市、州或联邦税收资助的公立医院是起到医院的安全网的作用。一些在全国最受尊敬的医院,包括位于 Boston 的 Mass General 和位于芝加哥的 Cook County 医院(现称为 John H. Stroger 医院),都是公立医院(Kovner 和 Knickman,2011)。

美国医院行业的发展

医院行业呈现周期性增长和逐步规范化而缓慢的发展特点。在 19 世纪 80 年代后期,有 178 家医院,在 1910 年 Flexner 报告出来时达到 4300 家(Sultz and Young,2014)。这种增长持续到 1929 年,当时有 6665 家医院(Sultz and Young,2014)。虽然供需关系不是当时正式的政策分析的一部分,但是这种医院扩张导致了医疗保健中最著名的说法之一是:"…建好一张病床就住满一张病床。"更流行的版本被称为 Roemer 定律,宣称:"如果你开设床位,就会有病人来住院"(Roemer,1961;Shi and Singh,2014)。

到 1937 年,医院的数量已经下降到略高于 6000 所,部分原因是为了应对美国的经济形势,特别是 1929 年的经济萧条。不仅患者用来支付所需的医疗护理的钱更少,同时财政上资助志愿医院的富裕捐助者的收入也有所下降(Shi and Singh,2014)。这个事件促使医院合并和重组为更大的机构,从而减少了医院的数量。第二次世界大战后不久,政策分析人员试图预测所需医院的数量,并意识到计算医院的数量没有用,因为医院规模大小不一。一个更为敏感的问题是估计医院病床/人口的数量,这是今天用于规划目的的指标。在 1946 年,每 1000 人约有 3.2 张病床,但是感觉数量是不够的。《希尔伯顿法案》(The Hill-Burton Act)于 1946 年通过,以支持医院在整个 20 世纪 50 年代和 60 年代的增长,这项法令于 1974 年终止,但在整个 20 世纪 80 年代,这项法案的影响依然持续,当时达到 4.5 张病床/1000 人口的目标(Shi and Singh,2014)。

《希尔伯顿法案》是联邦政府唯一一次将资金直接给医院。1965 年通过的医疗保险和医疗补助(第 18 章和第 19 章)通过改善老年人和贫困人口的筹资渠道,增加了对医院服务的需求。虽然是间接的,但这两个方案对医院的影响是非常显著的。这种改善筹资渠道的方法增加了人们对医院的利用,也为医院提供了资金,支持医院的扩建。

《希尔伯顿法案》还强化了 Flexner 报告中关于医院的优化结构的问题。新建的医院被称为社区医院,但是基于志愿医院的模式,这是非营利组织,因此免税。这项法例之一是将非营利税收结构与要求每年照顾一定数量的没有保险的人相联系起来。正如将在后面看到的,这是非常重要的。

Roemer 的观点之一是,当可能有其他方式满足健康需求时,供给会产生需求。医院的扩建阶段增加了美国卫生保健系统中经费最昂贵部分的容量。医疗保险和增加的私人健康保险创造了一部分能够负担得起这些服务的人,并且为在医院环境中提供更多服务的发展创造了经济激励。可以预期的是,医院部门的支出增加,这反过来增加了整体医疗支出。到 20 世纪 80 年代后期,政策讨论转向控制医院部门增长和成本的方法。这个讨论的一部分是医疗保险如何支付医院服务的重大变化,这将在本章的后面部分进行描述。对医院的整体影响是收入的减少。

导致的结果是医院行业的大幅缩减,特别是小型和乡村医院。小型的农村医院没有人口来支持越来越多的技术和昂贵的医院服务。医院数量下降,住院率下降,人们住在医院的时间(住院时间)也缩短。到 2004 年,医院数量下降到约 4900 家(Kovner 和 Knickman,2011),人均医院病床数目下降到 2.8 张/1000 人。住院率在 1980 年约为 75%,到 2004 年下降到了 64%,住院时间也从 7.5 天下降到的 4.8 天(Shi and Singh,2014)。

医院的分类

截至 2013 年,全国共有 5723 家医院(AHA,2014),这相当于 2.8 张病床/1000 人口(World Bank,2015)。有很多方法来分类这些医院,其中几个不是相互排斥的。例如,一家医院可以是短期的、综合的、社区的和专有的。根据分析的目的,这些类别中的一个可能比另一个更合适,并且它们的使用都取决于分析的目的。在医院分类中最常用的一些术语如表 8-1 所示。

表 8-1　分类/描述美国医院方法表

类别	描述
地域	
城市	城市医院位于由美国人口普查局定义的城市区域中,该区域被定义为大都市统计区(MSA),其中包含约 50 000 名居民。
农村	农村医院被定义为位于非大都市统计区中。约 17% 的美国人口住在被定义为农村的地区。约 40% 的医院位于农村地区,但是农村医院只占所有住院治疗的 12%。农村医院的患者更有可能是老年人,也更有可能被送往另一个医院。农村医院的平均规模也小于城市医院。
规模:床位数	
6~99	此类别用于描述单个医院,而不是安全网中的医院。这里提到的类别是常用的,但许多其他类医院也使用这一类别。
100~199	约 50% 的医院有 100 张病床或更少,只有 5% 的医院病床超过 500 张。最大的独立医院是纽约长老会医院,有 2236 张病床。

续表

200~299	大型经济组织往往更高效,但是与其他经济部门不同的是,大于100张床的医院的操作成本更高。这主要是因为需要更大的医院有更多广泛的复杂技术设备,用于诊断和治疗程序,还有伴随而来的劳动力成本的增加。
300~399	
400~499	
500+	
护理水平	
第二级	如第6章所述,所有医院至少提供二级保健。这意味着医院可以做所有常规急性护理和手术。这些服务由认证标准来决定。
第三级	更专业和(或)技术要求较高的服务经常被分流到所谓的三级保健医院。这些医院较大,有更多的诊断和专业设备。它几乎总是与教学医院相关联。三级护理医院还在其急诊室中可以提供所有水平的创伤护理。
护理时间	
短期(急性的)	短期医院是平均住院日少于25天的医院。这个类别几乎涵盖所有的医院,因为只有约2%的医院是长期住院,虽然这类医院正在慢慢增加。
长期(慢性的)	长期护理医院(LTCH)不是养老院;但它们通常是专门有针对性的。它们包括国营医院、私立医院、精神病医院,以及慢性疾病医院,包括结核病院。相当大比例的患者是那些依靠呼吸辅助器的,例如呼吸机,这些患者来自短期医院。
专业状况	
全科急性护理	全科医院一词并不意味着医疗护理效果不好;而是意味着提供更多不同的服务。这家医院不论大小,都比任何一家专科医院都更加全面,并且服务内容涵盖50%以上的医院。
专科	专科医院给具有特定类型疾病的人提供医疗和诊断护理,或仅限于特定目标群体。最好的两个例子包括儿童医院和康复医院。这个类别还包括烧伤医院及癌症医院。
精神病	精神病医院,包括滥用药物治疗,被认为是属于自己的类别,他们占所有医院的7%。
教学医院	教学医院必须至少有一个研究生医学住院医师培训计划。教学医院全部为三级医院,因此吸引病情更复杂的病人。约20%的医院都有与住院医师培训计划。
政府角色	
联邦	到目前为止,最大比例的医院是非政府的。虽然医院通过税收机制从各级政府得到间接补贴,但是这些很少被认为是直接来源于政府的。例如,实际上只有4%的医院被认为是联邦的。联邦医院的主要是服务退伍军人,这将在第10章讨论。约18%的医院可以被认为是州属、市属或县属的。其中大多数是专科医院,常常包括结核病或精神病医院。
州/地方	
非政府	

续表

所有权结构	
非营利性	50%～70% 的医院是非营利性的,这取决于医院的确切组织结构。
专有/投资者 所有/营利	大约 18% 的医院是营利性的,虽然它们在全国不是平均分布的。
公立	公立医院是那些获得足够的直接税收补贴的医院,它们的归属权应该是贡献最多的那一级政府。由于它们必须为所有人提供照顾而无论是否在保险的范围,它们也被称为安全网医院。
网络	
独家社区医院(SCH)	SCH 是那些在指定市场提供住院护理的主要来源,以及那些独立于其他医院工作的医院。
专有的网络	安全网医院出现越来越多的营利性医院,这些医院归属于某个公司。
宗教网络	最大的宗教网络是天主教会,它拥有着全国各地的医院网络经营权,占所有非营利性医院的 12%。目前几乎 50% 的医院是在某种网络中。

资料来源:美国医院协会的数据。美国医院的快速信息。可以参考:http://www.aha.org,2014,2012;Shi,L and Singh,DA,*Delivering Health Care in America:A Systems Approach*,6th edition. Burlington,MA:Jones and Bartlett,2014;Sultz, HA and Young,KM,*Health Care USA:Understanding Its Organization and Delivery*,8th edition. Burlington,MA:Jones and Bartlett,2014;Barton,PL,*Understanding the US Health Care Services System*,3rd edition. Chicago:Health Administration Press, 2007;Kovner,R and Knickman,J,*Jonas and Kovner's Health Care Delivery in the United States*,10th edition. 2011.

　　医院分类的最重要的方法之一是所有权状态,包括三个类别:非营利、专有以及公共所有(见表 8-1)。大多数医院是非营利性的——意味着他们有社会使命,可能是世俗的或宗教的,因为宗教组织也是非营利的。然而,事实上他们并非是不营利的。所有组织都试图收入比他们花费更多的钱,但非营利组织使用多出的收入来支持他们的社会目标。非营利组织不必支付任何联邦、州或地方的税。然而,这个优势附带着一些义务。例如,非营利组织必须证明其服务为整个社区带来益处。对于非营利医院,这主要表现在照顾没有医疗保险的人。通过这样做,非营利医院来提供医疗保健,否则将需要缴纳社区的税收。所有非营利医院都需要做一定比例所谓的无补偿医疗,这取决于医院的规模和位置(Owens,2005)。非营利地位的另一个重要要求是任何超额款项(即收入超过费用)不能分配给个别股东,而是必须投资回医院。其他要求包括行政薪金限额,以便符合行业标准,并保证达到业绩和质量标准(Newman,2001)。

　　如果医院符合国家税务局(Internal Revenue Service,IRS)设定的非营利组织的标准,它们没有缴纳任何联邦、州或地方税务的义务。这对于位于城市地区的医院尤其重要,这些医院通常建立在高价的土地上,因此征税很高。毫不奇怪,IRS 密切监控医院,以确保他们完成纳税的义务。如下一部分所述,医院是复杂的组织,并且经常进行重组以维持筹资稳定。有时医院在整体非营利的结构下收购一些营利公司。这被称为垂直整合,通常包含洗衣服务、提供食物或清洁服务。只要它是在 IRS 标准内完成的,同时仍然保持没有营利税的状态,这种整合是能够实现的。

　　对医院的非营利性结构有着深厚的哲学依据,这可以追溯到 Flexner 报告,那时 Flexner

建议所有医院都应是非营利性的。这项建议伴随着非营利性志愿或社区医院的发展,直到 20 世纪 80 年代,美国的所有医院基本上都是非营利性的。

从那时起,被称为投资者所有的医院一直缓慢但稳步增长,这是一种对以营利所有权为特征的医院的委婉说法。这仍然是一个相对较小的类别,因为这一类略低于所有医院数量的 20%,如表 8-1 所示。营利性医院的地理位置存在着强烈的区域偏好,在内华达州、佛罗里达州和田纳西州几乎 50% 的医院是营利性的。在其他州,如明尼苏达州、爱荷华州、蒙大拿州和康涅狄格州,只有不到 3% 的医院处在其营利结构中(KFF,2010a)。营利性医院的类别正在稳步增长,而非营利性、小型医院逐步关闭和(或)与大型医院合并。例如,自 2002 年以来,非营利医院的数量每年都在减少,而营利性医院增幅略高于 10%(Selvam,2012)。

由于非营利医院难以维持财务稳定性,所以有趣的是,营利性医院可能比非营利医院在经济上更成功。有人认为,由于营利性医院不需要为没有保险的患者提供医疗护理,他们可以接受流动性更大且拥有医疗保险的患者。2003 年,国会预算办公室审查了加利福尼亚州、佛罗里达州、佐治亚州、印第安纳州和德克萨斯州的营利性和非营利性医院。他们发现,总的来讲,与营利性医院相比,非营利性医院提供了更多的无补偿医疗(CBO,2006)。另一个重要因素是,非营利社区医院需要提供全面的医疗服务,其中有一些服务是亏本的。一家营利性医院可能是一家专科医院,只专注于那些有利可图的服务。

那些支持增加营利性医院的人宣称,这些私立医院可以由那些训练有素的商业人士更有效地管理,而不是由卫生保健人员。基本上所有营利性医院都是多家连锁医院的成员,它们被称为网络医院,如表 8-1 所示。例如,美国医院公司、社区卫生系统和健康管理协会拥有 400 多家医院。其他大型营利公司之一是泰尼特保健,它正在收购先锋健康系统,这将创建一个更大的公司(Herman,2013a;Moody's Investor Service,2014)。

约 65% 的非营利医院病床也在医疗服务集团联锁链上,其中 25% 的医院病床由天主教会赞助(Shi and Singh,2014)。这种宗教赞助显著地影响了向患者提供医疗服务的性质和类型,特别是为女性患者提供临终关怀和生殖服务。独立的非营利性综合医院,作为服务于一个社区或地区的唯一社区医院(sole community hospital,SCH),已变得越来越少见(见表 8-1)。表 8-1 中所示的所有权类别是公开的,包括直接纳税人资助的补贴。这些医院中有许多与医学院校相关联,也是教学医院。公立医院的规模通常比其市场内的其他医院大。它们通常还拥有大型的、繁忙的和高标准的急诊室,提供各种级别的创伤护理(Kovner and Knickman,2011 年)。如前文所述,他们也被称为安全网医院,因为他们有医治没有保险群体的义务,这就是他们得到直接税补贴的原因。公立医院的分类中包括联邦医院,但唯一真正的联邦医院是退伍军人管理系统,这将在第 20 章中进行描述。

医院的组织和管理

即使是小型的医院也是非常复杂的组织,具有明确的治理结构和结构化的层级组织特点。本节将简要概述医院组织结构的一些最重要的特征。每个医院的结构是独一无二的,但它们还是具有许多相同特征,如图 8-1 所示。

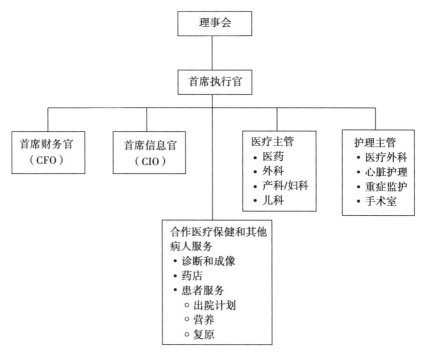

图 8-1　医院组织结构的一般描述

　　理事会。非营利医院的治理结构源自志愿医院模式,那时创建资金的捐助者组成了一个被称为理事会的咨询委员会。这些理事会的主要职责是回应医院的许多不同的利益相关者群体,包括公民、企业、人群服务组织以及公共和私人的专业组织和保险公司。管理委员会具有显著的权力和权威,包括任命能将病人接受进入医院的医生,但日常操作权限由医院管理人员负责,他们在管理大型复杂组织方面接受过专业培训。

　　每个医院都有一群高水平的执行官,每个执行官都单独负责医院的某一方面。最高行政官员被称为首席执行官,类似于公司总裁。还至少有四个其他高级行政官员,通常类似于公司副总裁,其中有两个负责医院内的重要系统。首席财务官对财务事务负有全面责任,首席信息官负责管理信息系统。其他两个负责直接护理人员:护理主管和医疗主管。这些最高级别的行政管理人员不仅负责监督各个部门,而且负责战略规划。

　　只有医生才有权力让病人入住医院,只有拥有董事会授予的特权的医生才能允许病人进入该特定医院。这种医务人员通过医学专科,例如医药、外科、妇产科和儿科,组成科室(有时称为部门)。在大型医院里,由心脏病学、胃肠病学、肺部医学和内分泌学等组成内科专科行政分部。医务人员还有自己的执行委员会,例如医疗记录委员会、感染控制委员会、质量改进委员会和资格审查委员会,其目的是审查申请获得特权的人。

　　医院组织的一个独特方面是,并非所有医生都是医院的正式雇员。许多医生有自己个人或团体的执业点,有允许进入各个医院执业的特权。内科医院最新的亚专科之一是住院医师,他们是仅在医院工作的员工。当病人在医院时,基本上住院医师是作为一名初级保健提供者,来负责协调所有的医疗护理(Glabman,2005)。

　　医院最大的单一部分是护理部门。像医务人员一样,这个部门有行政领导(护士管理员,护士长,护士经理),为了方便管理,也分为更小、更专业的单元。护理的行政分支通常是根据所需的服务类型,例如医疗外科、心脏护理或重症监护。护士人员配置是医院的一个关键方面,因为全天候必须有足够的护理人员。护士人员配置经常是一个争论点,如第7章所讨论的,特别是当注册护士被替换为下级护士,例如持证执业护士时。

医院的这三大部分——行政管理人员、医务人员和护理人员——构成了大部分的组织结构,但还有许多其他非常重要的服务和人员,他们都有自己的部门和管理。例如,每个医院都有一个合作医疗保健专业人员的部门,包括各种技术人员以及许多直接与患者沟通的人,如营养师、咨询师和社会工作者。该组还包括与患者进行联络的几种类型的行政人员,包括出院计划者。如第7章所述,在医院人员的增长比例里,合作医疗保健专业人员占了绝大部分。

通常还有涉及诊断服务的部门,包括放射科以及协助分析各种身体组织的病理学实验室等。医院拥有一个药房,负责订购和跟踪医院里所有药物管理。医院通常还有一个专门的患者服务部,包括出院规划、社会服务、营养服务和偶尔的康复服务。最后还有一个旅馆服务部,其中包括与楼宇维护、洗衣、房间清洁和电话服务相关的功能。通常这些是为患者提供的最重要的服务。

医院的许可,评审和监管(Licensure, Accreditation and Regulation)

医院是高度管制的组织。有三种规范:许可开立、资质认证和执照评审。每个都有不同的功能,是不同组织的责任。许可开立是州政府的责任。每家医院必须由其所在的州颁发许可证,并根据州的不同而有所不同。大多数许可证标准侧重于建筑物的物理安全,包括建筑规范、建立消防安全例程,并确保每种服务有足够的空间。护理质量不是许可证标准的一部分。有执照的医院不一定是认证或认可的医院。

完成资质认证,也就是允许医院接受有医疗保健或医疗救助的患者。这些标准由联邦政府(特别是卫生和人类服务部)强制执行。这些标准不仅涉及患者安全,而且涉及护理质量,特别是护理结果。这些质量和结果标准通常由国家卫生部门每年审查一次。

许可和资质认证都由政府规定:在州一级颁发许可证,在联邦一级认证。然而,执照评审是非政府的,并且由一个称为卫生保健组织评审联合委员会(Joint Commission on Accreditation of Healthcare Organizations,JCAHO)的非营利组织负责。联合委员会为每种类型的卫生保健组织设置单独的质量标准。评审过程包括医院接收质量标准,准备自我检查报告,然后评审人员进行不定期访问,以检查医院是否满足质量标准的要求。

医院财务和成本控制

医院护理筹资包括支付方及控制护理成本。这是一个非常复杂的话题,所以本节将只提供大致的介绍,从医院的资金来源开始。即使是对收入广泛的描述,在某种程度上仍然由于不同的医院种类而有所不同。第15章将更详细地描述这一点。

大多数医院的主要收入来源是私人健康保险。在大多数非营利医院,近40%的收入来自私人保险(Barton,2007)。医疗保健(在第 18 章中描述)一般提供约 30% 的医院收入,医疗救助(第 19 章描述)提供约 20%(Barton,2007)。公立医院也补称为非营利组织,但由于通常他们的责任是关注流动较少的人口,其收入中较高的比例往往来自医疗救助,来自私人保险的比例较少(Kovner and Knickman,2011)。

非营利医院面临的最重要的财务问题之一是无补偿的护理,或为没有任何类型保险的人提供护理。所有非营利医院都需要为从急诊室接受治疗的患者提供医疗护理,不论他们的保险范围或他们支付护理的能力。这使得医疗保健与所有其他消费者服务完全不同,这将在第 11 章中说明。医院可以将没有保险的病人转移到公立医院,但只有在病人得到治疗和稳定之后。无补偿医疗(有时称为慈善护理,免费医疗或坏账)的负担取决于医院的位置,但它至少占到全国出院的 5%(Barton,2007)。这似乎是一个很小的百分比,但在 2005 年,医院必须承担的无补偿医疗的总额达到了 250 亿美元(Weissman,2005)。城市医院和教学医院有大量的无补偿医疗,公立医院也是如此。这就是公立医院获得税收补贴的原因,但这些通常不足以覆盖没有付费而接受医疗服务的人的费用。医疗保健和医疗救助确实为特定医院提供了一些额外的资金,这些医院承担了过高的无补偿医疗费用,如第 5 章所述,包括为无证医疗人员提供医疗服务。此外,有时国会分配特定的一笔款项来协助医院做大量的慈善护理(Barton,2007)。

正如可以预期的,向未保险人提供医疗服务的问题引起医院和各级政府的各种决策者之间的许多交流。医院通常以非常狭窄的收入利润运营,因此无偿医疗的负担在确定医院是否能够维持其偿付能力方面非常重要。一个人们经常争论的话题是营利性医院是否为没有保险的人提供医疗服务。因为有非营利医院,因此没有税务规定强制他们这样做。由于缺乏来自营利组织的信息的透明度,政策分析人员很难确定营利医院中无补偿医疗的程度。

控制医院成本

医院(包括急诊室)是提供医疗服务的最昂贵的场所。正因为如此,以及无偿医疗的负担,医院奋斗在控制成本的前列。在医院部门的成本控制方面主要有三个方向:保险报销方法,临床实践方案,以及在医院环境中监督资源利用。这些策略多年来已经有所改变,有时由联邦政府颁布,但在其他情况下由执照评审和资质认证组织颁布。这也是一个非常复杂的话题,因此本节将针对每个策略给出一个例子。

通过改变保险报销方式控制成本的最有名的策略,就是医疗保险采用不同的方式向医院支付住院治疗的费用。保险政策通常使用包括成本加回溯性偿付方法的按服务收费方式来补偿医院的费用。这意味着报销发生在提供护理后(回顾性),包括间接成本和利润率(成本加成)。每个保险政策都有自己的支付方法,一些方法基于每日费用或住院时间,而另一些则由特殊诊疗费用决定。一些允许包括所有间接成本,而其他允许仅一部分间接成本或不包括间接成本。即使有限制,这种补偿医院的方法对医院有利,并且由此产生的经济激励可能会提供额外护理,因为医院可以通过保留患者更长时间并提供更多服务来赚取更多钱。

经过广泛的研究,医疗保险管理局决定改变医疗保险计划提供给医院的医疗费用支付方式。他们改变为一个前瞻性系统,称为预付费系统(Prospective Payment System,PPS),他们基于诊断病种付费，而不是住院时间。为了创建用于诊断的支付机制，医生小组创建了所谓的疾病诊断相关小组（Diagnosis-Related Groups，DRGs）。医院预测患者的数量和未来一年内他们得到的诊断治疗。医疗保险管理局给医院这个金额的资金，他们必须保持在这个预算的金额。这种转换为基于 DRGs 预期支付的影响是显著的。住院率、住院时间和平均住院天数均下降，显著地降低了医院收入（Barton，2007）。在这一制度下，医院尽力保持在 DRGs 的报销参数范围内。这种成本控制的方法清楚地表明了经济激励对医院环境中的临床实践模式的重要影响。

控制成本和提高质量的第二个主要尝试是使用临床实践方案。提高医院提供的医疗服务的质量是患者和医生以及 JCAHO 的主要关注点。评审标准要求医院对提供给医院患者的护理质量进行例行检查。直接解决这个问题的几个常设委员会之一是感染控制委员会，其评估和分析住院患者中发生的感染。

第三种成本控制方法与管理性医疗技术有关，将在第 9 章中讨论。其中之一是资源利用的监督技术。大多数审查的主要重点是在医院内是否为病人提供了适当的和具有成本效益的技术资源。使用这些监督方式主要是确保给患者只提供必要的医疗护理。这样做不仅提高了质量，还节约了成本。这种成本控制方法的第二个例子是每个保险公司现在要求的手术前检查。虽然许多患者认为这会导致他们延迟获得护理，但是这种手术前评估方法减少了不必要的手术，而这些不必要的手术可能会增加成本以及使患者暴露于不必要的风险中。

总结及相关政策问题

本章介绍了美国医疗保健系统中医院的一些最重要的特点。许多重要的问题已被省去，包括如何确保护理质量，特别是通过减少医疗错误来实现。另一个非常重要的关注领域是，当治疗非常严重的疾病时，出现涉及伦理的问题。在我们结束对医院不断变化的组织结构的一些探讨之前，在这里将提到一个额外的政策问题，即医院的地理分布。

医院地理分布

一个更令人困惑的政策问题是如何为农村地区保留足够的医院病床。本章所描述的所有财务压力对于农村医院来说都更糟糕，农村医院往往更小，设备更不完善，并且利用率更低。农村医院更难吸引和保留各种类型的卫生保健提供者。农村医院也更难获得和维持诊断及治疗的设备。然而，在一些农村地区，医院是社区的中心，可能是唯一获得医疗服务的地方。

有许多政策努力旨在维持乡村医院，从建立远程医疗到从医疗保健和医疗救助中增加对农村医院的费用。支持农村医院的政策努力的例子包括几部联邦立法。例如，1997 年的《平衡预算法》减少了所有医院的医疗保险支付成本，作为一般成本控制措施的一部分。两年后，国会通过将资金归还一些到农村医院来纠正了这一点，特别是归还给那些作为一个地区医疗服务的主要来源的医院。这些医院被指定为诊疗定点医院，使他们能够得到成本加报销的医疗保险，而不是通过此处描述的 PPS 方法获得医保费用。2003 年，另一项立法

（2003 年《医疗保险改革法案》）进一步增加了对农村医院的付费,还包括增加资金鼓励农村医院通过区域教学医院发展远程医疗(Kovner and Knickman,2011 年)。

医院结构重组

在过去的 15 年里,随着医院对不断变化的医保付费模式做出了回应,医院的重组程度不断深化。正如本章所指出的,这带来的一个重要结果是小型医院合并成大型医院。在 20 世纪的大部分时间里稳定之后,并购数量稳步上升。比起 2009 年 50 家医院合并,在 2012 年有 105 家合并。在这 105 家合并中,约 65% 是非营利医院(Creswell 和 Abelson,2013)。

这尤其影响了农村地区的小型医院,如上所述。即使对于规模较大的非农村医院,结果也是一个更加复杂的、垂直整合的组织结构,可能与他们所在的社区没有密切的关系。许多社区强烈地感觉到他们的独立的 SCH 损失,如表 8-1 所述。

在医院护理方面减少花费的压力不断,同时政策减少了公共保险将支付的费用。由于这种收入损失,医院扩大了其服务范围,不仅包括典型的住院护理,还包括其他类型的护理,包括亚急性护理。这种护理水平是康复和疗养服务的相互融合,有较长的住院时间,通常约 10 天。在医院环境中的支付康复费用通常比在养老院中的付费更高,这就鼓励医院为此目的预留床位(Sultz 和 Young,2014)。

在医疗服务范围的另一端,医院也开始开发更多的门诊服务设置,包括紧急医疗中心,以便减轻他们急诊室的压力,这将在下一章中介绍。在某些案例中,营利性医院和其他营利性公司正在医院的周围建立独立的紧急护理中心,而非营利医院更有可能将紧急护理中心作为医院的一部分。

虽然营利性医院占总体的百分比仍然很小,但它们对医院部门的影响非常大。这种所有权结构刺激了非营利医院的竞争,因为营利性医院不必提供全面的服务,也不必尽可能多地提供无偿医疗。营利所有权结构也为关于医疗服务性质的持续哲学辩论提供了一个焦点。从第 11 章可以看出,卫生保健服务可以被视为典型的市场利益,由竞争力控制,或者它们可以被视为一种社会利益,应该在市场的影响之外分配。医院行业的成长和发展受到法规的监控,这种监控强化了它为社会提供福利,但是逐渐增长的营利部门仍主要受竞争力控制。那些认为健康服务是社会产品的人认为这是不公平的,而那些将医疗服务看作市场商品的人认为非营利组织模式没有为社会提供足够的服务以值得减免收取他们的税收。这种哲学冲突只会随着经济压力继续限制医院收入而愈演愈烈。这种同样的哲学冲突在流动医疗环境中变得更加显著。

致谢

以下人员对本节内容做出了重要贡献,包括收集资料和参考资料,以及撰写和分析:Halicia Lyttle,Tiphanie Jones 和 Sam Taylor。特别感谢 Halicia Lyttle 在表格和参考文献上的工作。本章通过 Julie Minnisch 和 Jonathan Rosenblatt 的意见和建议修订得到了显著改进。Julie 重构了表 8-1,Jonathan 绘制了图 8-1。

第9章

流动医疗的功能、结构和服务内容

　　每年,将近 3/4 的美国人会通过门诊的方式寻求各种医疗保健问题的解决。然而,每年仅有 10% 的美国人会选择去医院来达到同样的目的。本章首先介绍了流动医疗(ambulatory service)在美国施行的范围和程度,包括一些模棱两可的术语。初级医疗(primary care)是流动医疗的一种,但它同时也是医疗保健和成本控制的重要概念模型。管理性医疗模式(managad care model)以初级医疗为基础,因此本章也会介绍该模式的概念。关于管理性医疗作为一种医疗保险的具体介绍详见第 14 章。本章最后也会讨论一些政策问题,主要关于初级保健提供者的服务提供。

提供流动医疗服务的场所

　　流动医疗和门诊医疗(outpatient care)通常可以互换,但这两个概念的含义稍有不同。流动医疗是指患者走进医疗保健机构,而门诊医疗指患者接受医疗保健服务,但不需要在医疗机构过夜。这两个概念都可以用来指不要求患者在医疗机构过夜的诊断和治疗服务,也都可以用来描述医疗服务的功能、水平、设备和提供地点。在很多情况下,医疗服务的提供地点由经济因素和临床因素共同决定。例如,门诊越来越多地提供二级医疗保健服务,如较为简单的手术。这是因为在门诊二级医疗服务的报销要比在医院中的更加丰厚。尽管有些人通过急诊的方式寻求初级医疗保健服务,但大多数这样的服务还是由门诊提供。三级医疗服务的提供则是以病人住院作为前提。本章第一部分将介绍除初级保健以外的流动医疗的服务范围(关于初级医疗保健服务,将在下一部分具体介绍)。

　　表 9-1 介绍了流动医疗的 4 种主要分类,并对每种分类进行了举例说明。绝大多数门诊服务都涉及医疗、非手术服务,包括全科医疗和专科医疗。全科医疗服务的提供地点通常是医院的急诊室。急诊室一般接收三种患者。第一种是需要抢救的患者。这表示患者病情严重,通常威胁生命,需要及时救助。例如事故受害者、严重胸痛或腹痛的患者以及药物服用过量的患者。

表 9-1　门诊医疗服务类型及实例

门诊医疗服务类型	实例
1. 全科医疗	医院的急诊室 紧急治疗中心,隶属于医院或是自营的

90

续表

门诊医疗服务类型	实例
2. 专科医疗	隶属医院或是自营的 涵盖大范围的医疗服务,例如癌症治疗(包括化疗和放疗),肾透析中心,疼痛管理,运动医学,围绕不同器官、系统设立的科室,例如皮肤科或肠胃科
3. 诊断服务	包括各种诊断成像技术,例如 X 线,核磁共振成像,计算机断层扫描,超声,乳房 X 线摄影 也包括心脏疾病的筛查
4. 手术中心	与医院有关或是自营的 通常是小型手术,如关节镜和(或)腹腔镜手术

急诊室提供的第二种医疗服务是紧急治疗。接受这种服务的患者需要尽快接受治疗,但不一定是立即的,而且患者的病情也不会威胁生命。患者通常很难判断他们的症状是否代表情况危急的病情。对于这种情况,急诊室一般无法提供有效治疗。

急诊室最不必要的用途是提供非紧急治疗,这类疾病一般都是很容易解决的常规急性病。在急诊室中治疗这类疾病是对昂贵医疗资源的误用,会导致医患双方的不满。没有医疗保险和无法获得初级医疗服务的患者通常会到急诊室来治疗这类疾病。为了解决这个问题,有些医院设立了紧急治疗中心,便于筛选非紧急的病例到该部门接受门诊治疗。紧急治疗中心一般是单独的部门,隶属于大型营利性公司,并由其负责运营。

门诊医疗服务的另一个重要分类是专科医疗,详见表 9-1。医院经常围绕一个特定的器官(如皮肤科和肠胃科)或者一个特定的医学问题(如伤口护理和疼痛管理)来组织和安排专业诊室。这些诊室一般提供二级医疗保健服务,便于医院配置医务人员。

独立的诊所也可以提供专科医疗服务,例如癌症治疗诊所采用的化疗和放疗方法。这些诊所通常都是独立、营利性的。另一个独立专科门诊的例子是肾透析中心,这类中心通常由营利性公司经营。

诊断服务包括各式各样的成像技术,例如磁共振成像及其他更为简单的医疗服务,如心血管疾病筛查。越来越多的诊断中心是独立经营的,并隶属于某个营利性公司或者医师团队(Inglehart,2006)。

表 9-1 中介绍的门诊医疗的最后一类服务内容是日间手术(Same-day surgical procedure)。尽管一些医院可以提供该服务,但大多数日间手术都是由营利性公司或专家团队完成的。日间手术数量大幅增加,目前已占所有手术完成数量的近 70%(Jackson,2002)。而在社区医院住院并接受手术的病例数正逐年下降。例如,在 1980 年仅有 16% 的手术在社区医院的门诊部进行,到 2004 年,这一数字已经提高到了将近 65%(Shi and Singh,2014)。手术地点的改变主要是由于技术的创新和经济激励的不断变化。关节镜、腹腔镜技术的进步降低了许多手术的风险。同时,第 8 章所讲的医院对于成本的控制也对手术地点的转变有重大影响。通过控制成本,住院的报销比例降低了,而门诊服务的比例却没有变化。通过将低风险手术转变为日间手术服务,医院弥补了损失的收入。由于医院空间有限,日间手术

的数量经常受到限制,所以医生们建立了独立的门诊手术中心。如今,几乎所有独立的门诊手术中心都由医师团队经营着(AAASC,2012)。

表 9-1 中所介绍的四种门诊服务最初都由医院开设和提供,并如上文所讲的,这些服务主要是作为医院收入的替代来源。然而,营利性公司和医生投资团队逐渐摆脱了医院官僚主义的束缚,开始独立地发展这些服务。如今,绝大多数独立的门诊医疗中心,包括表 9-1 中所介绍的 4 种医疗服务,都是以营利为目的的,并隶属于大公司或医生投资团队,如 90% 的独立门诊手术中心都由医生投资团队经营。虽然成像技术人员也有部分的所有权,但绝大多数独立的诊断成像中心都归医生投资团队所有(Strope et al.,2009)。将近 75% 的肾透析中心是营利性的并属于医生投资团队(Schlesinger et al.,1989)。大约 50% 的独立紧急救治中心归大公司所有(Spotlight,2014)。

本节中介绍的每个独立服务中心都必须持有所在州政府颁发的营业执照。另外,每个中心必须通过认证才能获得医疗保健(Medicare)或医疗救助(Medicaid)的补助。医疗机构联合认证委员会的管辖范围包括独立的门诊医疗服务单位,所以上述的每个中心也必须获得该委员会的认证。

这些独立的门诊中心与医院提供着许多相同的医疗服务,形成了直接的竞争关系。经济学理论预测,竞争加剧将导致成本降低。然而,与美国经济中的其他领域不同,竞争并不会降低医疗卫生行业的成本,这在本书第 11 章中将被介绍。

本节的最后一个问题是患者是如何被转移到营利性的门诊中心的。传统上讲,如果一个医生让他(她)自己的病人转诊到营利性医疗机构并从中获利,那么他(她)的这种做法就是不道德的。但是如今随着医疗行业中营利性机构的大幅增加,这种观点逐渐被削弱。

初级保健

初级保健是门诊医疗服务的一部分,但初级保健这个词本身也用来指一个理论框架,即提供个体所需的所有医疗服务。正如第 6 章中所讲的,初级保健是医疗和公共卫生的一部分。初级保健服务是所有卫生保健系统的基石。

初级保健的概念由美国医学研究院和世界卫生组织提出。1978 年,世界卫生组织将初级保健定为基本医疗保健(WHO,1978)。这与著名的阿拉木图初级保健会议有关,该会议强调了以社区为导向的初级保健的重要性。这一举措承认了以社区为导向的健康促进活动是初级保健系统的重要组成部分(Minkler,1992)。另外,以社区为导向的初级保健强调不同的服务提供方式。如第 7 张章所介绍的,初级保健服务应由医生提供。但在欠发达国家,社区中的医疗从业人员和基于其他文化的治疗方法是初级保健系统的重要组成部分。

很多资源稀缺的国家都围绕初级保健建立了它们整体的医疗卫生系统。这一策略似乎取得了效果,因为采取该策略的国家投入了更少的资金并使人们达到了更好的健康水平(Starfield,1994;Shi and Starfield,2000,2001)。即使在美国,那些人均初级保健医生数量更多的州居民健康水平也更高,详见图 3-4。

1996 年,美国医学研究院将初级保健定义为"由医生提供的、综合的、可获得的保健服务,这些医生负责满足大部分人的卫生保健需求、与病人建立可持续的伙伴关系并在家庭和社区中进行实践"(IOM,1996)。此定义在美国医疗保健系统中被大量使用。

初级保健的功能

图 9-1 介绍了初级保健的 7 个重要功能,其中 4 个是病人照护的要点。病人照护的功能包括提供一、二、三级疾病预防(详见第 1 章),诊断和治疗急性病以及诊断和管理慢性病。治疗和诊断有时会涉及其他水平的护理(详见第 6 章),以及其他专科医疗服务提供者;有时也会涉及协调照护每位患者,这也是系统管理的职责之一。

病人照护	系统管理
● 预防保健服务	● 患者的第一联系人
● 诊断	● 医疗卫生系统的看门人
● 治疗急性病	● 协调患者所需的医疗服务
● 管理慢性病	

图 9-1　初级保健功能表

协调作用是良好初级保健的重要标志。仅仅简单地转诊患者是不够的,患者还需要回到初级保健提供者那里接受随访和进一步的监测。理想状态下,初级保健提供者就像是协调复杂疾病患者的中央枢纽。通过医生之间的交流,初级保健提供者要确保病人接受了持续的、纵向的照护。在一个理想的初级保健模型中,初级保健提供者作为桥梁,要将初级保健与所有的二级甚至三级医疗资源联系在一起。

作为患者的第一联系对象和作为医疗卫生系统的看门人是相互关联的管理功能(见图 9-1)。初级保健提供者作为患者的第一联系人方便了患者就医。第一联系人的理念十分流行,因为家庭医生最为了解每位患者。与之相比,初级保健作为其余医疗卫生系统看门人的功能不是很受欢迎。不经过初级保健服务提供者,患者就不能接受专家的治疗或者到医院就诊。世界上一些最为高效的医疗卫生系统十分注重初级保健作为看门人的功能,这在第 22 章中将被具体论述。有些人认为这是一种资源浪费,因为当他们"知道"自己需要更为专业的治疗时却还要先经过额外一名医生诊断。但是初级保健作为看门人的功能是系统管理的重要组成部分并可以节省医疗费用,因为它能帮助患者避免不必要的医疗程序,而这经常是重复的、昂贵的医疗检查。

通过安排初级保健服务提供者为每位患者筛查全部的健康问题,并由其协调之后更为专科的治疗,初级保健模型为患者提供了最佳的医疗服务。初级保健使医疗照护得以连续,它降低了过度医疗的风险,并让专科医生能够致力于解决更具体的医疗问题。综合培养初级保健服务提供者的目的在于使他们能够辨认患者整体的健康问题,而不仅仅是某个具体的病症。

在美国医疗卫生系统中实行初级保健模型主要有两大障碍。第一是医疗卫生筹资问题。由于美国竞争激烈的多人融资方式,在治疗复杂疾病的过程中很难控制多种资源的使用,详见第 15 章。第二,以初级保健为基础的卫生系统需要很大比例的医生提供初级保健服务。但是正如第 7 章所介绍的,目前在美国这一比例仅有约 30%。

在美国,通过管理性医疗模型调控各种资源的使用,初级保健服务体系可以得到更好的推行。在其他国家缺乏针对性的全民医疗保健系统中,管理性医疗模型经常被采用。基于这个原因,在本章中也将介绍管理性医疗模型的概念。

初级保健服务的提供地点

表 9-2 介绍了 6 种提供初级保健服务的地点。约有 80% 的初级保健服务由正规的单位提供(Shi and Singh,2014)。这可能由单人行医也可能由医生团体行医,并包括了管理性医疗实践。

表 9-2 初级保健服务的提供地点及所有权

初级保健服务的提供地点	所有权
私人的,以单位为基础的个人行医或团体行医	经常由参与医疗服务的医生所有,作为小型营利性商业机构
管理性医疗保健组织(健康维护组织)	由不同专业医生组成的团体行医。如果与医院相关,则可能是非营利性的。绝大多数健康维护组织(Health Maintenance Organizations,HMOs)归大型公司所有
零售药店	营利性的;隶属于大型医疗保健公司,位于自带药房的商店内
社区卫生中心	公立的;由联邦政府发起,为缺医少药的社区提供初级保健服务
志愿组织计划生育联合会	公益性的;由非营利性机构资助和运营
公共卫生诊所	公立的;由国家公共卫生部门资助、运营及雇佣职员,使用国家税收资金

单人行医是指由单个医生为多个患者提供所需的所有医疗服务。这是一个令人怀旧的、浪漫的想法:家庭医生最了解他(她)的患者并为他们服务。由于单人行医被认为是能为医生提供最大专业自主权的医疗实践方式,它得到了美国医学协会(American Medical Association,AMA)的大力支持,曾经很多年都是美国最主要的医疗实践模式。然而,单人行医也存在很多缺点,最主要的就是医生的行医方式存在很大差异。另外,随着医疗保险的增加,行医的文案工作和其他事务需求耗时越来越长。

关于这些问题最显而易见的解决方式就是由医生组成团体一起行医。团体行医是指三、四个医生在同一地点提供医疗服务。团体行医是目前最主要的行医方式,超过 3/4 的医生都采用该方式行医(Hing and Burt,2007)。一起行医的医生既可以是同专业的,也可以分属于不同专业。他们可能合作行医并共同对患者负责,也可能仅仅是在同一单位独立行医。私人诊所既可以是单人行医,也可以是团体行医。它主要强调行医过程是独立的,而不是作为大公司运营中的一个环节。

健康维护组织(HMO)是一种特殊的团体行医方式,也是管理性医疗的一种。健康维护组织结构更加清晰,通过团体行医可以提供从初级保健到三级诊疗的各种卫生服务。管理性医疗不仅涉及初级保健的提供,还包括各种必要的医疗卫生服务,是一个十分重要的概念。管理性医疗是决定医生如何收费的重要因素。根据经济激励的设计方式,它也是一种重要的医疗保险模型和成本控制机制。由于管理性医疗与很多话题都密切相关,本书多处都将就其展开论述。本章将对比管理性医疗和私人诊所,并在之后部分介绍管理性医疗的概念。第 14 章将具体分析管理性医疗和健康维护组织在医疗保险中的作用。

零售药店是一种新兴并快速发展的初级保健服务的提供地点。相较于表 9-1 中所介绍的系统管理功能,这类初级保健诊所更关注病人照护。尽管这类诊所已经扩展至沃尔玛和塔吉特连锁商店内,但绝大多数还是位于自带药房的零售商店内,比如沃尔格林和西维斯零售药店。这类诊所最早出现在 2000 年的明尼苏达州,最开始是位于食品杂货店内(Sultz and Young,2014)。之后逐渐扩展至美国南部和西部各州,并提供其他营利性的医疗卫生服务。这类诊所的名字揭示了它们的服务宗旨。例如,最早并且仍然知名的连锁店叫做"一分钟诊所",它们的口号是"生病就要赶快治"(Sultz and Young,2014)。"一分钟诊所"发展迅速,目前已经扩展至美国绝大多数州,包括曾经最为反对营利性医疗服务的新英格兰。目前有 12 家公司经营着这类诊所。各州政府都承认了这类营利性诊所的建立,对每家诊所进行认证并颁发营业许可。

无论是患者还是医生,都对于这类诊所持有不同的态度。很多患者喜欢这类诊所的便捷服务,尤其是对于常见的急性病。这类诊所不需要预约,只要商店开门就可以正常营业。由于这些诊所位于自带药房的零售商店内,所以取处方药十分方便。这类诊所要比其他的初级保健服务类型更便宜,主要由于营业费用较低、医疗服务有限且该类服务主要由中级医疗服务人员提供而非专业医生。很多人喜欢这类诊所不需要预约就能看病的方式。对于那些没有初级保健医师的人来说,相较于急诊室他们更愿意去这类诊所看病。绝大多数保险公司为这些诊所的医疗服务提供报销。有些保险公司通过取消零售药店内医疗服务的共同付费,公开鼓励人们去这类诊所看病(Kowalczyk,2014)。

医学界的回应更加复杂多样。这类诊所的局限在于不能提供充分的后续治疗。虽然电子病历的应用越来越多,但不同公司和其使用的配套软件间的互通仍然存在困难。这类诊所所在商店的处方药销量逐渐增加,使得美国医学协会建议就不同公司间可能存在的利益冲突进行调查(Sultz and Young,2014)。

这些诊所提供的医疗服务符合图 9-1 中所介绍的初级保健模型的概念,尤其是在经常涉及多系统管理责任的慢性病管理方面。目前一家公司(Quadmed)正在与沃尔玛合作建立初级保健中心,该中心主要用于协调慢性病患者的医疗护理。目前在南卡罗莱纳和德克萨斯州已有 6 家中心建成,预计未来还会建成更多的初级保健中心(Abrams,2014)。如何协调与医院相关的医疗服务是目前的难点之一,这类诊所中的中级医疗服务人员无法将患者转诊到医院当中。

另一类提供初级保健服务的地点是社区保健中心(Community Health Centers,CHCs)。社区保健中心由联邦政府资助,主要为缺医少药的人群提供医疗卫生服务,并以初级保健和疾病预防为主。社区保健中心源自约翰逊总统发起的贫困战争,该行动通过了 1964 年的《经济发展法案》(Economic Development Act)。该部分的具体内容将在第 17 章和第 20 章进行介绍。社区保健中心由联邦政府直接资助,但也享受医疗救助计划的报销(详见第 19 章)。社区保健中心位于政府指定的缺医少药地区,这些地区医疗资源匮乏并且居民健康状况指标较低(详见第 3 章)。这些中心可能在农村也可能在城市,但都位于不太富裕的社区并且这些社区通常有大量的少数民族人口（McAlearney，2002）。社区保健中心是非营利性机构，但由于它们完全受政府资助，所以在表9-2中将其定义为公立性机构。

社区保健中心主要由初级保健医师和中级医疗服务提供者组成。社区保健中心也提供牙科护理，经常开展健康教育并拥有一些卫生工作推广人员（Shi et al.，2007；Sultz and Young，2014）。由于大多数到社区保健中心就诊的患者都没有医疗保险，所以这些中心是提供初级保健服务的重要保障。

对于没有医保的患者，某些志愿组织也可以为其提供初级保健服务，例如那些由非营利性机构建立并资助的诊所。计划生育联合会运营的诊所就是一个典型的例子。这些诊所不仅提供避孕服务，也提供以生殖健康为主的初级保健和基本预防服务。初级保健服务的提供地点还包括免费诊所。正如名字所指的：在这些诊所中，没有医保的患者可以享受免费的初级保健和预防服务。这类诊所由志愿者组成，由教堂或非营利性机构资助，有时也由医院资助（Felt-Lisk et al.，2002）。这类诊所是提供初级保健服务的另一安全保障，在美国虽不多见，但数量正在逐渐增加。

表9-2中所介绍的最后一类提供初级保健服务的地点是公共卫生诊所。这类诊所由州政府或当地的卫生部门资助和运营。他们通常有具体的分类，也就是本书中所说的"有针对性"。这类诊所通常为特定的人群提供疾病预防服务，例如低收入女性，无家可归的人群和监禁的人群（监狱诊所）。这类诊所也是提供初级保健服务的安全保障之一。

初级保健服务的利用

初级保健对社区居民的健康水平举足轻重，同时它也可以节约医疗成本。以全民为基础，通过提供初级保健包括疾病预防服务，可以降低医疗保健的总费用。这就要求有充足的初级保健服务供人们使用并且有足够的资金支持。通过监测初级保健服务的利用，可以确定这种基本卫生服务的可及性。例如，每人每年平均利用初级保健服务的次数为4次（DHHS，2005a）。相较于男性，女性更愿意找医生看病；老年人比青年人就诊的次数更多；非裔美国人就诊次数更少，普遍认为这是由于他们缺乏初级保健服务的可及性（详见第21章）。

初级保健服务的利用与财政扶持紧密相关。在增加财政投入后，这一点被数次印证。例如，在医疗救助计划开始施行的2年内，流动医疗门诊就诊的次数大幅增加。对与医疗救助和医疗保健计划（详见第18、第19章）相关的初级保健服务的利用稳步增加（Kovner and Knickman，2011）。

管理性医疗

管理性医疗深刻地改变了医疗卫生服务的筹资和分配，包括初级保健，但它同时也是一个挑战。关于管理性医疗最准确的论述是："管理性医疗被应用地太过杂乱无章，以至于它本身都失去了意义"（Mechanic，1994）。管理性医疗既是一个涵盖了各级医疗资源的分配系统，也是一个医疗筹资或医疗保险系统。虽然管理性医疗包括了患者所需的各级医疗服务，包括二级、三级医疗服务,但是管理性医疗的核心概念是本章介绍的初级保健服务。

　　管理性医疗不是管理医疗保健服务,而是管理医疗保健服务的成本。它主要通过三种方式。第一,将提供或分配医疗服务的机构与医疗筹资机构合二为一。尽管提供和筹资机构的一体化会限制部分医疗服务,但该措施创造了经济激励,使得医疗服务的提供更为高效。第二,医疗服务的报销由按服务付费转变为预付制,这同样提高了医疗服务提供的效率。第三,医疗服务以初级保健为核心,并着重强调疾病预防服务和图 9-1 中所介绍的初级保健的系统管理功能。

　　根据定义,管理性医疗机构是团体行医的一种,基于医生服务网络包括患者所需的各专业专家。医生服务网络可能是在同一地点,也可能是与某个筹资机构(通常是某家保险公司)的合同或转包关系。医疗服务网络内的所有医生都采用相似的报销比例,较大的服务网络拥有更广泛的受众,个人报销水平通常较低。

　　关于早期管理性医疗机构的争议之一是如何设定医生的报销比例。传统医疗保险制度允许医生和医院在每一个医疗服务行为中收取一定的费用。患者享受的医疗服务越多,医生和(或)医院获得的利润越多。按服务付费的制度鼓励医生提供更多的诊疗服务,虽然其中有一些是不必要的。健康维护组织开发了一种新的付费方法。该方法基于预付的诊疗费用,而不是根据每个实际的医疗服务。这种新的方法保证了医疗保险只为必要的诊疗行为付费,而不包括传统医疗保险制度中的其他医疗费用(详见第 13、第 14 章)。医生的收入方式也与以前不同,通常是根据针对患者所采取的所有诊疗服务,而不再是按照单一服务收费。在立法形成健康维护组织之前,一些团体行医曾经采用过这种付费方式。美国医学协会反对这种付费方法,但是无法违背谢尔曼反托拉斯法(Shi and Singh,2014)。早期一些摒弃按服务付费而采用新付费方法的行医团体包括加利福尼亚州的凯撒医疗集团、华盛顿的普吉特海湾医疗公司、大纽约医疗保险公司以及明尼阿波里斯医疗公司。这些机构也曾尝试整合诊所和医疗服务的筹资方(Shi and Singh,2014)。

　　由于人们对这种付费方式的普遍接受以及出于对逐渐增加的医疗费用的担忧,尼克松总统于 1973 年立法建立了健康维护组织。立法的初衷是相信预付医疗费用的方式可以为必需的医疗服务提供经济激励;如果健康维护组织越多,加剧的竞争就会降低医疗服务的费用(Shi and Singh,2014)。

　　健康维护组织强调图 9-1 中所介绍的初级保健的系统管理功能。目前,不同的管理性医疗机构间存在差异,详见第 14 章。最初管理性医疗概念的核心是初级保健医生:他们是患者接触的第一位医生,也是其余医疗服务及医疗服务提供者的看门人。患者只有经过初级保健医生的转诊才能找其他医生看病。通过转诊,患者可以接触到医疗服务网络中的其他医生,而这些医生则可获得由健康维护组织制定的服务费用。在这种情况下,健康维护组织就像一家保险公司。它要求对转诊过程中所有的医疗服务进行医疗费用评估,这就控制了不必要的诊疗行为并可以更好地协调医疗服务。医疗费用评估减少了昂贵医疗服务的使用,如手术。

　　最初的健康维护组织主要是通过鼓励初级保健的利用,尤其是疾病预防服务,来降低医疗费用。通过减少疾病预防的成本可以达到这一目的,详见第 11 和第 13 章。除此之外,强调图 9-1 中初级保健的患者照护功能也可以降低医疗费用。例如,通过薪酬激励机制促进初级保健医生重视疾病防控。通过初级保健的临床规程来规范医疗服务行为,从而使医疗费用更容易被预测。只有当医疗服务提供机构同时也是医疗服务支付方的时候,医疗费用才能得到控制。关于医疗费用的控制方法详见第 14 章。

1973 年法案还包括联保政府对早期健康维护组织的资助,因此该计划的保费要比当时实行的按服务收费的保费更低。健康维护组织发展缓慢但十分稳定。尽管正像 Mechanic 所说的,如今的管理性医疗广泛存在差异,但绝大多数人所享受的医疗保险都具备管理性医疗的特点。虽然健康维护组织是管理性医疗机构,但管理性医疗机构不光包括健康维护组织,详见第 14 章。所有的管理性医疗机构都以初级保健为核心,并强调初级保健医生作为后期昂贵医疗服务的看门人要提供充足的疾病预防服务。

总结及相关政策问题

初级保健是全球卫生系统通用的重要概念,它保证了每个人都能享有基本、必要的医疗卫生服务。然而初级保健服务能够降低医疗费用的功能经常被忽视。

通过管理性医疗,美国较好地落实了初级保健模型。然而管理性医疗也凸显了目前初级保健医生的短缺。通过足量的初级保健医生作为其他医疗服务的看门人,健康维护组织有效地控制了医疗费用。健康维护组织强调初级保健的功能,这有效地减少了人们对二级医疗和专科手术的利用(Weiner,2004)。正如第 17 章中将要介绍的,《平价医疗法案》(Affordable Care Act,ACA)要求培养更多的初级保健医生并鼓励采用管理性医疗模型控制医疗费用的策略。

尽管很多政策都鼓励管理性医疗的施行,无论是在医生中还是在消费者中该模型都没有得到普遍的支持。一个反复出现的问题是健康维护组织是否管得过多,即健康维护组织关于医疗服务的决定是基于经济方面的考虑而非医疗实践。经济决策和临床决策总是紧密联系在一起,但在管理性医疗模型中这种关系被放大了。虽然存在争议,但不得不承认很多国家的卫生系统都以初级保健和管理性医疗模型为基础,医疗服务的筹资和交付与临床决策紧密交织在一起,详见第 22 章。

随着美国卫生系统中营利性机构的影响力越来越大,控制医疗费用的方式变得更加复杂。相较于 1910 年弗莱克斯纳报告明确强调为保证医疗服务的质量,所有医院和医学院都必须是非营利性的,目前美国的卫生系统已经发生了重大的转变。1973 年法案要求联邦政府指定的健康维护组织必须是非营利性机构(Sultz and Young,2014)。在过去的 20 年间,尽管各级医疗(包括健康维护组织)中的营利性机构发展缓慢,但影响力在不断增加。无论是在初级还是在二级卫生保健中,独立的营利性机构都在不断增加,这是《平价医疗法案》未曾意料到的结果。对于拥有医保的人们来说,《平价医疗法案》不但没有培养出足够的初级保健医生,反而在全国范围内为小型营利性紧急照护中心开辟了市场。这无疑增加了常规诊疗服务的可及性,但这些服务却不属于初级保健模型。正如上文所述,该模型作为卫生系统的核心能够有效控制医疗费用。

致谢

感谢 Nolis Espinal 和 Chandler Kaplan,前者提供了门诊服务所有权部分的材料,后者提供了社区卫生中心部分的材料。感谢 Reema Chapatwala、Jillisia James、Christopher Lukasik 和 Renee Williams-Sinclair 对于本章的校正和润色。他们也为本章添加了参考文献和材料。感谢 Jessi Duston 绘制了图 9-1。

第10章

医疗保健系统的其他组成部分

本章将主要介绍卫生系统中两大独立的子系统——精神卫生保健系统和长期护理系统。这两个系统涵盖了八个水平的护理,既包括住院服务也包括门诊服务,关于这一内容之前很多的专家学者都曾做过研究。除此之外,本章还将介绍牙科保健和视力保健系统,这两个系统服务的对象众多。本章未对另一独立的子系统——退伍军人管理系统(Veterans Administration,VA)进行讨论。它将在第 20 章中作为针对性医疗卫生系统(targeted system)的典型案例被详细介绍。

精神卫生保健系统

身体健康是一个持续的状态,卫生系统在人们不同的健康状态下都提供着各种各样的医疗服务。正如第 6 章中所介绍的,每个医疗护理层级上的资源分配都是不均等的,而且各个层级的医生之间缺乏沟通交流。在精神卫生保健系统中,甚至在概念层面上每级的护理就是断层的。精神健康或行为健康组织系统十分散乱,它由独立分散的各功能部分组成。而且每个组成部分按照偶发疾病来治疗精神疾病,很少考虑患者之前或者之后的病情。联邦委员会关于精神卫生服务最新的调查结果显示:美国精神卫生保健系统杂乱无章(White House,2002)。

诊断或者定义精神疾病要比为躯体疾病分类难得多。关于精神疾病一个常见的定义是精神障碍(psychiatric disorder)(Shi and Singh,2014)。而美国国家精神疾病联盟(National Alliance on Mental Illness,NAMI)所采用的定义更具有普适性,它将精神疾病定义为"扰乱了人们思考、感觉、情绪、与别人相处和日常生活的健康问题"(NAMI,2014)。精神疾病的诊疗服务由卫生保健部门管理,逐渐成为初级保健医师责任的一部分,而不是受过专业培训的心理健康专家的责任。

美国精神卫生服务的发展历史悠久且复杂,效果却不尽人意,了解其发展历程有助于我们理解治疗精神疾病的复杂性。

精神卫生服务的发展历史

精神病患者最初在早期的医院或济贫院接受治疗,详见第 9 章。那时关于如何照护精神病患者主要有两种观点。第一种观点认为精神疾病是不可治愈的,支持这种观点的人们希望将精神病患者从整个社会中分离开。那时很多精神病患者都居住在监狱中,直到现在,精神疾病与刑事司法系统仍然有不少交集。除了监狱,有专门的医院收留精神病患者,这类医院通常被称为疯人院(lunatic asylums)。疯人院由税收全款支持,最初由当地城镇资助,后来改为由各州政府资助。在 20 世纪初,每个州都至少有一家疯人院收留精神病患者,直至他们去世。Dorothea Dix 曾经走访过多家疯人院,见到过很多精神病患者,她长年致力于为精神病患者争取更好的待遇。她的举动虽然使精神病患者的生活条件有所改善,但疯人院的性质与主要目的并没有改变,患者们的待遇也远远没有达到 Dix 的预期(Glied and Frank,2009;Levin et al.,2010)。

第二种观点源自欧洲,由一位法国心理学家提出,他认为精神疾病可以被治愈。这种照护精神病患者的方法同样以住院为基础,还包括一些精神治疗手段。一些小型私人医院为患者提供了更为舒适的生活环境。只要患者健康状况允许,他们甚至可以在医院工作。当然,这类医院的费用更加昂贵,只有相对富裕的人才能负担得起(Moniz and Gorin,2007;Levin et al.,2010)。

到 20 世纪 50 年代初,虽然精神类药物、电击疗法、前脑叶白质切除术等精神类外科技术被越来越多地使用,但对于精神病患者的照护还是以住院、监护为主(Levin et al.,2010;Sultz and Young,2014)。有关心理健康的社会活动家们一直强调精神病患者生活条件恶劣且缺乏有效治疗,直至 1955 年,联邦政府组织委员会开始调查精神病院的护理质量(Levin et al.,2010)。10 年后,政府颁布了第一个致力于将医疗资源引入精神卫生系统的法案。这些医疗资源来自于医疗救助(Medicaid)和医疗保健计划(Medicare)(详见第 18 和第 19 章)以及社会保障系统中的专项资金。除此之外,联邦委员会还建议发展非住院性的保健机构用于照护精神病患者(Sultz and Young,2014)。

资源投入以及治疗观念的转变对精神病的治疗方式产生了深远的影响。在过去 20 年的时间里,精神卫生服务的提供机构全部发生转变,从大型州立医院转变为以社区为基础的小型独立诊疗机构,虽然其中有些仍然由政府支持,但绝大多数都由私人资助。1955 年,80% 的精神病患者住院接受治疗。但是到了 1990 年,这一数字降低到了 21%(Sultz and Young,2014)。在这期间,用于治疗轻、重精神疾病的精神类药物数量大量增加,而患者的住院时长则大幅下降。

这次变革被称作“去机构化”(deinstitutionalization),但这种叫法并不准确。虽然有很多患者由大型州立精神病院转移到以社区为基础的诊疗中心,但并不是所有的患者都可以转移至限制较为宽松的保健机构。对于那些不能转移至保健机构的患者,他们被转移到了其他的医疗机构,以疗养院为主。例如,1960—1970 年,疗养院的患者人数几乎翻了一番,这些患者中的绝大多数都由医疗救助计划资助(Levin et al.,2010)。由于患者在社区保健中心和医疗机构间轮转,医疗成本不断增加。社区保健中心几乎没有规范条例,这导致这些保健机构的服务质量存在很大差异。无家可归和在监狱中的精神病患者人数也有所增加(Thornicroft and Tansella,2009)。

目前精神卫生领域的主流观点认为对于保健机构限制越宽松,其提供的医疗服务越好。虽然得到了广泛认可,但这种观点也存在漏洞。例如,精神病患者必须强化自己作为消费者的角色,才能找到合适的机构接受治疗。下一节所介绍的很多独立的保健机构都是小型、营利性的。尽管医疗保险覆盖了精神卫生服务,但仍然存在很多局限。很多人担心现在的精神卫生保健系统太过分散,以至于只有那些具有影响力的倡导者和富裕的人才能获得想要的照护(Levin et al.,2010)。正像历史早期社会活动家呼吁人们关注精神病患者需求的那样,如今很多专业团体也加入到了其中,如美国国家精神病联盟。它提出政策倡议,呼吁提高精神病治疗的可得性,特别是针对那些严重精神疾病。

精神卫生服务的需求

在美国,大约 26% 的 18 岁以上人口(约 5800 万人)可被诊断出需要治疗的精神疾病(Kessler et al.,2005;NIMH,2013)。这些疾病包括轻度的、环境因素造成的焦虑和(或)抑郁,也包括严重的、使人不能自理的精神疾患,例如精神分裂症。最常见的确诊疾病是恐惧症、药物滥用(包括酒精和毒品)以及情感障碍,例如焦虑和抑郁。越严重的精神疾病确诊的数量越少。精神分裂症的确诊人数仅占美国 18 岁以上人口的 1%;只有约总人口 6% 的人确诊患有严重的和(或)慢性的、需要 12 月以上治疗的精神疾病(Kessler et al.,2005;NIMH,2013)。

精神疾病是致残的首要因素,超过了所有其他慢性疾病。每年精神疾病造成了超过 3000 亿美元的医疗支出,包括治疗费用、残疾后的赡养费用以及残废所导致的收入损失(Kessler et al.,2005)。精神疾病也是很多慢性病的已知危险因素,包括心血管疾病和癌症(NIMH,2013)。相较于男性,女性更倾向于寻求精神疾病的照护;贫困也是导致精神疾病高发的风险因素之一;45—54 岁年龄段的人群更容易患精神疾病(NIMH,2013)。

不是所有需要治疗的人群都接受了诊疗服务。例如,在 2011 年,18% 的美国人口被诊断患有精神疾病,另有 17% 的人口被诊断为药物滥用,但未被查出潜在的精神疾病。在这被确诊患有精神疾病的 4500 万人中,仅有 38% 的人接受了治疗。在这其中,12% 的患者由精神病医生诊疗并接受药物治疗,16% 的患者接受了心理健康医生的治疗,但该类医生不能开药;23% 的患者由初级保健医生治疗,8% 由人口服务部的人员治疗以及约 7% 的患者由补充保健服务提供者治疗(Wang et al.,2005)。在本次调查中,仅有 60% 被诊断为严重精神疾病的患者接受了治疗(SAMHSA,2014)。

有些研究的研究对象是从伊拉克和阿富汗归来的退伍军人中未接受精神病诊疗的患者。这些研究中的大多数显示超过半数的退伍军人患有精神疾病,但在他们中仅一半的人接受了治疗,无论是在退伍军人管理局内部还是在管理局之外(Hoge et al.,2004;Vogt,2011)。很多未经治疗的精神疾病都与药物滥用相关,药物滥用是精神疾病的常见病症。根据诊断方法的不同,精神疾病或行为异常患者同时患有药物滥用的概率为 23% ~ 80%(SAMHSA,2014)。

根据上述这些数据,精神卫生服务需求得不到满足的人群十分庞大且正在不断增加。

精神卫生服务机构

精神卫生服务的提供方式有很多种。Sultz 和 Young(2014)介绍了精神卫生服务的四种组成部分,详见图 10-1。

其中,第一个组成部分是唯一一个专门关注心理健康问题诊断和治疗的单位。如图 10-

1 所示,它包括住院服务和门诊服务两部分。住院服务主要为重症精神病患者准备,但几乎所有的住院病床都是短期的。唯一的长期住院病床是在疗养院,一般只提供给重症残疾的成年人。约有 12% 的住院病床在精神病院,这些病床中的 50% 在公立性机构,由各州或各郡资助(Barton,2007)。约有 1/3 的住院治疗发生在非营利性社区医院的精神病照护部门。除社区医院以外,专科精神病院也提供住院治疗。其中的一些精神病院隶属于退伍军人管理系统,详见第 20 章。其余的住院治疗由收容治疗中心提供。这类中心的规模往往比医院小,以专科为主,且越来越多是营利性的。

绝大多数心理健康问题的治疗由门诊部门提供。如图 10-1 所示,有很多种流动医疗单位可以提供精神疾病的诊断和治疗服务。门诊部门主要治疗轻、中度精神疾病。患者所享受的治疗类型由多个因素共同决定,例如保险范围、是否愿意接受精神疾病治疗等。门诊部门的医生都接受过治疗心理健康问题的专项培训。

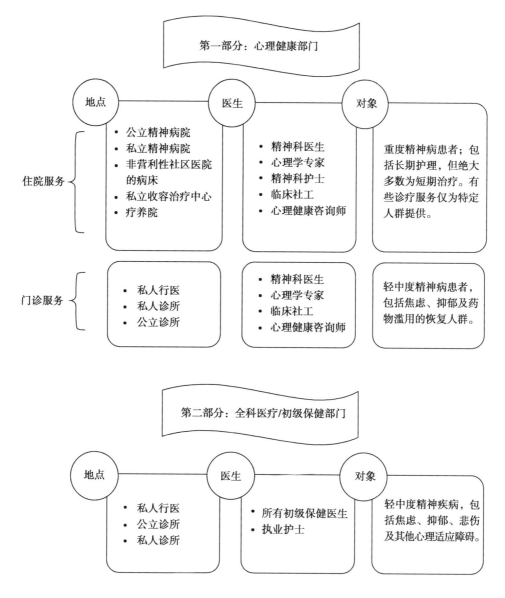

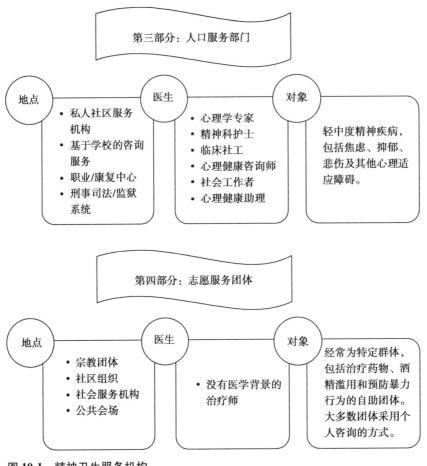

图 10-1　精神卫生服务机构

　　精神卫生系统中第二个组成部分的医生不一定接受过治疗精神疾病的专业培训。很多患者向他们的初级保健医生寻求精神疾病的照护。有些初级保健医生为患者开药,有些将病情严重的患者转诊到精神病医生,也有些初级保健医生将患者转诊到医疗系统以外的部门接受治疗。由于越来越多的人找初级保健医生看病,关于是否应该将病人转诊,初级保健医生和精神病专家常持相反意见(Russell,2010)。

　　如图 10-1 所示,第三个组成部分是人口服务部门。尽管该部门包含经过专业培训的心理健康工作者,它所提供的精神疾病诊断和治疗服务经常列于医疗行业之外。这类精神卫生服务经常由正式的组织机构提供,例如学校、职业中心和监狱。这类精神卫生服务提供者受过专业训练,但经常是在精神病医生或心理学专家领导下工作的中、低级心理健康工作者。关于精神病医生和心理学专家将在下一节进行介绍。

　　图 10-1 中展示的第四个组成部分,在介绍精神卫生服务时这部分内容通常不被算在内。所有这部分的服务都由没有医学背景的治疗师提供。他们有些接受过有限的咨询培训,例如教会的宗教领袖,另一些人没有接受过具体的培训,但通常在某个社团中通过自身的经历帮助别人。许多人通过这种自助团体接受治疗,尤其是治疗各种成瘾症,如酒精成瘾、药物依赖和暴饮暴食。

精神卫生服务提供者

本节将介绍接受过精神健康治疗培训的各种卫生专业人员。尽管初级保健医生越来越多地诊断和治疗精神疾病,他们通常不被算作精神卫生保健的专业人员。具有讽刺意味的是,在很多接受过专业训练的精神卫生保健人员都不能开精神类药物的同时,初级保健医生却可以。

唯一能开精神类药物的精神卫生专业人员必须学习过精神病学(一个医学专业)、医学(包括初级保健医生)或精神病护理学。表 10-1 介绍了 7 种不同的精神卫生服务提供者。本节将逐一介绍每种职业的主要特点。由于精神科医生和心理学家经常被混淆,所以将着重介绍这两种职业。

表 10-1 精神卫生服务提供者分类表

服务提供者	教育/培训	执业许可证/认证	开具药物	平均收入(美元)[a]	占精神卫生执业人员的比例[b]
精神科医生	医学博士或骨科博士,住院医师培训	是/是	是	185 000	6%
临床心理学家	博士学位或心理学博士学	是/是	否	89 000	15%
临床社会工作者	硕士学位	是/是	否	45 000	40%
精神科护士	经过专业培训的注册护士学位	是/是	是	88 000	10%
心理健康咨询师	硕士学位	是/是	否	42 000	15%
社工/心理健康助理	本科学位	否/否	否	25 000	14%
没有医学背景的治疗师 替代治疗 宗教信仰 自助	各有不同:特定的训练;神学咨询培训;个人经历	否/否	否	不可用	不可用

[a] 平均收入数据来自美国劳动统计局。

[b] 占比源自劳动统计局根据主要责任的评估。

精神科医生

精神科医生(psychiatrist)需要有医学博士(Doctor of Medicine,MD)或骨科博士(Doctor of Ostcopathy,DO)学位。他们经常被归类为初级保健中的一个专业,但精神科医生负责专门诊断、治疗精神疾病,并逐渐负责管理精神类药物。精神科医生是收入最高的精神卫生执业人员,但他们仅占所有执业人员的 6%。约有 50% 的精神科医生在私人诊疗机构工作(APA,2014)。

如表 10-1 所示,精神科医生是仅有的两个可以开药的精神卫生执业人员中的一个。谈话疗法和行为疗法是精神疾病的传统疗法,要求每个治疗师花 50~60 分钟与病人相处。随着精神类药物使用得越来越多,传统诊疗过程已经发生了改变。绝大多数精神科医生采用 15 分钟初级保健的就诊模型,并以监控严重精神疾病和开药为主要目的(Antonuccio et al.,2003;Harris,2011)。如果病人想要或者需要获得谈话治疗和药物治疗,一般要寻求两种心理卫生专业人员的帮助,其中之一就是心理学专家。

心理学专家

心理学家(psychologist)需要有博士学位或者是另外一个临床专业学位,即心理学博士学位(Doctor of Psychology,PsyD)。心理学家由政府认证和授予行医资格。总共有 13 个需要指定职业验证的专业(APA,2013)。心理学家接受过专门的训练,以便他们能够理解不同的行为、行为与大脑功能和环境的关系以及各种行为治疗方法。仅有两个州允许心理学专家开药(APA,2013)。

心理学家主要照护门诊中的病人,并和精神科医生一起治疗住院病人。心理学家也在一些医疗机构工作,工作内容包括个人咨询以及管理和分析诊断性的心理测试。精神类药物的大量使用限制了心理学家的行医,也将常规精神卫生照护的责任转嫁给了初级保健医生(Levin et al.,2010)。各地区心理学专家的收入存在差异,但一般低于精神科医生的收入(BLS,2012)。

临床社会工作者

临床社会工作者(Clinical Social Worker,CSW)是心理健康专业人员中人数最多的一类,也是社会工作者的一种。临床社工由不同的诊疗机构,通常是门诊部门,认证和授权治疗精神疾病。临床社工拥有社会工作学硕士学位(Master of Social Work,MSW),使得他们可以作为独立的治疗师享受保险政策的费用补贴(NASW,2005)。临床社工经常在医疗机构工作。很多人扩展了自己的医疗服务内容,包括夫妻咨询和药物滥用咨询。临床社工一般独立行医,但也会在一些单位工作,例如健康中心、人口服务部门和流动医疗机构。临床社工的诊疗方式与心理学家和精神科医生不同,通常会更多地分析和思考患者的重要人际关系,例如与朋友、家人的关系。

精神科护士

精神科护士(psychiatric nurse)须有高级执业注册护士学位,详见第 7 章。在硕士阶段,精神科护士会接受精神病学的专项培训。有些精神科护士也是执业护士。如表 10-1 所示,在所在州的诊疗指南范围内,他们可以开具药物。

心理健康咨询师

作为心理健康专业人员的一种,心理咨询师(Mental Health Counselors)通常也被叫做临床咨询师。他们持有硕士学位,一般是心理学硕士学位,并接受过 1~2 年的临床培训。心理健康咨询师的服务对象与临床社工相似,但他们的工作定位是精神分析。心理健康咨询师由专门的国家认证委员会认证(AMHCA,2013),该委员会对于婚姻咨询和家庭咨询服务设有单独的认证过程。

社会工作者/心理健康服务助理

社会工作者/心理健康服务助理(Caseworker/Mental Health Assistants)在独立行医的精神卫生执业人员的领导下工作。尽管他们不能自主行医,但他们经常在一个治疗团队中扮演咨询师的角色与患者沟通交流。他们既可以在门诊部门工作,也可以在住院机构工作。

无医学背景的治疗师

这部分人群通常没有医学背景,但由于他们提供了重要的精神卫生服务,所以也算在精神卫生资源内。他们主要由三个不同的群体组成。第一类人群可以作为替代治疗师对情绪和精神疾病进行个性化治疗,尤其是对于焦虑障碍。第 4 章中所介绍的替代治疗师常采用灵气疗法来治疗焦虑、抑郁及压力过大。

第二类人群也提供个性化的精神卫生服务。这类人群通常是集会中的各宗教领袖。宗教和神学训练也包括咨询培训,主要关注家庭和婚姻问题的治疗。这类服务主要针对拥有相同自我认同感的人群,也就是各宗教团体成员,服务内容经常包括精神维度的咨询。

第三类也是最为知名的人群是自助团体,包括匿名戒酒互助会、匿名戒毒会和匿名戒食会。这些团体的领导人没有经过专业认证,但通常接受过特定的培训,主要是在同型示范方面。自助团体的领导人和(或)组织者通常遇到过与组员相似的问题。

有人可能会认为本节所介绍的精神卫生服务提供者太过宽泛,尤其是最后一类依赖于自我诊断和转诊的人群。但自我转诊是人们参与到医疗卫生系统的主要方式,无论是由于身体病症还是心理病症。正是由于文化、自我诊断和服务可及性等因素,人们才决定选择到哪个医生处就诊。相较于获取身体疾病的医疗服务,这些因素对于理解如何获取精神卫生服务更为重要。接下来的两个小节将介绍获取精神卫生服务的两个重要方面。

获取精神卫生服务:财政问题

治疗精神疾病对于个人和家庭而言十分昂贵,甚至对于整个卫生系统而言也如此。部分成本是情感和社会性的成本,但本节仅讨论财务成本。美国卫生系统中精神疾病诊断、治疗和康复的总费用约为 1480 亿美元;然而,这并不包括生产力的损失,据估计生产力损失约合 800 亿~1000 亿美元(NIMH,2013;NAMI,2014)。虽然精神疾病治疗费用中的一部分由公共资金资助,但超过 2/3 的诊断和治疗费用还是由个人支付。与身体疾病治疗不同,私人和公共资金的不同导致两种诊疗服务完全不同,二者之间的差异巨大以至于支付方式被认为是两套分离的子系统(Shi and Singh,2014)。本节将简要介绍每种支付方式存在的主要问题。

精神卫生服务的公共资金

没有医疗保险的患者在州立和区级精神卫生机构、诊所中接受住院服务。根据可用的精神科床位数,两种公共健康保障:医疗保健和医疗救助计划支付短期的住院费用,其中以医疗救助计划为主。医疗救助计划也负责支付疗养院中长期、监管更为严格的照护服务,包括对痴呆患者和慢性精神/情绪障碍患者的照护。公共资金资助的精神卫生服务由退伍军人管理局提供,但只针对特定的人群,详见第 20 章。

对于没有医疗保险的人来说,可利用的精神卫生门诊服务十分有限。医疗救助计划会提供一些精神疾病的门诊服务,但主要是针对儿童,防治致残的发生,详见第 19 章。医疗救助计划不负责支付任何药物滥用的治疗费用,除非该治疗与一种已经诊断出的精神疾病密切相关。

私人健康保险:相同的保险范围

健康保险的目的之一是资助人们享受医疗服务,尤其那些意料之外的、昂贵的卫生服务。医疗保险公司将精神疾病的治疗视为无法预测的、不可靠的,认为无法预测其医疗费用。因此,保险公司经常限制精神卫生住院服务的保险范围。绝大多数保险公司通过限定每年住院的天数来限制可保范围,而重症精神病患者的住院时长一般都会超过这个限定。保险公司逐渐开始覆盖精神卫生的门诊服务,并通过各种方式要求投保人自付一部分的门诊治疗费用,例如要求每次门诊服务中大量的自付金额,以及限制每年接受门诊服务的次数。由于各州最终立法控制了可保范围,精神卫生门诊服务的可保范围参差不齐。例如,在有些州医疗服务的自付比例为50%。保险公司也被准许对所有可保的精神卫生服务收取一定费用(Cauchi et al.,2014)。

心理健康社会活动者多年来一直呼吁保险公司应该像覆盖身体疾病的诊疗服务一样覆盖精神卫生服务。尽管20世纪90年代一些立法尝试达到平等的保险范围,但直到2010年《精神卫生和成瘾症平等法案》(Mental Health Parity and Addiction Equity Act)的通过,平等的保险覆盖范围才最终被接受。尽管此法案提出了覆盖公平的原则,但它实际上并没有要求保险公司覆盖精神卫生保健服务。一些不愿意完全覆盖精神卫生保健的保险公司没有按照此法案执行。而且有些州立法仅要求保险公司覆盖那些有生物学病因的精神疾病(Cauchi et al.,2014;SAMHSA,2014)。另外,此法案并不适用于医疗保健或医疗救助计划(SAMHSA,2014)。

《平价医疗法案》(详见第17章)极大程度上扩展了精神卫生服务的可保范围(Munoz,2014)。根据《平价医疗法案》,无论是身体疾病还是精神疾病,保险公司都不能限制医疗服务的可保范围。保险公司不能否定已经存在的疾病的可保范围,而根据此法案精神疾病属于现存疾病。《平价医疗法案》要求所有的保险公司为没有共同付费的患者提供疾病预防服务,包括针对于成年人的抑郁筛查和针对儿童的行为评估。最终,所有的保险公司都被要求覆盖精神卫生和药物滥用的治疗服务,并禁止对身体疾病和精神疾病的可保范围加以区分(Cauchi et al.,2014)。

由于精神卫生服务费用不断增加,医疗保险产业开始转向管理性医疗机构,从而控制精神卫生服务的费用。受惠于私人和公共保险项目如医疗救助计划,精神卫生目前仅由行为健康保健组织负责管理,而这些组织大部分是营利性公司。这些公司密切关注精神卫生服务的利用情况,包括门诊和住院服务,从而降低医疗费用。它们也采用病例管理服务,这类服务通常由表10-1中的低收入执业人员提供。雇主与管理性医疗机构就精神卫生服务签订合同,从而逃避了平等可保范围的要求。例如,很多管理性医疗公司提供基本合同,限制每年最多20次的门诊服务和最多30天的住院时长。如果消费者需要更高级别的可保范围,每年则必须交付更高额保费(Cauchi et al.,2014)。

医疗和公共卫生领域中的很多人都希望精神疾病能够和身体疾病享有一样的参保范围。人们认识到消除获得精神卫生服务的财政障碍十分重要。然而还有其他一些因素阻碍患者获得足够的精神卫生服务,在下一节中将会具体讨论。

获取精神卫生服务:社会文化问题

由于有些精神疾病会导致行为异常,所以社会公众对与精神疾病的看法与对待躯体疾病不同。一个人可能感觉疼痛,他所患的疾病也可能会有传染性,但只要他行为正常,就没有人会怀疑他的健康状况。精神疾病人经常被视为是危险的、甚至是具有暴力倾向的。虽然这并不准确,但严重的精神疾病经常与刑事司法问题挂钩。精神卫生研究者认为这主要是缺乏心理健康治疗导致的(Norman,2011)。

　　医疗卫生领域的共识是目前没有足够的资源来满足精神卫生服务的需求。当用药增加时,各种能够开药的医疗服务提供者都会出现短缺(NAMI,2014)。由于临床社工和精神卫生咨询师的工资过低,在这两个群体中也出现了人才短缺的现象(Levin et al.,2010)。有充分证据显示,无论在社区医院还是在私营收容机构,住院病床都存在短缺(NAMI,2014)。这些短缺导致用于治疗行为异常的各级医疗资源的不足。

　　如上节所讲,财政问题会限制精神卫生服务资源的获取。然而也有很多人关心限制服务获得的其他社会、文化原因,这主要与罹患精神疾病所造成的羞耻心有关。精神卫生社会活动者认为这是病人没有得到必要服务的最主要原因。一项由 RAND 公司资助的调查显示,将近 1/3 的美国人错误地认为精神分裂症会导致恶劣的品性、精神疾病和暴力行为(Collins et al.,2012)。那些针对精神病罪犯的新闻报道加剧了公众的恐惧,并使得精神病患者产生羞耻心理(Wahl,1999)。另一个公众的错误认识是担心如果没有医生干预,精神病患者是否能控制自己的病症(Logsdon,2008)。另外,人们也误解了精神疾病治疗的有效性(Corrigan,2004)。

　　公众对于精神疾病的种种看法与误解导致精神病患者不愿寻求治疗,精神疾病得不到治疗就会引发更多的异常行为,从而进一步加重精神病患者的羞耻心(Sirey et al.,2001;Corrigan,2004)。一些研究表明,医生和精神卫生执业人员有时也会对治疗的效果产生消极的情绪,尤其是在预测积极结果的时候(Wahl,1999;Corrigan,2004)。在该领域的研究和政策问题中,很多人认为减少精神病患者的羞耻心理最为重要(Angermyer et al.,2004;Norman,2011)。

精神卫生系统的改革

　　毫不奇怪,有很多声音呼吁精神卫生系统改革。尽管没有增加实体资源和心理健康专业人员的数量,很多人认为《平价医疗法案》对于医疗保险公司的严格规定将有助于加强精神卫生服务在经济方面的可获得性。

　　在 2002 年,当布什精神卫生自由委员会指出精神卫生系统十分混乱时,他们制定了 6 个改革目标,包括加强公众对精神疾病现状和复杂性的认知;缩小精神卫生服务的差距;提供心理健康早期筛查服务;改革精神卫生服务,使其以消费者为导向;为有需要的患者提供优质服务;实现各精神卫生服务部门信息共享(White House,2002)。尽管这些目标还远未实现,但在治疗精神疾病方面已经发生了重大的转变。这些目标创建了以康复为导向的护理系统(Recovery Oriented Systems of Care,ROSC),帮助精神病患者或行为异常患者追求充实的生活。该系统是由片段式照护到持续照护的一次尝试,涉及从心理健康专家到外行咨询师等各种各样的医疗服务提供者(DHHS,2005b)。这有助于促进初级保健系统与更为专科的精神卫生系统的融合。

长期护理系统

　　本节主要介绍针对于老年人的医疗照护,虽然很多其他人群也在接受同类型的服务。如今美国总人口的 13% 是 65 岁以上的老年人(Sultz and Young,2014),据估计将近 70% 的 65 岁以上老年人的日常生活需要照护,尽管其中的绝大部分可由家人在家中提供(Shi and Singh,2014)。到 2030 年 65 岁以上老年人占美国总人口的比重将超过 20%,85 岁以上的比重将超过 12%。85 岁以上的人群数量增长最快,且增长速度预计将会持续不减(Shi and

Singh,2014)。当然,并不是所有65岁以上的老年人都需要长期照护服务。事实上,他们当中仅有不到20%的人需要由像养老院这样的机构照护(AARP,2014)。

　　照顾老年人的传统方式是在家中,由家人和(或)朋友照顾,通常以女性照顾为主。当家人无法照顾时,一些早期的养老院会为老年人提供监护服务,并逐渐演变为老年人保健院或疗养院。由于与精神病院在一起,这些机构的名声很不好。很多身体和认知缺陷的老年人仅由数量不足、缺乏训练、工资较低的员工照护。为了限制这类老年人的行为,这些员工常常使用工具和药物束缚他们。

　　1935年的《社会保障法》(Social Security Act)为美国老年人和残疾人提供了经济援助,保障了为老年人提供更好的照护服务,(Shore,1994)。除此之外,该法案也为非营利性机构建立养老院提供了资金。1965年医疗保健和医疗救助计划为老年人的护理服务提供了更多的资金,详见第18章和第19章。这些资金创造了养老院市场,与当时越来越多的女性走出家门工作以及人均寿命的增加相一致。营利性机构迅速进入这一市场。如今,绝大多数老年人照护机构都是营利性的。公共资金的补偿与高质量的服务相挂钩,包括员工配比、清洁程度和服务频率。这些标准逐渐提高了养老院的照护质量,并迫使服务质量低的养老院退出市场。

长期护理机构

　　从正规机构中经验丰富的卫生保健专业人员到由家庭成员或社区团体提供的以家庭为基础的个人护理服务,长期护理服务种类很多。表10-2介绍了其中的6种服务,本节将对每种服务进行简要介绍。

表 10-2　长期护理服务的类型、所有权及支付方式

服务类型	所有权	支付方式
养老院 技术型护理设施 监护型	67% 为营利性	55% 医疗保健和医疗救助计划 30% 个人支付 9% 私人长期护理保险 6% 其他保险
辅助生活住宅/居民生活机构 社会和支持性服务	80% 为营利性	几乎全部由个人支付 医疗保健和医疗救助计划会支付部分费用。 长期护理保险覆盖部分机构的费用支出
成人日托服务 社交和一些专业医疗服务	40% 为营利性	几乎全部由个人支付。 医疗救助计划会补贴一些医疗服务。
居家照护 包括机构和家庭成员	80%的机构为营利性 家庭成员不用付费	对于不由家庭或社区成员提供的服务,其中的81%由医疗保健和医疗救助计划支付。
喘息治疗 居家服务 家外服务	80%的机构为营利性	几乎全部由个人支付。医疗救助计划会支付部分费用。
临终关怀 居家照护 机构照护	60% 为营利性	几乎全部由个人支付。 医疗保健和医疗救助计划会支付部分费用。

养老院

养老院是最主要的长期护理机构,也是最昂贵的。在私人病房中,每张养老床位的全国平均费用是每年 9 万美元,半私人病房中每张床位的费用为每年 8 万美元(CMMS,2011)。对于绝大多数人来说,这都是极为沉重的经济负担。如表 10-2 所示,养老院费用中的 50% 以上的由公共资金支付,其中约 1/3 由医疗救助计划单独支付(CMMS,2011)。

虽然在养老院中 86% 的人在 65 岁以上,45% 的人超过 85 岁,但任何年龄段的病人都可以居住在养老院中(NCEA,2012)。根据所需照护的级别,居住的时长存在很大区别。在"熟练型"护理病床上的病人需要由注册护士或其他富有经验的护士提供护理服务。这反映了病人的病情需要医疗护理服务,或者是熟练的康复服务。医疗保健计划每年为这类护理服务支付 100 天的医疗费用。这类患者可能生活无法自理,但无医疗需求。这类人群包括痴呆患者和长期残废患者。对于这些患者的照护以监护为主:只要患者的收入符合要求,医疗保健计划就会为此付费,详见第 19 章。医疗救助计划不会补贴养老院的这类照护服务。

一家养老院通常既包括熟练型病床,也包括监护型病床。随着医疗需求的转变,病人会被转移至不同的病床。养老院中的患者通常有多种付费方式,包括医疗保健计划、医疗救助计划、私人长期护理保险(将在下文中介绍)以及私人付费。与由于医疗需求变化而转移床位一样,病人也会因为支付方式的不同而转移到不同类型的病床,这主要是由于每种支付方式对医疗照护类型的要求稍有不同。医院也设立了像熟练型看护病床这样的特殊住院部门,这主要是用于关节置换术后病人的康复治疗。

辅助生活住宅/居民生活机构

居民生活机构又称辅助生活住宅,为日常活动需要少量照护和(或)支持的人群提供了生活环境。辅助生活住宅的规模大小不一。大到拥有很多房间的大房子,小到与多人混住的公寓。居民们一般又拥有自己的私人公寓,绝大多数配有小型厨房。所提供的服务包括聚餐、娱乐活动、家政服务和 24 小时紧急救援。大多数辅助生活机构允许个人安排家庭护理保健服务,从而获得更多个人照护。目前全国共有 6300 家辅助生活机构,共计约 475 000 间公寓(ASLF,2012)。这些机构除了满足一般的建筑安全和公共卫生指南外,并没有经过认证或许可。

不同地区辅助生活机构的费用相差很多。美国东北部的收费一般比南部和西南部高。而且提供服务越多的机构收费越贵。根据一项行业评估显示,辅助生活机构的全国平均收费标准为每月 3300 美元(MetLife,2012)。医疗保健计划和医疗救助计划都不会支付辅助生活机构的服务。一些机构中的部分公寓由政府支付租金,专门为低收入人群提供照护。但这是长期护理系统中唯一以自由市场为导向的部分,由消费者支付他们所获得的服务(详见第 11 章)。

成人日托服务

成人日托服务专为那些在家接受照护并希望缓解社会独立感的人群提供社交机会。服务包括医疗援助,涉及护士、专业理疗师和娱乐治疗师。一些成人日托项目仅为特定的人群提供,例如痴呆患者或盲人等残疾人群。

成人日托项目由所在州认证,但根据项目是否包括医疗或社交援助,管理规定有所不同。对于提供社交援助的项目,监管机构与为儿童保健机构认证的单位一致。而包括医疗援助的项目则被认证作为医疗保健机构。

许多成人日托项目由营利性机构运营和(或)管理,就像儿童保健机构中个人按服务付费一样。一些项目由社区非营利性机构提供,服务费用相对灵活,因此低收入人群也可以享有这些服务(NRRC,2010)。

由于成人日托服务允许人们待在自己家中或亲人家中,增加了社交活动机会,因此这种服务被认为可以防止照护的机构化。在人们日常生活中的大部分活动都可以独立完成的前提下,这种服务也更具成本效益。成人日托项目也提供所谓的喘息照护。

喘息照护

成人日托服务是喘息照护的一种,除此之外喘息照护还包含多种服务类型,包括帮助老年人的家庭照料者减轻负担的各种服务。喘息照护不仅包括不用付费的被照料者的朋友和社区志愿者,还包括需要付费的喘息服务机构的工作人员。喘息照护是短期服务,包括留宿过夜。尽管很多喘息照护服务多在家庭环境中提供,它也可由机构提供,例如日托项目,或是在医疗机构中留宿过夜。

喘息照护通常并不是医学上所必须的,因此医疗保健计划、医疗救助计划或其他私人长期医疗保险政策都没有包括喘息照护。可以在自己家中或亲人家中生活的人们所需护理的费用更少,并且生活质量更好。喘息照护是持续家庭护理服务的重要组成部分。2003 年的《寿命喘息照护法案》(Lifespan Respite Care Act)提供了 5 年共计 300 美元的资金,帮助各州建立国家自主的非营利性机构,为需要的家庭提供喘息照护服务(MHANY,2007)。

居家照护

居家照护包括使人们在自己家中或在亲人家中生活的各种医疗和监护服务。从喘息照护部分可以看出,居家服务在长期护理系统中不被重视。但这是为老年人提供照护的最常见的方式:超过 80% 需要照护的老年人由家人护理。绝大多数照护提供者是女性,且其中超过 75% 除照护老年人之外都有自己的工作(Sultz and Young,2014)。

居家照护一般被认为是免费的。但这没有考虑家庭照料者的负担,这些照护提供者一般是女性,还要照顾儿童。"三明治一代"(Sandwich generation)经常被用来形容她们的处境(Pierret,2006)。这种压力造成了身体疾病和心理疾病的增加。无论是对于卫生系统还是对于整体经济而言,这都是十分昂贵的。据统计,每年由于照护需求导致失业所造成的损失超过 340 亿美元(MetLife,2012)。每年无薪居家照料者的经济贡献超过 4500 亿美元,比养老院支出的 2 倍还多(Feinberg et al. ,2011)。没有这些无薪家庭成员的贡献,纳税人的经济负担将增加很多。这些研究结果以及对家庭照料者重要性的重新评估推动了政策和立法的变革,承认了喘息照护的重要性。

另一个改革是允许医疗保健和医疗救助计划补贴一些在家中提供的必须医疗服务。这始于 20 世纪 80 年代,使得居家护理机构数量增加。这些机构中的大多数都是营利性的。由于监管不力,针对这些机构服务质量差和欺诈的投诉使得公共补偿被严格限制,继而导致居家护理机构数量的减少。在 20 世纪 90 年代,补贴政策又一次改变,允许为更多居家医疗服务支付费用,这导致营利性居家护理机构的数量再一次增加。这一次,严格的监管纠正了之前的问题(NAHCH,2010;Sultz and Young,2014)。2011 年,全国有超过 12 000 家正式家庭健康护理机构,服务超过 200 万人。正如表 10-2 所示,几乎所有不由家庭成员提供的居家照护服务都由医疗保健或医疗救助计划支付(CMMS,2011)。

临终关怀

临终关怀是为不论年龄大小、得了绝症的患者提供的照护服务。临终关怀起源自 20 世纪 60 年代的英格兰,后被消费者的草根运动引入美国。临终关怀又称姑息治疗,服务对象是生命预期在 6 个月以内的患者。临终关怀的目标是提供安慰、缓解病痛和感情支持,而不是治愈疾病。临终关怀由医疗小组提供,包括医生、护士、药剂师、身体及呼吸治疗师和悲伤心理咨询师。临终关怀一般在家中提供,但很多州也建有临床关怀机构。另外,一些养老院和医院也设有提供临终关怀护理的床位。

与居家护理机构一样,医疗保健计划补贴措施的改变导致了临终关怀机构的迅速增加,其中绝大多数都是营利性的。尽管营利性机构普遍存在,临终关怀还是强调志愿者参与的重要性。为了通过认证获得接受医疗保健计划的补贴,临终关怀机构必须证明至少 5% 的病人护理总时长由志愿者提供(NHPCO,2012)。临终关怀的另一个基本概念是不考虑支付能力,每个人都享有姑息治疗服务的权利。这使得如果病人不满足医疗保健或医疗救助计划,很多临终关怀机构包括营利性的在内,所提供的服务价格都会酌情降低。在一些州,临床关怀机构的认证与对低收入人群的服务贡献相关。

临终关怀有很多的优点。在患者生命末期,临终关怀是为患者提供照护的最具成本效益的方式。临终关怀的接受程度虽然进展缓慢,但在医生和患者中都有所效果。在美国,经过培训的医生将死亡视为失败。但是随着越来越多的人经历了痛苦、强加医疗干预的院内死亡,临终关怀模型被更多的人所接受。到 2011 年,美国共有 5300 家临床关怀机构,44% 的死亡病例在生命的最后阶段接受了临终关怀服务(NHPCO,2012)。

长期护理服务的筹资

长期护理服务的费用十分昂贵。其总费用约占医疗卫生预算总额的 9%。这与处方药的费用支出占比相同(AARP,2014)。绝大多数老年人从来不会选择养老院,尤其是在养老院中长期居住。仅有 14% 的 85 岁以上美国老年人居住在养老院中(AARP,2014)。绝大多数的援助都由不需要付费的朋友和家庭成员提供,但这种经济贡献常被忽视。长期护理服务的支付方式共有三种,其中一种包括了公共资金。

尽管医疗保健计划仅为 14% 的养老院支付费用,但是医疗保健和医疗救助计划都覆盖了长期护理服务的部分费用(Shi and Singh,2014)。正如前文所提到的,这是由两种计划的覆盖范围所决定的,具体介绍详见第 18 章和第 19 章。随着时间的推移,两种公共补贴计划的覆盖平衡诱导了一些不正当的经济激励。医疗救助计划仅覆盖低收入人群,因此有时人们会花掉他们为长期护理服务所储存的资金,以满足医疗救助计划的要求。这导致将近 2/3 的长期护理服务都由医疗救助计划支付(Sultz and Young,2014)。正如第 19 章中将要介绍的,医疗救助计划的初衷是为有孩子的年轻家庭提供全面的服务,而不是为老年人提供长期护理服务。

第二种方式是个人自行支付。如表 10-2 所示,这是一种十分常见的支付方式,特别是当很多提供长期护理服务的机构和组织都是营利性的。全国范围内,超过 1/3 的养老院服务费用由个人支付(Gleckman,2009)。对于一个家庭而言这是一笔巨大的经济支出,从而催生了第三种保险救济的支付方式。

无论是通过雇主还是通过个人购买,一般的医疗保险政策都不包括长期护理服务,尤其是养老院的费用支出。然而,有些保险政策专门为不同类型的长期护理服务设计。这些政策最初仅覆盖居住在养老院中的服务,且仅适用于老年人群。但经过监管改善了不均衡的覆盖和短缺的福利后,长期护理保险政策开始覆盖更多类型的服务,包括但不局限于养老院中的服务。例如,有些政策覆盖了辅助生活住宅或其他的居民生活机构。作为由雇主提供的团体健康保险的一部分,这些保险政策不仅仍然对 65 岁以上的人群开放,同样也适用于年轻人。如表 10-2 所示,长期护理保险政策(long-term care insurance,LTCI)仅负责支付约 9% 的养老院服务费用。

这主要是由于这些保险的购买机制十分复杂。很多保险都对福利有所限制。例如,由于经济通货膨胀,很多保险政策都对未来支付的金额加以限制,而其他一些保险对服务类型有明确的规定。有些保险对福利的寿命年限加以控制;有些对续签进行限制;也有一些要求病人在支付费用前住院接受治疗。绝大多数保险只负责支付部分照护费用。这些复杂的限制条件导致只有接受过良好教育的富裕人群才能享有养老院保险。对于较为年轻的消费者保险费用更低。例如,每年一个 60 岁的老年人需要支付 1000~2000 美元的保险金,从而购买 2~4 年覆盖部分养老院服务费用的保险。年龄越大的人群保费越高。要想购买相同类型的保险,一个 75 岁的老年人每年需要支付 6000 美元(AARP,2013)。根据病人之前的健康状况,参保是可以被拒绝的。每年约有 15% 申请长期护理保险的人群遭到了拒绝(Shi andSingh,2014)。

关于长期护理的几点思考

长期护理系统包括多种类型的服务以及提供这些服务的众多人群。其中有些人技艺精湛,获得认证许可且收费昂贵,例如医生和护士。有些人接受过培训甚至经过认证,收费相对便宜。但主要的服务提供者还是没有经过培训的家人和朋友。尽管这些照料者没有增加长期护理的直接支出成本,但在评估老年人照护的总体费用时,需要将他们的贡献算在内。

绝大多数人更愿意在自己家中养老。这就导致很难确定如何使用公共资金为那些不涉及专业医疗或护理技术的服务付费。

长期护理系统主要由营利性机构经营。尽管长期护理服务的监管很严,但作为卫生系统的一部分,长期护理系统主要由个人直接购买服务。这导致服务的获得主要由收入和其他个人资源决定,包括不用支付费用的照料者。绝大多数长期护理机构是否可以是营利性的呢? 这是目前讨论和研究的一个关键问题。正如第 11 章将要介绍的,这涉及哲学问题,且与第 5 章所介绍的市场框架和社会公正有关。有些研究显示出令人不安的问题。第一,相较于同水平的非营利性机构而言,大型营利性产业链中的护理人员水平要差很多(Harrington et al.,2012)。政府财会办公室针对 10 条大型产业链的综合分析调查显示了同样的结果。这份报告也指出医疗保健和医疗救助计划所采用的质量标准存在很多缺陷。这些缺陷可能会导致居民所受伤害的增加以及照护服务质量下降（CMA，2012）。

很多活动人士支持发展公共资助的国家长期护理保险，从而使得各收入水平人群都更容易获得长期护理服务。其他反对的人认为这样会使家庭照料者更不愿意提供照护，而且此种照护方式至少在资金方面几乎没有支出。《平价医疗法案》（Affordable Care Act，ACA）最初包括国家志愿长期护理保险计划，通过工资单扣除计划由联邦政府资助。但是由于来自各方面的反对呼声过于强烈，在法案实施前该计划被取消了（Sultz and Young，2014）。关于这个问题没有简单的解决办法。

牙科和视力保健系统

牙科保健和视力保健服务有很多共同之处。两种服务受众广，且都由消费者个人支付而非医疗保险公司。这两个领域都有部分服务属于保险范畴，但保险并不能全面覆盖。尽管牙科和视力保健对于健康而言十分必要，但人们寻求治疗的病症并不属于生物医学模型。该模型是卫生筹资的概念基础。另外，尽管牙科和视力保健服务不便宜，它们也并不像重大疾病诊疗那样昂贵，而这些昂贵的治疗手段正是发展医疗保险的动力。

本节将简要介绍一些牙科和视力保健服务的重要内容，包括两个领域的专业结构层级和服务筹资方式。

牙科保健系统

牙科最初是医学的一个分支，牙科手术是医学上的第一种专科手术（Suddick and Harris，1990）。拔牙主要用来改善健康状况、治疗特定疾病以及缓解口腔疼痛。在 17 世纪末，牙科脱离医学成为独立学科。到 18 世纪末、19 世纪初，英格兰和欧洲的一些学校和教材开始教授牙科学（Gelbier，2005）。如今，牙医已经是一个高度发达的医疗专业，其教育要求、专业认证和许可证要求与医学相似。

服务提供者、教育和监管

与医学一样，牙医是一个分等级的职业。其中牙科医生教育水平最高，责任最重，收入也最高。牙医须拥有牙科学博士学位（Doctor of Dental Medicine，DMD）或口腔外科博士学位（Doctor of Dental Surgery，DDS）。在美国共有 64 家经过专业认证的牙科学校。每家学校都提供本科教育后为期 4 年的培训。另外，9 个认证专业中的一个包括住院医师培训项目，包括口腔外科、畸齿矫正学和牙髓学（Edelstein，2010）。与医学不同，大多数（83%）牙医实行全科医疗（BLS，2012）。大多数实行全科医疗的牙科医生会提供牙冠修复、常规灌注等修复治疗；根管治疗等牙髓学治疗；拔牙或种牙等口腔外科手术以及牙龈炎治疗等牙周治疗服务。但由于在每个领域都有专科医生，所以实行全科治疗的牙医会将复杂病例转诊给专科牙医。在口腔外科手术中，牙医针对牙周治疗和修复手术会使用不同的麻醉方法。他们也拥有开药的权利，包括抗生素、止痛药和其他用于缓解牙科治疗过程中疼痛的镇静剂。牙科医生由专业委员会认证并由州政府颁发行医许可。为保证专业行医资格，他们还需要不断地接受深造教育。

牙科医生主要是白人(86%)和男性(65%)。根据行医的专业和地区不同,牙医的收入也有所不同。实行全科医疗的牙医工资为 75 000~187 000 美元。专科牙医的工资更高,一般为 122 000~287 000 美元,平均工资为 15 000 美元(Dental Salaries,2013;BLS,2013)。

在大多数牙科医生的全科治疗过程中,通常会涉及牙科保健员(dental hygienist)。牙科保健员的学历要求从 2 年认证培训、4 年制学士学位到硕士学位不等。牙科保健员也需要经专业认证并由州政府许可。虽然牙科保健员一般由牙科医生监督,但他们也可以与病人交流,并可以作为牙科诊所的预防保健功能之一例行探视病人。

口腔预防助理(oral preventive assistant,OPA)作为一种新型的牙科行业越来越普遍。最初它用来增加牙医助理的专业行医机会,同时可以使人们更容易获得牙科保健服务,例如灌注等牙科修复治疗。口腔预防助理需要接受额外的培训和专业认证,从而成为牙科行业的中级服务提供人员(Edelstein,2010)。

牙科医疗的转变

多年来,全科牙医的主要职责之一是为人们提供灌注等简单的牙齿修复服务,尤其是为儿童。当牙齿过于老化,全科牙医会拔牙并为人们安装义齿。有两方面的进步极大地改变了牙科医疗的方式。一个是新技术的开发,另一个是初级预防。

初级预防是指人们越发认识到使用氟化物可以基本消除儿童蛀牙。在公共供水中添加氟化物是一种非常有效的预防方法。然而该方法虽十分有效,但仍存在多种反对观点。其中一种观点认为在供水中添加化学物质是一种大规模药物治疗,且没有为人们提供其他选择的余地。其他的反对意见多出于对政府的不信任,认为这是一种共产主义行动。然而,随着越来越多的社区公共卫生项目将氟化物加到供水中,儿童蛀牙确实大量减少。

儿童蛀牙的减少还有赖于牙科医学开发了其他新的治疗方式。其中最重要的一点是技术的进步允许医生开展更多的根管治疗和牙冠修复,使得治疗重点由拔牙转为保护牙齿健康。另一项重要的进步是种牙的成功发展。如今牙医全科诊所主要关注牙齿的预防保健服务,包括牙科保健员例行探视病人、以保牙为重点的成人修复治疗等。

筹资

大多数人认为医疗保险没有包括牙科服务十分奇怪。随着医疗保险的发展,牙科服务的费用逐渐降低同时安全性逐步提高,所以当时认为牙科服务没有必要加入医疗保险。但是随着牙科学的技术进步和诊疗费用的增加,越来越多的消费者要求医疗保险覆盖牙科服务。牙科保险目前已经逐渐发展为医疗保险的一个分支。虽然由雇主提供的团体保险仍然存在,但这部分市场主要以消费者为导向,并由消费者个人购买(详见第 13 章)。医疗救助计划为针对儿童的常规和预防性牙科保健提供补贴,但医疗保健计划并不覆盖牙科服务。

视力保健系统

视力保健服务中的术语更易混淆,其中一些源自该领域的历史发展,另一些来源于两种职业的竞争,每种职业都拥有博士头衔。其中一个职业是医生,拥有医学博士或骨科博士学位。尽管眼科专家(oculist)这个词常被使用,但其实这个专业叫做眼科医生

（ophthalmologist）。

眼科专家（oculist）也常用来指另一个眼科保健主要专业，即验光师（optometrist）。验光师拥有视光学博士学位（Doctor of Optometry,OD），在本科毕业后需要接受 4 年的研究生教育和 1~2 年的实习培训。在美国共有 20 家验光学院，所有学校都经过专业认证。与其他独立行医的医疗服务提供者一样，验光师经过专业认证，并由州政府颁发执业许可证明（AOA,2012）。

由于眼科医生和验光师所提供的服务有很多重叠部分，所以想要区分这两种职业并不容易。这两种医生都提供眼科检查，开具矫正镜片，包括一般镜片和隐形镜片；都提供眼科疾病的筛查和诊断服务；都对眼科疾病进行常规治疗，包括局部和口腔用药。尽管一些州政府允许验光师进行激光手术，但只有眼科医生可以进行外科手术。一些州也允许验光师进行眼内注射，但这一般由眼科医生执行（AOA,2012）。如果验光师发现某个眼科疾病需要更多的有创治疗，他需要将病人转诊给眼科医生。

这两种职业间存在一定的竞争，尤其是在视力矫正方面。眼科医生的技术一般比验光师好，所以对于常规眼科保健他们的收费一般更贵。由于行医地点不同，验光师的收入也有所不同，在 93 000~145 000 美元不等（Optometrists Salaries,2013）。

大多数私人医疗保险，包括医疗保健计划，每年会支付一次常规眼科检查，但不包括一般镜片或隐形镜片的费用。在大多数州，医疗救助计划既包括检查的支出也包括镜片的费用。医疗保健和医疗救助计划会支付一些眼科疾病治疗的费用，例如白内障手术，但不包括矫正常规视力的激光手术。

视力保健领域也包括其他职业，如视轴矫正医生（orthoptist）和配镜师（optician）。配镜师经常与眼科医生合作训练术后患者的动眼运动。本科毕业后配镜师需要接受 2 年的专业培训。配镜师专门制造和调试矫正镜片，包括一般镜片和隐形镜片。根据验光师或眼科医生的处方，配镜师可以制造出正确的镜片。作为营利性公司的一部分，例如珠宝眼镜公司，配镜师经常独立工作。但是验光师和眼科医生在行医过程中也会雇一些配镜师，为患者提供全方位的服务。

视力保健系统和公共卫生系统经常相互影响、相互作用，尤其是在二级预防中。在校医院护士和公共卫生专家的指导下，大多数公立学校都开展了儿童视力常规筛查工作。对于很多家庭而言，这是对儿童视力问题的第一次检查，可能会对儿童的教育进程造成负面影响。但是由于绝大多数医疗保险都不包括眼镜镜片的费用支出，所以人们购买眼镜可能存在经济困难。儿童的视力变化迅速，经常需要佩戴新的眼镜矫正视力。

总结

本章介绍了美国医疗卫生系统中 4 个子系统的重要特征。精神卫生、长期护理、牙科保健和视力保健系统为上百万的美国人口服务，但人们在介绍美国卫生系统时一般不包括这 4 个系统。

由于各种原因，精神卫生保健和长期护理的需求与利用存在差异。在长期护理系统中，由于个人资源有限，服务的可及性常常受限。对于精神疾病或行为异常的患者而言，这不仅与资金问题有关,还与罹患精神疾病的羞耻心有关。大多数视力保健和牙科保健服务都由消费者自己支付。从公共卫生角度出发,每个子系统都存在服务可及性受限的问题。

致谢

以下人员为本章的内容做出了重要贡献,他们收集资料和文献、书写和分析内容:Tia DiNatale, Avery Hennigar, Ariana Lymberopoulos, Alexandria McGowan, Laura Norton 和 Sheighlyn Knightly。Jennifer Salop, Sydney Leone 和 Rashinda Key 通过仔细地审查和讨论提高了本章内容的质量。图 10-1 由 Rashinda 设计,并由 Rosenblatt 构建。

第三部分
政治、经济学观点与卫生保健筹资

3

第三部分的前两章直接涉及美国的政治和经济环境。正是这样的环境造就了包括卫生服务筹资在内的美国卫生保健系统的运作方式。许多关于卫生保健政策的分歧其实是基于政治和哲学观点上的差异,因此必须充分了解这些问题。

第 11 章(卫生保健商品和服务是否遵循标准经济学规律?)描述了一些指导原则,经济学家用这些原则判断商品和服务是否属于自由市场,在自由市场中竞争能够降低商品和服务的价格。第 12 章(从经济学到卫生政策与监管)在此基础上,比较了对医疗保健服务筹资不同的政策建议,其重点在于这些政策背后的政治观点。此章节还考虑了联邦政府和州政府在卫生保健系统中的作用和范围。这两章结合起来,提供了对各种卫生政策中市场公平和社会公平观点的深入思考。

接下来的三章更多地关注医疗保健筹资,从第 13 章(医疗保险)开始,概述了医疗保险,包括如何确定保费、健康保险的类型、美国人如何获得医疗保险,以及医疗保险的重要性。第 14 章(医疗保险的两种概念模式)集中分析了医疗保险的两种常见模式,包括已经描述过概念的管理性医疗模式。此章现在提出了这种筹资模式。第 15 章(医疗保险的支付方式和资金流向)全面介绍了支付功能,即支付给医疗服务提供者的过程。

第三部分在第 16 章(高额医疗费用的原因及相应措施)进行了总结,这又回到了广泛的政策问题,本章关注的是为何医疗服务费用支出如此之高,以及各种政策控制这些正在增长的支出的效果。

第11章

卫生保健商品和服务是否遵循标准经济学规律?

经济学领域主要关注商品和服务在社会上如何进行分配。这种分配最简单的表现就是富人更有可能获得更多、更好的商品和服务。这通常被称为自由市场制度或私人市场制度,该制度是资本主义经济的基础,这种分配方式包括经济学和哲学的观点。本章主要关注经济学的观点,但如下所述,哲学的思想决定分配制度的结构和运行方式。本章节分析分配方式是否适用于健康领域,健康领域的商品是指我们用的轮椅、眼镜、处方药以及包括诊断和某些包括治疗活动在内的医疗服务。

在商品稀有时,分配制度就显得尤为重要。如果商品和服务的供应量充足,人们就容易获得。当考虑到卫生保健商品和服务时,由于我们不愿意提及资源的稀缺性,因此人们常拒绝用经济学来分析健康领域相关的问题。然而,卫生保健系统的供不应求现象是非常普遍的,比如器官移植就是医疗服务极度稀缺的一个例子。提出一个与钱无关的公平的器官移植分配计划,是非常有挑战性的。稀缺性存在于卫生保健商品和服务等许多其他的方面。比如,当没有充足的初级保健提供者时,谁来决定他们的工作地点? 如果没有足够的流感疫苗,谁来决定谁先进行接种?

虽然按照医疗需求进行分配,是卫生保健商品和服务分配的一个办法,但是筹资渠道却是影响医疗保健服务的重要决定因素(Santerre and Neun,2004;Shi and Singh,2014)。Shi 和 Singh 并没有发明市场公平这个名词,但是他们将其应用于卫生保健商品和服务的分配,并获得较高的评价。市场公平一词表明一些隐含在自由市场导向中的内容。从经济学和哲学的观点看来,最纯粹的自由市场导向意味着,人们无法拥有其不能购买的商品或服务。在此思想下,通过私人市场分配卫生保健商品或医疗服务是一种公正、公平的方式。

该立场是基于几个假设的,其中一个对于此次的讨论非常重要,这个假设是卫生保健商品和服务是否像面包、牛仔裤、汽车、手机等其他所有商品一样服从自由市场分配。该假设在经济学领域引起激烈的讨论,大多数经济学家(但并非所有)认为卫生保健商品和服务与我们通常购买的商品差异较大。大部分公众对于是否将卫生保健商品和服务与其他商品一样看待也存在疑虑。举例来说,人们通常通过基金来支付一些家庭难以负担的高额医疗费用,但不会以这样的方式去购买汽车。医院会为付不起钱的病人提供医疗服务,但杂货铺却不会将面包提供给付不起钱的顾客。

当自由市场不能公平地分配商品和服务时,就被称为市场失灵。市场失灵最常见的原因是自由市场不能公平、公正地分配商品。在非健康商品领域的市场公平观点下,有钱的人更有可能获得商品是公平的。但是卫生保健商品和服务与其他不同,其主要原因与人们的医疗需求有关。医疗和公共卫生领域的许多专家坚定地认为,与根据支付能力设计的分配方式相比,根据医疗需求设计分配方式会更好。这种分配方式是社会公平模式的一部分,具体内容将在本章末尾完整地描述。

市场失灵会导致一些政府行为的产生。在健康领域中,这种政府行为通常是一些规定,这些规定主要针对那些没有公平获得服务的人。在第 17 章有许多卫生保健改革的例子,包括试图纠正卫生保健和服务分配不公平的《平价医疗法案》(Affordable Care Act, ACA)。ACA 意味着分配方式已由遵循市场公平原则转为更接近社会公平原则。

自由市场的一个最基本假设是竞争行为会导致价格降低。这在所谓的完全竞争的自由市场中是成立的,在这样的市场中,特定价格商品的供应量与需求量是大致相等的,这样就可以降低商品的稀缺性。有一些原则能够判定市场是否是完全竞争性的市场,因为竞争性的增加和价格的降低之间是存在关联的。越违背这些原则,市场的完全竞争性就越低,市场失灵的可能性就越大。本章的下一节介绍大部分经济学专家用于描述完全竞争性自由市场的六个指导原则。

卫生经济学的基本原则

健康领域中最常见的政策建议就是通过增加市场竞争来降低价格。但是如果卫生保健商品和服务不符合完全竞争性市场的原则,那么竞争就不能降低价格。所以明确这些原则是否适用于卫生保健商品和服务是非常重要的,本节就将在卫生保健系统的背景下对此进行描述和分析。这种分析并非是一种非此即彼的情况。相反,在此分析的是一个范围,因为有些指导原则会比其他的更为接近。这些原则并不是以重要性的顺序叙述的。如果想要通过增加竞争来大大降低价格,下面任何一个要求都应该得到满足。

生产者能够自由和轻松地进入市场

第一个最重要的指导原则与供应充足有关。在此语境下,生产者包括卫生保健领域中提供商品或服务的人。生产者包括第 7 章中描述的所有卫生保健服务提供者,还包括从独立诊所到医院、疗养院、心理卫生机构、医师事务所等服务提供场所。生产者还包括制药公司、医疗设备生产者(如拐杖、透析设备)、影像学诊断技术提供者。

"自由和轻松"的意思是能够没有阻碍地成为卫生保健商品和服务的生产者。能够轻松地进入医疗领域也就意味着生产者要有更多的供给量,以便消费者能够进行选择,增加市场的竞争性。非卫生保健行业的生产者进入市场是否有着最小的壁垒,这取决于他想生产什么和在哪里生产。手工制作的工艺品可以在网络上出售,参与这个行业几乎没什么障碍,但是在实体商店卖同样的工艺品就比较困难,尤其是在商业区中。而获得一个公司的特许经营权可能就会有更大、更明显的障碍,这可能是大公司的一种保护行为,目的是为防止出现潜在的供给过多现象,这种行为会减少每个特许经营商的利润。

进入卫生保健市场轻松与否,第 7 章至第 9 章中的思考结果表明,成为健康领域的生产者是非常困难的。这些困难包括广泛昂贵的教育要求、专业认证、国家认证、和由于使用公共基金而接受的政府监管。这些困难是由多个困难因素引起，每一个困难因素都会导致一系列障碍。在弗莱克斯纳（Flexner）报告（第 7 章）发布前，要迅速成为一个卫生保健生产者是非常容易的。时至今日，在关注患者的安全和保障专业人员的权利与收入的同时，消费者的选择就变得非常有限。一旦消费者的选择有限，竞争就不能降低价格。现在大众已经认可职业教育、国家执照是与服务质量相关的，且这种关系难以被削弱，即使是那些赞成增加竞争的人，也认可这种关系。

在健康领域还有许多类似机构，比如医院。当公共资金用于支付服务时，就会有额外的认证程序用来保护公众利益。这在长期护理行业是特别现实的，护理院必须通过医疗救助制度报销的认证。随着日益增多的独立营利机构不断发展，他们的公众安全责任感是否会减弱？建立一个单一目的的紧急护理中心或门诊护理中心，显然要比建立一个完整的医院要容易，尽管为确保其符合质量标准，这些中心都会由国家官员和公共卫生机关进行审查。这些质量标准不仅涉及机构本身，也涉及在这些机构中工作的卫生生产者。

遵循这项指导原则让我们回到 Flexner 报告出台之前，那个拥有众多不同的生产者、消费者能够选择、会降低价格的时代。然而，那个特定时代很少需要科技。

众多生产者和（或）销售者能够与消费者和（或）购买者自由地交流

此项原则与上述的第一个原则是紧密相关的，这是因为此原则假定众多的生产者和（或）销售者是存在的。但是在此标准中最重要的词组是"自由地交流"。在完全竞争性市场中，消费者能够自己决定他们想买什么东西。除非涉及公众安全或者其他公共利益，在此购买过程中应该几乎没有任何障碍。举例来说，尽管每一个饭店都被检查并且符合一定的食品安全标准，但消费者能够自由选择饭店。消费者也能在众多产品之间进行自由选择，比如不同品牌的运动鞋或牛仔裤。

消费者并没有相当的能力能够自由地选择他们想要接受的卫生保健商品或服务。举例来说，患者不能自己决定接受的医疗服务，而是由医疗服务的提供者决定。消费者可能会对卫生保健提供者提出自己的需求，特别是那些直接卖给消费者的处方药，但是消费者不能在没有医生允许的情况下直接购买药物。如果一个患者必须住院，这也是医生强制做出的决定，而并非患者本身的决定。正如在第 8 章描述的那样，医生在医院中拥有处方权，但他们通常不会在有所有医院中都有该权利。

消费者与卫生保健提供者之间的其他交流障碍，源于医疗保险政策的限制。某种程度上，消费者接受的医疗服务是基于他们拥有的医疗保险的覆盖率。举例来说，正如第 9 章所描述的，如果患者们参与管理式医疗计划，那他们只能在特定的医生网络中选择医生。

基于所有的这些限制，我们可以很清晰地看到，消费者既没有广泛的选择范围，也并不能像自由竞争性市场所需要的那样，自由地做出自己的决定。

供给与需求分离

当供应商品的人和购买商品的人之间没有串通时，竞争能够最有效地降低价格。消费者的需求是完全竞争性市场背后的驱动力量。当供应商制造出更多消费者需要和（或）需求的商品时,他们更可能将利益最大化。尽管这是一条非常重要的指导原则,但是在美国其他经济领域中,这层关系并不总是那么显著。举例来说,大多数消费者都非常依赖于汽车修理工去诊断和修理汽车的问题。这是消费者开启需求的过程,但他们通常并不能准确地知道哪项服务和(或)哪个汽车部件是需要的。更为普遍的是,告诉消费者他们的需求,而不是企业自己闭门生产,这是整个广告行业的前提。在普遍的美国经济中,供给与需求分离显然是一个有些模糊的原则。

然而,这在卫生保健领域更易造成问题,就像修理汽车一样,消费者仅仅是因为有症状去就医而开始需求过程,而后是医生来决定消费者接受什么服务是恰当的,是诊断还是基础治疗。不管患者认为磁共振对于某个特定症状是多么必要,最终也只有医生能够安排检查。医生创造需求,在一个营利的或者医生拥有的机构中,医生还同时是提供方。正如在第9章讨论的那样,这也是为什么医生拥有影像公司会产生争议的其中一个原因。

保险公司作为这种购买关系的代理人,将会在下面的讨论中更为详细地描述。一些消费者直接选择保险公司,但是其他一些消费者在选择保险公司时却受限于他们的雇主。

此项原则在更大的经济领域是存在一定争议的,但它肯定不支持竞争性自由市场能够降低消费者卫生保健商品和服务的价格。

购买的商品具有同质性

消费者所购买的商品和其他所有的商品是一样的,这是消费者能自由购买商品的保障之一。也就是说我们不需要去了解每一条牛仔裤,我们从商场的一摞牛仔裤中选出的每一条,都能保证和其他的裤子是具有相同的质量。各州基于柠檬法律的立法为消费者的大宗购买提供特殊的保护,比如汽车。具有同质性的商品,而不是那些自主设计的独特商品,能够降低商品的价格。手工制作的商品需要耗费更多的时间,所以其更高的价格是反映时间和技术的价值。

此项原则应用于健康领域是很有意思的。健康管理组织(Health Maintenance Organizations,HMOs)和其他健康管理组织有同一个控制成本的方式,就是纳入同质性商品的概念。举例来说,让医生按照治疗方案确定程序和时间,是一种通过减少医生操作中的变化来降低成本的办法。最早的案例是,HMOs要求医生在为疑似咽喉炎病人开抗生素之前,要先采集咽喉中的细菌。最初,医生由于这干涉其临床的自主性而抵制这个规定。现在人们已经普遍认为这不仅能节省成本,还有助于减少人们接触的抗生素数量。

此项原则广泛应用的最大问题在于,医疗本身并非是标准化的,而是个性化的产品。两个具有完全相同症状的人很有可能适合完全不同的治疗,这取决于一些与症状无关的因素,包括年龄和其他健康状况。尽管这样会增加成本,但每个患者还是希望接受个性化的治疗。

消费者拥有全面/完整的可应用和可理解的知识

此项原则是完全竞争性自由市场最重要的假设之一。消费者从众多的生产者/提供者手中购买他们能找到的最低价的商品,这种购买决定正是完全自由市场模型的基础。但是,这是建立在消费者有足够的知识能够在众多商品中进行选择的基础上。在普遍经济中,消费者通过许多不同的渠道了解产品和品牌。这些渠道包括询问朋友、看广告、咨询销售人员,还有寻找更多独立信息,比如网站和正式的消费者组织。

消费者在对健康相关产品或服务做出购买决定时,是否有全面/完整的知识和考虑一直是一个争议点。最早的争议主要有两点:第一点是关于情感。经济学家想象出一个理性购买决定过程,但是生病会减少这种理性思考的能力。当然并不是所有的健康相关的购买决定都处于紧急的健康状况,但至少许多症状都会让人分心。

第二点在于,完全了解健康状况及其治疗过程需要高技术含量的知识。几乎没有消费者能达到这个知识水平,也难以在任何情况下都理解这些知识。许多医学相关网站的增加大大缓解这个问题。现在人们能够很轻松地获得和理解医疗信息,但是其准确性取决于信息的来源。与过去相比,现在消费者更可能去获得知识以参与到作出医疗决定的过程。除此之外,还有更容易应用的医疗知识,现在有一些可获得的渠道会提供医生和医院的质量等级情况。

还有一个对于购买决定非常重要的部分,但是对于消费者来说是不能获得的,那就是服务的价格或者费用。竞争性模型需要进行价格比较,但消费者几乎不能获得相关价格比较的信息。就算是卫生保健生产者也不能为决定过程提供帮助,因为他们自己也不知道这些费用。具体原因将在最后一个指导原则中进行探讨。

当然,就算消费者有足够的医疗知识,也能充分获得价格信息,但大部分的医疗服务和许多健康相关商品还需要医生的同意才能使用,同时还需要保险公司对于支付的批准。几乎所有的经济学家都同意,由于商品和(或)服务的需求和它们费用方面的信息有限,导致自由市场有效分配卫生保健商品和服务的能力受到限制。

消费者要为他们购买/消费的商品/服务付款

完全竞争性自由市场的核心观点是消费者根据其对于几个产品的知识,通过花费自己的金钱,表示他们自己的价值观和选择。因为每个人都明白金钱的珍贵,金钱需要付出努力才能挣得,所以消费是一个非常重要的选择。对于美国来说,在购买过程中体现着整个的文化价值观。用父母的话来说,我们最看重用我们自己的钱买的东西。这个价值观最简单的表达就是在购买的时候支付现金。尽管信用卡使得购买与支付之间产生距离,但是信用卡也是需要个人资金支付的。

然而,在卫生保健领域,仅有极少的购买行为是由消费者进行支付的。事实上,在美国仅有三分之一的卫生保健支出来自于现金,也就是说只有这部分支出是由消费者支付的(Hancock,2013)。美国医疗服务绝大部分的支出都是由第三方进行支付的,这包括职工群体的私人医疗保险、个人的私人保险,以及包括医疗保健计划(Medicare)、医疗救助计划(Medicaid)和退伍军人管理局(Veterans Administration,VA)的公共保险。

医疗保险逐渐发展成为帮助人们支付他们难以负担的医疗费用,具体内容将在第 13 章进行解释。如果没有医疗保险,医疗服务将会大大减少。医疗保险在购买决定过程中作为一个代理人,极大地限制完全竞争性自由市场通过竞争控制价格的能力。消费者不能对服务进行最终的决定,而是由医生或者保险公司决定。根据第二项指导原则,生产者和消费者之间并不能自由地交流:保险公司极大地影响着哪些商品/服务能够被支付,同时还决定哪些商品/服务能够被提供。

此外,市场的价格并不受商品/服务的生产成本所控制,而是受保险公司支付比例所控制。这其中包括了私人医疗保险公司,也包括了公共来源的医疗保险——医疗保健和医疗救助计划。医生们知道某个特定的医疗保险组织对服务能够支付多少,但是他们不知道这项服务的生产成本是多少。就像将在第 13 章阐述的那样,由于不同的保险公司对于同一项目的支付数额是大不相同的,所以在价格和供给方面都违背了同质性原则。

当消费者不需要为他们所消耗的商品付钱时,经济学家就担心人们会过度使用该商品。最好的例子就是在吃自助餐或者在一个开放的酒吧时,人们会吃的过多。当消费者由于价格较低而利用更多服务时,经济学家称之为道德风险。经济学家从 1960 年代就开始争论医疗保险的道德风险(Arrow,1963;Pauly,1968)。一些经济学家认为,与人们直接支付相比,保险降低了太多的价格,以至于人们会利用更多的医疗服务。另外一些人则持怀疑态度,他们注意到寻求医疗服务的其他成本,包括咨询医生所需要的时间,还有疼痛和不适。关于道德风险的争论涉及很多文化和哲学方面的价值观。正如将在第 22 章具体阐述的,美国的卫生保健系统是唯一担心道德风险会增加利用率的系统。

现在,我们要总结一下关于自由市场能否分配卫生保健商品和服务的问题。通过评估上述六个指导原则可以看出,没有一个标准能够满足,哪怕是部分满足。这其中受到几个重要的因素影响,其中之一就是增加竞争确实不能降低价格。另一个是,健康产品和(或)服务确实与其他不同,因此不可能通过自由市场进行有效或公平的分配。如果卫生保健不能符合私人市场商品的标准,那么他是公共产品吗? 下一节将针对这一问题进行探讨。

卫生保健商品和服务是否属于公共产品?

就像定义私人商品的几条指导原则一样,经济学家也有几个标准用于定义公共产品。两条主要标准将在这里进行简要的讨论。第一个是非竞争性,意思是当一个人使用某商品时并不会对其他人使用该商品造成损害。最经典的公共产品的例子便是公共公园,许多人都能同时享受公园的乐趣。公共产品的第二项分类标准是非排他性。非排他性的意思是很难只将商品提供给支付它的人。公共产品的经典例子是国防,道路和高速公路也同样是很好的例子(Santerre and Neun,2004)。在两个例子中,都是公共税收基金用于支付这些服务的。

从表面上看,卫生保健商品和服务似乎都不符合这些标准,特别是关于商品的非竞争性条件。正如在本章开头提到的,因为卫生相关商品和服务是稀缺的,所以一个人对其的利用事实上可能会减少他人的使用。医疗服务也不是那么容易符合非排他性条件,因为从道德视角看卫生保健提供者提供服务应该是由于需求,而非由于金钱。正如本章开头讨论的那样,道德视角是医疗服务与其他商品不一样的主要原因之一。

公共卫生服务与公共产品的标准比较接近。其中包括三个水平的服务在图 6-3 中被定义为公共卫生:健康促进、健康保护和社区导向的预防活动。通过公共税收筹集资金赞助的活动,往往是有益于整体健康和全人群的健康,因此是具有非排他性的。

此番讨论的结论在于,卫生保健产品和服务并非是私人产品的范例。有几个重要的假设,包括通过增加竞争来降低价格,这是一个最受欢迎的政策建议,但是在卫生保健领域并不奏效。公共卫生活动家经常将卫生保健商品和服务描述为公共产品，但是如上文所述，卫生保健服务并不完全符合经济学对于公共产品的定义。与通过增加竞争的市场公平模式相比，哲学角度的社会公平模式才是分配卫生保健服务的最好方式。在我们更详细的讨论这两种分配模式之前，还需要描述一个更重要的经济学概念。

经济学中的弹性

就算是在完全竞争性自由市场，竞争降低价格的能力也会受到限制，其中一个限制就是消费者是否能够判断出商品或服务是他们确实需要或想要的。必需商品是不可能通过增加竞争来降低价格的，而有需求但不是必需的商品，其需求更可能被价格所影响。有几种商品很容易辨认是否为必需品，比如食品，但是某种程度上讲定义必需品要依赖个人的感觉。比如，对于那些使用烟草产品的人来说，烟草就变成必需品。对于大部分人来说，汽油是一个必需品。一个小的例子是在使用运动鞋方面，知名的运动员是和某些品牌的名字联系在一起的，这些运动鞋要比其他的没有品牌的昂贵很多。在意品牌的人们会比不在意的人们愿意付出更多的钱。经济学家认为，当价格上涨时，一些人会用便宜点的品牌代替他们喜欢的品牌，或者也可能改变他们喜爱的牌子。

当一个商品的需求不受价格的影响时，这个商品或服务被称为缺乏价格弹性，意思就是一个烟民会支付价格持续上涨的香烟，是因为他们将香烟当做必需的东西。如果价格的上涨会使商品或服务的需求减少，那么这个商品被称为具有价格弹性。这些商品的需求可能会减少是因为消费者决定他们可以不要这些商品，举例来说，消费者可以不去外面吃饭，或者消费者也许会改变他们的喜好，就像他们用不知名品牌的衣服代替他们喜欢的那些较贵的衣服。缺乏价格弹性的商品通常会更昂贵，因为消费者会为他们支付更多的钱。对于没有弹性的商品，降低价格可能不会影响人们对他的需求（Teitelbaum and Wilensky，2013）。

弹性的概念在健康相关商品和服务中有非常重要的应用。但这是一个特别又复杂的问题，就是要分辨出医学上必要治疗和患者需求治疗之间的差异。例如，一项挽救生命的外科手术显然是必需的，但是许多纯粹的美容手术却并非必需。这其中的差别是很重要的，因为医疗保险覆盖的是医学上必需的医疗，而不包含那些美容项目，除非是存在潜在的医疗问题。乳腺癌乳房切除后的重建手术就是一个例子，由于该手术是患者恢复的一个必要过程，所以大部分医疗保险都是覆盖此项目的。

医疗保险的发展将会在第 13 章做更透彻地描述，但是医疗保险所覆盖的项目以及弹性的概念则需要在此考虑。早期医疗保险政策的制定主要为帮助医院盈利，特别是当住院服务变得比较昂贵的时候（Shi and Singh，2014）。住院服务通常被视为医学上必需的服务，并且通常是所有健康服务中最为昂贵的。就像在第 13 章描述的那样，保险的产生就是为减少这种巨大的、意外的支出，所以早期保险政策并未覆盖那些不太昂贵的服务，比如在初级保健中提供对于急性病的保健。这就对于卫生保健系统中最昂贵的部分——住院产生了经济激励。

不幸的是，这就形成一个局面，较少的、昂贵的服务并不是医学上必需的。毫无疑问，门诊病人的急性病治疗（在第 9 章描述）虽然不像住院病人那样紧急，但仍是医学上需要的。

然而就像在第9章描述的那样,初级保健也包罗许多预防性的服务,如从常规的儿童体检和预防接种到许多慢性疾病的筛查。包括医疗和公共卫生在内的卫生保健人员都认为这些服务是必需的,但是许多患者不这么认为。人们在身体没有症状的时候,特别是当这些预防性的服务价格增长的时候,是不太可能为这些服务付钱来维持自己的健康的。最好的例子就是儿童时期的预防接种,它具有极强的价格弹性,也就是说尽管卫生人员极力倡导,但当人们需要自己为预防接种付钱的时候,其消耗量就会下降(Santerre and Neun,2004)。

到20世纪70年代,经济学家和其他卫生政策分析家发现,当时的卫生保健筹资体系已经产生反向激励,也就是说当人们生病时,卫生保健提供者和医院会挣更多的钱,但是帮人们保持健康的人却没有钱赚。1973年HMOs的法律(在第14章描述)是根据当时需要一个不一样的经济激励的观点而产生的:使用初级保健的人们,特别是使用预防性的保健服务的人需要被鼓励。可以预见的是,当人们增加对这些低价服务的利用时,就阻止未来更多、昂贵的住院服务。此项政策是最先理解卫生保健服务的非弹性概念的政策。昂贵和必需(缺乏价格弹性)的住院服务需求仍应该一直被医疗保险政策覆盖,但是初级保健特别是具有价格弹性的预防性保健也应该被覆盖。这就导致一系列不同的医疗保险政策:鼓励人们更多地利用低价的初级保健服务,并希望昂贵的住院服务的利用会减少。正如所料,一些经济学家担心道德风险,也就是担心人们利用卫生保健服务太过频繁。因此,最早期的HMOs为每次就诊都提供较低的补偿比例,在不干扰更多利用初级和预防性保健服务的经济激励的情况下,控制过度利用服务。

本章节证明,在美国的经济环境中,分配健康商品和服务比分配其他种类的商品和服务更为复杂。医疗保健服务既不完全符合私人商品原则,也不完全服务公共产品的原则。我们的文化价值观,强烈要求我们为那些经济上有困难的人提供卫生服务。我们的文化价值观,同样强调有竞争的经济体系的重要性。

经济学上弹性的概念表明,筹资方法在影响人们对于所有种类卫生保健商品和服务的利用方面的重要性。将卫生保健商品纳入自由市场的模型决定筹资体系,此体系就是市场公平,其假设已经在本章进行过描述。另一种筹资体系将健康商品视为准公共产品,被称为社会公平。该模型将会在本章最后一节中进行描述。

市场公平与社会公平

主要基于市场公平的筹资方法,全力尝试着纳入尽可能多的完全竞争性自由市场体系内容。这是一种刚刚提出的概念性模型。而另外一种模型被称作社会公平,这个概念首次广泛描述是在1970年代中期(Kristol,1978;Beauchamp and Childress,2001)。此概念是基于哲学概念产生的,一个好的社会是有责任感的社会(或者更纯粹的说是政府),能公正地分配社会中所有的商品,并在此基础上决定是谁需要这些商品。在此概念下卫生保健并不是被当做商品来购买,而是作为一种人类的权利。享受此项权利不应该以个人为单位去进行购买,相反地应该是集体性的保障。在社会公平模型下,如果一个人由于缺乏资金而不能获得医疗保健,就标志着不公平、不合理和不符合道德标准。在社会公平模型下,人们获得医疗保健只与他的医疗需求有关。Shi and Singh(2014)将这两种模型应用于卫生保健体系。本章节将其进一步扩展到政策上的考虑,同时也涉及公共卫生领域。

表 11-1 比较两种分配模型的典型特征。市场公平制度是基于政治保守的价值体系,认为个人对自己应负有主要责任,个人不仅应对个人生活方式负责,还应该负责购买必需的卫生保健商品和服务。在这种分配制度中,政府的作用是被严重限制的。社会公平则是基于一个政治上更自由的立场,就像第 2 章讨论的那样,认为健康并不完全是个人的责任,而更多的是基于社会决定因素的。完整良好的健康状况和满足卫生保健商品和服务的需求是集体的责任,政府的作用不光在于保护,还在于确保必需的卫生保健商品和服务。

表 11-1　市场公平和社会公平分配模式的特点

特点	市场公平模型	社会公平模型
卫生保健商品/服务的本质	商品的生产和销售基于需求	服务的分配基于作为人类基本权利的医疗需要
健康状况	主要决定于健康的个人决定因素	主要决定于健康的社会决定因素
政府的作用	保障基本的公共安全和消费者安全	保障公共安全和消费安全,并提供公平的机会
筹资	主要基于个人购买,直接购买或通过医疗保险	全部通过社会税收进行融资
担忧/担心	否认需要照顾的人不需要为其健康状况负责	为所有人提供卫生保健服务是很昂贵的
政治立场	保守的	开放的

来源：Adapted from Shi, L. and Singh, D. *Delivering Health Care in America: A Systems Approach*, 6th edition, Jones and Bartlett, Burlington, MA, 2014.

表 11-1 表达的是所谓最纯粹的或者说最极端的两种不同分配模型的特点。当前美国卫生保健体系的分配系统所采用的是这两种分配模型的结合。一些商品/服务的分配是根据经济能力而不是医疗需要,这传达出医疗保险覆盖率和卫生保健商品和服务的利用之间的密切关系。举例来说,职工医疗保险的覆盖率在 2007—2009 年经济衰退期间显著下降,同时所有医疗服务的利用率也在下降(Holohan,2011)。

然而,就算是在纯粹的市场公平模型之下,政府的作用也是巨大的,从广泛的执业资格认证开始,政府的作用能够影响系统的各个方面。除保护公共安全的作用,还有一些项目是用于对经济困难的特殊群体提供帮助的,而这是社会公平体系的特点。Medicare 和 Medicaid 的分配方式,尽管定义为针对全人群,但都仅代表了公共利益某些方面。正如在第 13 章和第 18 章描述的那样,Medicare 也纳入大量的私人市场体系。最后,即使是最保守的分析人士也承认,糟糕的健康状况会增加社会成本,这主要是因为,不管人们能否付得起钱,卫生人员都会为每个有紧急医疗需要的人提供服务。就像在第 15 章说的,这种成本会传递给每一个人。

如表 11-1 所示,对于这两种分配模式有很多关注。举例来说,市场公平模型的主要缺点在于,由于健康商品和服务不能满足竞争市场的需求,所以那些需要必须卫生保健的人可能难以获得服务。如前所述,对于那些无辜的人群这点特别具有挑战性。如第 22 章描述的,基于医疗需要的医疗保健系统的最大担忧在于花费过多,尽管国家在组建医疗系统时是为成本更低、产出更优。同时还有对于低质量的完全公共的医疗保健体系的担忧,虽然这在第 22 章所描述的国家中也并非完全正确的。

正如所料,关于如何最好地分配医疗服务的两个概念导致卫生保健领域一系列非常不同的政策建议,包括明确政府在医疗保健系统中最适当的作用。卫生保健的政策建议非常频繁地锚定表 11-1 中所表达的哲学和政治的价值观,虽然他们很少这样表明。下一章将阐明哲学和政治价值观以及各种政策和监管行为之间的联系。

致谢

本课题归功于美国麻州大学健康服务部前主任和公共卫生教授,Dr. Bob Gage。多年来 Dr. Thomas Duston 对提高我对卫生经济领域的整体认识作出重要贡献,本章中他也提出了重要的具体意见。Annie Beach 还有 Elyssa Williams 对本章的内容和可读性提供非常有用的反馈意见。Elyssa 的笔记中所列出的内容提纲对修订过程具有重大的帮助。

第12章

从经济学到卫生政策与监管

　　本章的内容建立在市场公平与社会公平两个分配模型的基础上,对卫生政策和法规进行研究。卫生政策和法规总是伴随争议,这些争议往往难以解释。本章的假设是,所有的政策都是政治性的,并且在理解政策或法规的意图时要首先考虑其与分配模型的关系。

　　在卫生保健领域,任何关于政策和法规的讨论都会提到政府的作用。这是一个复杂的话题,因为各级政府错综复杂的深入到卫生保健系统的每个方面,包括筹资和提供服务。如果政府不再参与某一个卫生保健项目,那么该项目和美国卫生保健系统的本质都将会发生巨变。如在之前章节中多次提到的,许多法规都关注公共和消费者的安全。尽管都是基于社会公平框架,但这些关注安全的法规比那些解决不公平的政策争议要少。

　　本章证明了二分法并非必要,尽管两党的政治气氛可能会需要。现在有很多政策既结合市场公平模型的优点,也结合社会公平模型的优点。在提出一些卫生政策的例子之前,本章首先将简单介绍卫生政策的本质,包括确定和实施政策、建议的过程。现在就进入到各级政府是如何参与卫生保健行业监管的这一主题。这是个非常复杂的问题,因此下面只进行一个简短的描述。本章的结论是一些实际的建设性政策举措,以及他们与两种分配资源的模式,即市场公平与社会公平之间的关系。

卫生政策的定义

　　政策是(无论在公共部门还是私人部门)指导人类行为去达成一定目标或结果的任何权威性决策(Hanley,1998)。本书的重点是卫生政策,但一般来说很难将广泛的社会政策和典型的卫生政策分离开来。其中一个例子就是政府的公共福利计划,这是 1935 年颁布实施的一项社会政策,将卫生保健服务的供给和筹资紧密联系在一起(Shi and Singh,2014)。

　　政策是针对人群的。例如,初级保健提供者可能会强烈建议患者戒烟,但是这并不是一项政策,除非医生要求每一个患者都戒烟。禁烟政策是针对人群的一项正式行为,例如公共场所禁烟。大部分人认为政策几乎都是与政府相关。确实如此,各级政府的主要作用就是制定政策,虽然,私人和(或)专业组织也可以参与到政策制定中。第 7 章到第 9 章中有很多关于专业组织在认证过程中发挥作用的例子。政策是由权威组织指定的,这意味着这个组织不仅要有能力去制定政策,还要能将其贯彻落实。规章制度是政策落实的主要方式。

　　并不是所有的政策都是基于法规制定的,在这个意义上政策对人们的影响不是通过限定或限制人们的行为。分配政策有两种不同的类型。第一种是分配型的(Longest,2010)。

这类政策包括国家卫生研究院的基金研究和示范工作。许多生物医学技术都是由私人的、以营利为目的的公司生产和销售的,但是大部分使技术进步的研究却是由公共税收基金支持的。分配型政策还包括建立新的项目,如 1973 年的 HMOs 法案,这在前面提到过(Shi and Singh,2014)。

第二类分配政策被称为再分配。这类政策是针对缺乏服务的特定目标群体,通过对另一群体的税收来支付服务费用。所有的福利计划,包括 Medicaid,都属于这一类再分配政策。再分配政策来源于社会公平模型的分配方式,并对自由市场导致的卫生保健商品和服务不公平分配进行修正。

当然许多卫生政策是具有法律效应的,这类政策被称为规范性政策。这类政策影响美国卫生保健系统的各个方面和所有的消费者。其中一些规范性政策是州级政府颁布的;例如,每个州的法规都会明确规定医疗保险公司应该覆盖的福利/程序。第 6 章提到的关于饭店的规定也是州级别的政策。当然还有很多出自联邦级别的法规,其中的一些政策州政府可进行修订。所有接受公共资金的医疗机构,如 Medicare 或 Medicaid,都必须符合联邦标准,州可以提高这些标准,但不能降低。所有的职业安全标准都是联邦级别的,州只能提高不能降低。这些规范性的政策造成了最多的抱怨。这些限制规定的产生是因为自由市场不能够充分保护公共安全。

卫生政策的制定者和执行者

很多卫生政策是由政府制定的,包括联邦政府和州政府。在这种情况下,卫生政策可能来源于立法机关或者是行政部门,而后者是州长或是美国总统。行政部门通常是设置政策框架,并与立法团队一起制定具体政策。许多卫生政策都是法律形式的,所以行政部门和国会必须一致通过这些法律,且其也要符合之前的政策框架。

在更广泛的层面上,卫生政策受到各方利益相关者的较强影响。其中一些是与专业协会相关的游说团体,如美国医院协会。另一些则是与公司利益相关的游说团体,比如美国药学协会。普通公众是一个很大又复杂的群体,公众的影响力存在于两个方面:首先是通过政府,政府中的政客代表的是他们支持者的利益。虽然这更可能是理论上的,但是民众经常被立法和行政机关作为支持或反对各种立法的理由。通过有组织的游说团体来传达消费者的声音,可能更为有效。现在有许多这样的组织,比如美国退休人员协会,他们代表了一个大的群体,也有的组织是代表较小的目标人群,比如反酒驾母亲协会。

并不是所有的利益相关者都关注同一件事,一个利益集团的主要利益通常是与其他集团相冲突的。图 12-1 列出了主要的利益集团,并指出他们最关注问题。在图 12-1 中,也并不是每个利益集团的目标都有不同,但是他们通常对于如何分配卫生保健商品和服务具有非常不同的哲学观点和(或)政治学观点。一些集团的观点与市场公平观点非常接近,而另外一些则与社会公平观点相近。这些观点的结果使卫生领域进行非常缓慢的改变,这将会在第 17 章中进行描述。

一个哪怕是简短的政策制定过程的描述,如果不包括一个更简短的关于预算及与决策的关系的说明,那也是不完整的。因为每一条卫生政策都有配套的预算分配,所以在政策制定过程中,不管是州级别还是联邦级别的预算确定都是错综复杂的。由于预算的限制,政策的立法表达发生急剧改变非常常见。在联邦一级,管理和预算办公室(Office of Management and Budget,OMB)在卫生政策执行的过程中扮演着最重要的角色。OMB 会分析不同政策方案的成本,并将其与总统的整体框架进行比较。OMB 还会对实施政策监管需要的基础设施成本进行预测,也包含政策本身的估算成本。

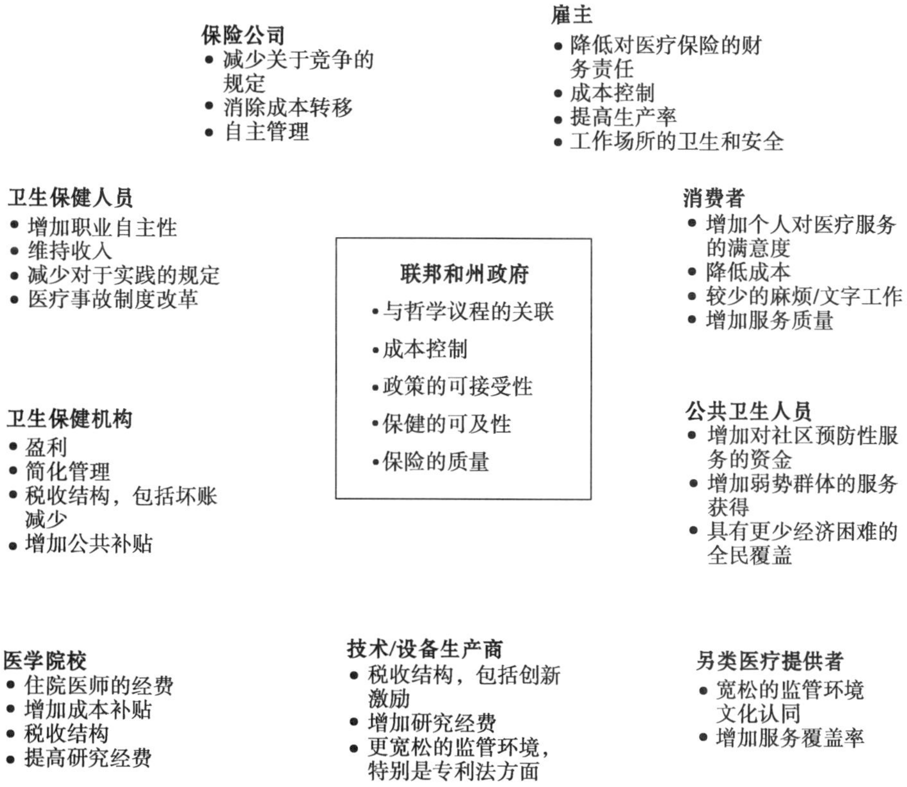

保险公司
- 减少关于竞争的规定
- 消除成本转移
- 自主管理

雇主
- 降低对医疗保险的财务责任
- 成本控制
- 提高生产率
- 工作场所的卫生和安全

卫生保健人员
- 增加职业自主性
- 维持收入
- 减少对于实践的规定
- 医疗事故制度改革

消费者
- 增加个人对医疗服务的满意度
- 降低成本
- 较少的麻烦/文字工作
- 增加服务质量

联邦和州政府
- 与哲学议程的关联
- 成本控制
- 政策的可接受性
- 保健的可及性
- 保险的质量

卫生保健机构
- 盈利
- 简化管理
- 税收结构,包括坏账减少
- 增加公共补贴

公共卫生人员
- 增加对社区预防性服务的资金
- 增加弱势群体的服务获得
- 具有更少经济困难的全民覆盖

医学院校
- 住院医师的经费
- 增加成本补贴
- 税收结构
- 提高研究经费

技术/设备生产商
- 税收结构,包括创新激励
- 增加研究经费
- 更宽松的监管环境,特别是专利法方面

另类医疗提供者
- 宽松的监管环境文化认同
- 增加服务覆盖率

图 12-1 卫生政策的主要利益相关者以及主要关注领域

一旦被国会通过并获总统(如果在州一级,则是州长)签署成为法律,这项法律通常需要一段时间来规范。而后这项法律就到了一个由行政部门任命的委员会,该委员会由所有的利益相关团体组成。其职责就是将这项法律变为可执行的具体方针准则(Teitelbaum and Wilensky,2013)。这一过程的案例是 2013 年的平价医疗法案(ACA)。该法案中的一个条文是:"所有的医疗保险政策都必须完全覆盖标准的预防服务包,而不是减免和个人支付,这是为了解决人们经济上的困难。"该法案的目的在于增加人们对预防性医疗服务的利用,在此使用了第 11 章描述过的弹性的概念。委员会将 15 个独立的服务确定为预防性服务,因此这些服务免费提供给消费者。其中有些服务是可预见的,如预防接种(Starr,2011)。在 15 个必需的预防性服务中最令人意想不到的是为女性提供避孕药的服务,一些消费者团体和公共卫生组织大力支持这项提议(APA,2014)。一些非常保守的政治和宗教团体却对这项决定提出反对意见。反对派参与到广泛的媒体报道,还有一些诉讼案件,包括最高法院的案件。最终奥巴马在这场争议中获胜,当然在此过程中也做出了许多妥协,比如对宗教团体进行了豁免——他们不需要直接支付避孕费用(Tcitelbaum and Wilensky,2013;PPA,2014)。

一旦卫生法案所有的实施细节确定下来,就由所谓最好的政府官员来执行。举例来说,在联邦一级有三个卫生机构,每个机构都对实施卫生政策有着重要的责任。这三个机构分别是卫生和人类服务部(Department of Health and Human Services,DHHS),国防部(Department of Defense,DoD)以及退伍军人事务部(Veterans Affairs,VA)(Teitelbaum and Wilensky,2013)。DoD 和 VA 都是负责医疗保险项目的实施和退伍军人保险的,同时也研究健康相关的问题。DHHS 拥有数以千计的项目,包括直接提供服务的项目、基础研究项目,还有一些创新卫生保健服务提供方法的示范项目。DHHS 有 12 个独立的机构,每一个都是保证美国公众安全的重要监管机构,比如食品和药品管理局、环境保护局、职业安全与卫生管理局(Teitelbaum and Wilensky,2013)。每个美国人每天的生活都会受到这 12 个联邦机构中至少两个机构的影响。

分析和评价卫生政策的效果

确定某些特定卫生政策的有效性,是一个非常复杂且困难重重的过程。由于通过立法要经过政治过程,大多数卫生法律的范围都是狭窄的。每一条法律都是行政部门和国会之间妥协的结果,此外还有许多国会和预算委员会分析与修改的细节,就如同上一节描述的那样。总的来说,政策的细节越严格越容易通过政治博弈过程。通常情况下,一个狭窄的政策是为了配套其他政策,之前通过的政策通常希望达成更大的目标,比如降低服务成本、提高服务获得或改善健康状况。

政策正试图改善的健康状况,往往与更重要的社会条件相关,这些社会条件代表美国生活特征,如收入不平等。这种社会问题的改变是很缓慢的。由于卫生政策是政治性的,所以政策常常因政党在国会和行政部门权利水平的改变而发生变化。这就造成政策常没有充分的时间得见成效。

尽管困难重重仍有一些组织不仅致力于分析和评价特定卫生政策的影响,还致力于卫生领域的研究。比如在 DHHS 的 12 个机构中,就是卫生保健研究与质量局从事此项工作。该机构的职责就是监督和保障提供给美国人民的卫生保健的质量,不论是什么资金来源。该机构资助循证研究项目,以确保最高质量和最有效的医疗服务。他们还资助许多强调成本控制的服务提供模型研究(Teitelbaum and Wilensky,2013)。

其他两个组织大力参与了评价卫生政策有效性的工作。一个是已经介绍过的 OMB。另一个是国会预算办公室(Congressional Budget Office,CBO)。CBO 是一个独立、无党派的办公室,该办公室分析国会和总统在经济和预算方面的问题,并提出建议(CBO,2011)。其最新的一些评估涉及 ACA 对整体预算和联邦赤字的影响。2013 年 CBO 提出了 16 个不同的健康相关的建议,用以减少赤字,并逐一进行了分析(CBO,2013)。

政策举例及其与分配模型的关系

我们在第 11 章讨论过,从描述政策如何解决问题开始,两种分配模型之间的差异是非常显著的。表 12-1 列出了两种模型在描述与解决医疗服务成本的基本问题方面存在的差异。在表格的第二部分列出了针对一些具体问题的不同政策建议,包括处方药的价格、疾病管理、医疗事故和吸烟的政策解决方案。表 12-1 所列出的每个例子都是由两个主要政党之一提出的。共和党是两个国家政党中更为保守的右翼政党,通常被称为茶党,是最强烈主张市场公平观点的团体。自由党也是青睐于市场公平模型的强大信徒,被认为是政治上的保守派。保守派认为,消费者应该与其购买的商品紧密联系在一起,包括卫生保健商品和服务。他们认为我们应该准确购买我们用的商品,选择我们所需要的产品,我们个人要为自己的健康负责,而增加竞争是实现上述理想和降低成本的最好方式。此外,他们认为政府的法规是限制市场分配商品能力的主要力量。这些哲学观点转化为表 12-1 列出的一些政策立场。

表 12-1　政策理念与分配模型

医疗服务成本	市场公平模型	社会公平模型
主要问题	医疗服务成本过高,不在可接受范围内。	太多人未参保,导致可及性差。这不仅会导致许多人缺乏卫生服务,还会导致将成本转嫁给未参保的人群。
解决问题的主要政治理念	• 增加医疗保险公司之间的竞争。 • 增加个人的责任。 • 鼓励各州最大限度的灵活发展自己的计划。 • 最小化联邦政府的职责。 • 鼓励建立营利性个体诊所和门诊诊所,以增加可及性并提供竞争。 • 通过改革税法以激励企业和个人;尽可能采取税收抵免政策。 • 通过技术节约成本,特别是电子病历。	• 为所有人提供保险,以便将成本扩散到更大的群体,并且提高每个人服务的获得。 • 调查健康状况差的社会和环境因素。 • 最大化联邦政府的职责,各州向民众提供相同的福利。鼓励各州在标准福利框架内发展自己的计划。 • 通过技术节约成本,特别是电子病历。 • 通过改革税收结构以重新分配资源,为直接服务项目提供更多资金。通过税法鼓励更多的直接提供服务的非营利组织。
其他具体问题案例	市场公平模型	社会公平模型
处方药成本过高	• 通过允许个人购买特定国家的再进口药品来增加竞争。 • 鼓励加快引进仿制药。 • 加快 FDA 对于新药的审核程序。	• 在通过检查程序确保质量后,通过药品再进口来增加竞争。 • 鼓励加快引进仿制药。 • 支持政府购买大量药品后低价出售给消费者。
疾病管理	• 建立责任关怀组织为慢性病患者提供划算的服务。 • 使用包括非医生在内的多学科卫生保健人员。	• 建立责任关怀组织为慢性病患者提供划算的服务。 • 使用包括非医生在内的多学科卫生保健人员。

续表

其他具体问题案例	市场公平模型	社会公平模型
医疗事故	• 改革侵权法以控制针对医生的诉讼数量,并限制结算金额。 • 建立医院系统以避免错误,并将付款连接到系统中。	• 在研究确定医生出现错误原因的基础上,推广新模式。 • 建立医院系统以避免错误。
吸烟	• 与企业合作,增加公共场所禁烟的可及性。 • 强制限定购买香烟的年龄。 • 香烟上设置警告标志。 • 在 Medicare 和 Medicaid 中对吸烟者收取费用。	• 禁止香烟出售。取消烟草种植者的国家税收补贴。 • 香烟上设置警告标志。 • 禁止公共场所吸烟。 • 将烟草税用于教育计划。 • 增加教育项目。

最自由主义的哲学观点对社会公平的分配模型深信不疑。此模型认为自由市场导致分配不公平,修正不公平是政府最重要的职责之一。这种观点的最大拥护者赞同医疗保健系统的税收融资,并且反对在卫生领域中存在营利组织。民主党是比共和党更为自由的政党,但是只有民主党中的左翼人士会支持最极端的社会公平说法。表 12-1 列出民主党的一些政治观点,还有其他支持基于这种分配模型的卫生政策的人。

那这是否意味着我们只有这两种选择,坚信市场公平或者社会公平以分配资源?基于极端市场公平模型的政策会改变卫生保健系统的本质,然而源自极端社会公平模型的政策会挑战我们基本的文化和经济认知。从建议到制定卫生政策的许多例子说明,任何一个极端的政策都很难实施。两党制定的政策大多都是在居于两个模型中间的,选择纳入哪个模型的内容取决于具体问题。

图 12-2 列出一些政策建议和实施策略的具体例子,这些例子是关于一个最宽泛、最复杂政策问题:如何为医疗保健服务筹资。这里并没有列出所有可能的政策,政策建议数量过多,无法全部列出。此图目的是为说明,同时考虑两种分配模型比二选一的选择更好。通过理解医疗保健筹资的一系列政策建议,能更轻松地评估这些政策。表中所列的每个政策都确实被两个政党正式提出过的,但并不是所有都得以实施。举例来说,关于消除所有对于医疗保险公司的法规(#1),这一极端保守的观点,因此很少被提出。在共和党 2008 和 2012 年总统竞选纲领中,提出关于减少对消费者自由购买管制的卫生政策(#2),这不是极端的观点因此被提及。每个州对州内运营的保险公司进行监管,监管包括审批通过、规定保险覆盖服务类型等。在对服务覆盖率和保障水平要求更高的州,保险公司就要收取更高的保险费。基于现行政策,消费者仅限于在自己居住的州购买医疗保险。通过这种方式限制消费者是一种对消费者的保护监管,这是因为让消费者在广泛视野、不同保障级别的政策中进行选择是非常有挑战性的。共和党关于放宽这种限制的政策纲领,是基于消费者能够获得足够的知识进行选择的基础上的。在市场公平理念下,如果消费者希望少付一些钱,他们应该能够自由的选择少买一些医疗保险。

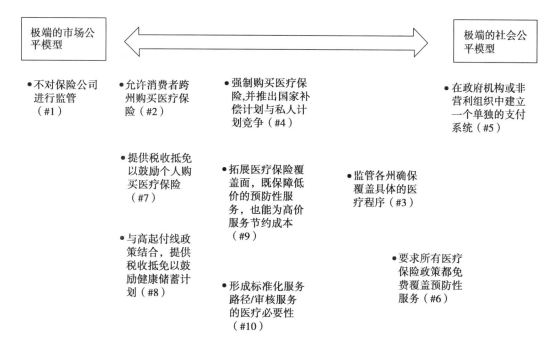

图 12-2 关于医疗服务筹资的具体政策建议

这一观点的批判者指出,消费者的不当选择会给自己及他人带来负面影响。如果消费者购买的是一份补助有限的医疗保险,那么他的医疗成本将会转嫁给他人。导致购买保险者的保险费增加,或税负增加。经济学家将这一问题称为:搭便车,即无需付钱就能享受福利(Hanley,1998;Feldstein,2005)。

此问题有多种解决方法,其中之一是要求各州提供相似的福利(#3)。另一个解决方案是要求或强制每个人都在标准框架内购买医疗保险(#4)。这是 ACA 的核心政策之一,也是一个备受争议的政策。如图 12-2 所示,这些政策建议确实接近价值观核心,即受到两党的支持。具有讽刺意味的是,最初强烈反对强制性医疗保险,是保守派的观点。搭便车削弱了市场公平模型分配的能力。保守派的经济学家常常与搭便车现象斗争,研究如何用最少的政府监管精力与成本来控制这一问题,同时他们反对政府监管。保守派的智囊团遗产委员会首先提出强烈建议,要求每个人购买医疗保险,并将其作为衡量个人责任感的方式之一(Starr,2011)。这是马萨德塞州州长 Romney 颁布实施的医疗改革的核心内容,但后来 Romney 作为总统候选人时又反对 ACA 这一政策。反对强制个人购买保险的观点不仅源于保守派,也来自于坚持社会公平观点的自由主义者。他们的理由是,强制要求个人购买对于他们来说过于昂贵的保险商品是不公平的。这种批评的声音促使购买医疗保险补贴的产生。

虽然在第 17 章中会更为透彻地讨论 ACA,但是这里还是会提到与本章有关的两个方面。首先,补贴的观点是来源于社会公平的收入再分配思想。本章为更好地讨论,将其作为再分配政策的一个例子。与本章讨论有关的 ACA 的第二个方面,就是其创造了一个政府补贴的卫生保健计划和私人医疗保险计划二者竞争的市场。这项政策建议(#

4) 处于两个价值观中间，但更倾向于市场公平观点。这个市场虽与市场公平思想所表达出的观点一致，但却为难以负担必要商品的人提供补贴，而后者来源于社会公平分配模型。这受到了许多保守党人的反对，同时也受到了那些支持社会公平分配模型人们的反对。

包括 ACA 在内的强烈自由主义政策要求医疗保险要免费覆盖预防性服务(#6)，就如之前讨论的那样。这是一项合理的成本节约政策，因为大家都广泛认同预防性服务的增加，会减少未来更昂贵、缺乏价格弹性的医疗服务的消耗。

图 12-2 中显示其他关于保守主义和自由主义的政策建议。保守主义政策倾向于分配政策，特别是那些分布性政策。保守主义最不喜欢关于收入再分配的政策，但是支持通过特定方式建立经济激励去鼓励人们行为的政策。比如，大部分保守党人支持购买医疗保险政策，因为这是一种对个人医疗服务消费负责的表现。他们支持通过经济激励鼓励这种行为，比如税收抵免(#7)。通过税收抵免来鼓励健康储蓄计划是保守主义的一个常见的政策建议，就像第 13 章中所描述的，这项政策还与高起付线、低保费政策结合(#8)。这项政策建议基于第 11 章中提到的多个经济原则，特别是基于消费者应该为自己接受的服务买单这个观点。

民主党人更倾向于支持再分配政策，包括通过税收结构融资项目，比如老年医疗保险制度，具体将会在第 18 章中进行描述。许多民主党人支持的政策建议也具有规范性，更准确地说是基于法规。对此有很多例子，许多政策共和党人也是支持的。很多政策的目标是在这些规范下增强成本控制，其中一些基于法规的政策在表 12-1 中显示。图 12-2 给出了两个政策案例，案例是关于对医疗服务筹资的成本控制的机制，这些案例都是医疗保险的 HMO 模式所采用的，并将在第 14 章具体解释。医疗保险 HMO 模式的核心观点是医疗保险应该覆盖便宜的预防性服务(#9)。开发标准化治疗协议(#10)也被 HMO 模式广泛采用，这个观点直接来源于第 11 章中所提到的经济学原则。这些成本控制方法都受到两党共同支持的。

卫生保健商品和服务筹资的政策涵盖了哲学和政治学的观点，从最极端支持社会公平模型到最极端支持市场公平模型都有包括。但是在图 12-2 中可以看到，最有可能被贯彻执行的政策是在两种价值观中间的观点，也就是说既包括竞争性自由市场的观点，也包括要为支付不起费用的人提供服务的观点。后面这个保护性的观点，是社会公平模型用于分配资源的核心观点。

卫生保健商品和服务有一个非常重要的部分，这使得这种商品变得独一无二。这曾在第 11 章中提到过，但还要在此重复。一个人如果买不起其他任何一样商品，就算是像食物或者房子那么重要的东西，哪怕他很饥饿，也不会有食物提供给他，哪怕他无家可归，也不会有避难所提供给他。虽然很多社会组织致力于提供这些基本需求，但是这也取决于个人联系到这些组织的能力。然而，如果一个没有医疗保险的人需要急救，他是能够获得这项服务的。这项费用是由其他人通过其他途径承担(具体内容将在第 15 章描述)。正如其他许多国家承认的那样，增加医疗保险对全人群覆盖不仅仅是一个社会公平的问题，也是一个经济公平的问题(第 22 章)。

总结

本章的基本假设是所有卫生政策都来源于政治和哲学的价值观点。在进行评价和分析任何一个卫生政策之前,都要先搞懂该政策所蕴含的政治和哲学价值观。本章和前一章都使用了两个不同的分配资源模型的观点,并用以突出不同政策建议之间的区别。市场公平分配模型与美国经济的资本基础紧密相关,并且基于一系列能使该模型良好运行的指导原则。社会公平模型是基于卫生保健商品和服务与其他商品截然不同的观点,所以没有比满足医疗需求更好的分配方式。更进一步认识到,医疗服务与其他任何商品都不同,因为人们普遍会想要得到需要的医疗服务,即便是支付不起。

在市场公平和社会公平信念中的政治和(或)哲学观点之间的冲突在卫生保健系统的各个方面随处可见。举例来说,关于融资方面的内容将会在下一章讨论,在市场公平观点构建的系统中,每个人都要负责为自己从私人的、营利性的公司购买(或不购买)医疗保险。社会公平模型中医疗保险是通过全体人民的税收进行筹资,并根据实际用途进行分配,就像将在22 章中提到的像大多数欧洲国家那样。

这一章证明了大多数的卫生政策在考虑进行卫生筹资时都包含了这两类观点。花更多的钱就能买到更多、更好的卫生保健服务,这样的政策并不是大多数美国人能够接受的。正因为如此,才有了许多社会公平的原则进入到医疗服务筹资政策中。一些政策制定的具体项目直接针对于脆弱的人群,包括穷人和老年人。其他政策则是旨在保护所有的消费者,比如进行医疗活动需要拥有执照。

这两种哲学观点在美国产生了一种卫生保健商品和服务的混合分配模式。这种混合的模式带来了混合的结果,这主要是因为缺乏核心规划和(或)成本控制。正如将在第 22 章中展示的,这种混合分配模式并非是不寻常的,但是美国比其他国家运用了更多的市场公平模型进行卫生保健商品和服务的分配。还有一些经济学家承认的资源分配模型并不是完全竞争性的,所以他们被纳入了市场公平模型中。如果只有一个卖家控制了整个市场,市场就会出现垄断(Feldstein,2005)。市场还有可能具有垄断性竞争。这种模式下,市场中只有几个卖家,尽管他们是受到监管的,在进入市场时有执照和认证作为壁垒。消费者能够获得信息和一些选择,但是与完全竞争性市场相比,消费者还是会受到更多的限制(Teitelbaum and Wilensky,2013)。

这已经非常接近卫生保健市场的情况,尽管垄断似乎是违背了竞争的理念。然而,一些运用中央调控影响卫生保健的国家还是允许竞争的存在,就像第 22 章描述的那样。

美国卫生保健商品和服务的筹资是在这种混合分配模型之下,并且接受广泛且分散的监管。接下来的第 13-15 章会对此进行详细说明,第 13 章将描述医疗保险的本质,第 14 章将描述医疗保险的两种基本模式,第 15 章将会描述如何为卫生保健提供者付钱。

致谢

本章通过以下学生的评述与建议得到了明显改善：Emily Assarian，Ryan Barry，Bianca Doone，和 Nicolas Dundas。Dr. Thomas Duston 提出了许多关于经济学和卫生政策的建议；并提出了关于图和表格的具体建议。Emily 构建了图 12-1 和图 12-2 的初稿，Jessi Duston 对其进行了修改。Jonathan Rosenblatt 修订了本章的最终版本。

第 13 章

医疗保险

　　有人认为卫生保健筹资的话题是无聊的,另一些人认为是希望渺茫的复杂问题,对每个人来说这个话题都是无法令人满意且复杂的。所有这些形容都是对的,但还是有必要探究清楚,因为筹资是获得医疗保健服务最重要的决定因素。卫生保健商品和服务的需求都受到筹资方法的影响。筹资方法影响卫生保健系统中资金的数量,也影响着许多控制卫生支出的政策。

　　美国医疗保健筹资系统被两种资源分配模型之间的哲学观点所影响,这两种模型在之前两章中已经讨论过。因此,美国的卫生保健系统同时存在着公共筹资和私人筹资,每种筹资都有不同的政府规定。这就形成了一种复杂、分散、不透明的筹资方式。一个特别的问题在于服务费用缺乏透明度。整个医疗保险系统是根据不同保险付款人对服务进行报销而运行的,而不是基于实际成本来运行的。

　　本章的目的是提高读者对医疗保险及其在医疗保健筹资中主要作用的基本认识。本章将从讨论医疗保险及其在美国的发展起源开始说起。准确地说,就是阐述保险公司如何与消费者共担成本,以及美国提供的不同类型的医疗保险。如第 17 章将会提到的,美国一直面临着令人难以接受的未参保比例,因此带动了许多卫生保健方面的改革动作。本章将会描述未参保情况,并探讨这类人群对整个卫生保健系统的影响。医疗保险和健康状况之间的关系也会在本章结尾进行总结。

医疗保险的定义及起源

　　医疗保险是指消费者拥有的、对意外和昂贵的医疗保健服务具有一定经济保护作用的机制。医疗保险条款是消费者保护自己远离危险和意外的方法。这种保护来自于人群的资源池,资源池能使成本扩散到整个人群。因为医疗成本并不是均匀地分布在整个人群中,所以保险是必要的。在美国,大约 20% 的人使用超过 80% 的卫生保健开支(Kovner and Knickman,2011)。购买医疗保险不同于购买一个具体的商品或服务。部分人购买保险是一种安慰,也就是说如果我们成为需要昂贵医疗保健服务的人,我们是受到保护的。在未来的某个时间点,当我们需要服务时,购买保险就是我们获得服务的途径。

　　遍及整个人群的成本共享观点对于所有形式的保险来说都是很普遍的,但是对于医疗保险来说,有个特征是独一无二的,在上文已经提及。如果一个人意外失去他们的房子或车子,那他们要对全部损失负有独立的经济责任:没人会帮助支付任何房子或车子的钱。但是,在医疗保健领域,医院会救治躺在急救室的每一个患者,就算他们难以支付费用。这种搭便车问题已经在第 11 章指出。但是在大多数情况下,没有这样免费的东西。医院有一些方法能够挽回这种无偿服务带来的成本,这已经在第 8 章提到过。方法之一是成本转嫁。成本转嫁发生在患者参与公共保险项目或未参加任何医疗保险时,医院会将一部分服务费用转嫁给私人医疗保险公司。这种情况最终会导致参保者的保费增加。正是这种自由搭便车问题使得奥巴马政府命令每个人都必须购买一定水平的医疗保险,具体将会在第 17 章讨论。

群体保险(group insurance)这个名词会贯穿本章。大部分人都是通过某种群体来获得医疗保险。对于职工来说,就是职工群体。在美国有很多保险项目都是群体保险,包括医疗保健计划(Medicare)、医疗救助计划(Medicaid)和退伍军人管理局(Veterans Administration ,VA)。具体的内容将在本书第四部分进一步说明。

消费者所需支付的保险费用

消费者购买保险是为减少他们对于重大、意外医疗支出的风险。医疗保险公司也试图通过确定合适的保单价格,以降低自身的财务风险,而合适的保单价格能够覆盖整个保险群体的医疗支出。这个过程被称为医疗核保。任何个人遭遇重大健康问题的风险都是难以预测的,但是一个大人群的风险,可以通过人口健康近似,进而估计出健康状况指标,就如第 3 章描述的那样。保险的功能是将医疗支出的财政责任从个人转移到整个群体,因此个人不必支付全部的服务费用。当然,有些人支付的费用会比他们的收益多,然而其他人的付出会小于其收益。医疗核保的一个重要部分不光是确定每个人要支付多少钱,还有确定每个人公平的损失是多少(Vaughn and Elliott,1987)。

医疗保险公司有一个由来已久的难题,就是健康人会有不购买医疗保险的倾向。当只有很多不健康的人购买医疗保险时,就会导致经济学家所说的逆向选择现象(Penner,2004)。一旦发生这种现象,医疗保险公司就不得不支付出更大比例的收益,这就会进一步导致整个群体的保费增加。所以不论是对于保险公司还是对于消费者来说,参保人群越多、越健康,就会越有利。

核保的过程之一就是确定消费者需要共享多少成本。医疗保险公司有两种将成本转嫁给消费者的方法:其一涉及要向每个人收取多少医疗保险费用,另一个是一旦需要服务,要确保其他的成本共享方法能够被执行。这两种方法在图 13-1 中显示。

保险费是每人每年为他们的医疗保险支付的费用。这是医疗保险最可观的费用,所以最激烈的竞争就发生在保险费的成本上。虽然这是一项重要成本,但绝不是唯一成本,下文会继续讨论。保险公司有三种不同办法来确定向人们收取费用的数额。第一种方法叫做经验费率法,汽车保险公司常用此法。这种方法是根据人们的健康状况和选定的人口学变量去预测每人每年会使用多少服务。如果一个人使用较多的服务,他的个人保险费将会增加,如果他使用太多的服务,保险公司可能会终止他的保单。获取每个人的健康信息的工作量很大,所以保险公司是根据被保险人所在群体的特征进行预测的。这些特征包括人口学特征比如年龄和性别,还有上一年度的利用率。

保险费	具体的成本共享方法
经验费率法： 如果一个人使用较多的服务，那他的个人保险费就会增加，并且如果他使用了过多的服务，保险公司可能会终止他的保险。	起付线： 被保险人自行支付的金额，在达到这个金额之前医疗保险公司不会支付（典型的是年度总额）
社群评分法： 一个群体中的每个人都被收取相同的保费，除非其具有危险因素（包括个人生活习惯，职业风险，年龄，性别，等）。	分摊付款额： 个人在每次使用服务时都必须支付的费用
调整社群评分法： 结合经验费率法和社群评分法。医疗保险对不同群体收取不同保险费。相同群体中的个人保险费相同	共同保险： 被保险人支付的医疗服务费用的百分比
	灾难性上限： 消费者一年内支付的费用上限（剩余费用由保险公司支付）。

图 13-1　医疗保险成本共享方法

确定保险单价格

医疗保险公司通过这个确定保险费的方法获益，是因为其能够更准确地预测公司需要为一个群体支付多少数额。健康人会通过这种方法获益，是因为他们能获得更低的费用。然而这种定价方法对健康状况不佳的人是不利的，并会使他们失去保险。保险公司在对一个群体进行保险时，是不允许采用这种方法定价的，但是这个方法还是可以用于个人独立购买保险的时候。

第二个确定保险费的方法是社群评分法。在这种方法中，一个群体中的每个人都收取相同的保险费，除非他们具有危险因素，比如个人健康习惯或是年龄。如果一个群体很大并且相对健康，消费者的保费就较低，医疗保险公司利润也较高。这就是职工群体保险的基础，因为一般都假设工作的人是健康的。随着人们利用医疗服务，整个群体的保险费就会上升。

第三种确定合适保险费的方法是以上两种方式相结合，以改进对保险利用的预测，这被称为调整或修改社群评分法（Teitelbaum and Wilensky，2013；Shi and Singh，2014）。在这种方法中，医疗保险公司对不同的群体收取不同的保险费，但是相同群体中每个人的保险费相同。不同群体间的差异包括人口学因素，比如年龄、性别、家庭规模，还有群体所在区域的地理学因素。平价医疗法案（Affordable Care Act，ACA）就是使用这种方法确定保费，具体会在第 17 章讨论。在 ACA 中，公司可以根据年龄、家庭规模、地理因素和吸烟情况调整保险费用（Shi and Singh，2014）。

医疗保险公司和消费者都面临着一个相似的难题，就是每个人只想给保险公司支付最少的钱，但当消费者需要一些难以预料的医疗保健时，却希望得到最大的保险覆盖。

其他与消费者共享成本的方法

图 13-1 列出四种医疗保险公司与消费者共享成本的方法。这些成本不像保险费的成

本那么明显,并且通常是在要求消费者仔细阅读的细则中的一部分。这些方法并不是所有的保险单都使用,但每个保险计划都会至少使用其中一个成本共享方法。

最常用的成本共享方法也应用于汽车保险:起付线。这是每年被保险人在医疗保险公司计划赔付之前必须要支付的金额。举例来说,2013 年,将近 80% 参与医疗保险的人都有准备首先要面对一定数量的起付线(Shi and Singh,2014)。许多消费者通过支付高额的起付线来降低保险费的价格。但不久前,这在医疗保险中也是不可能的,并且医疗保险的起付线通常很低(在每年 $250~$1000 之间)。

然而,消费者需要保险费更低的医疗保险,这导致医疗保险业产生一种新型医疗保险计划,被称为高起付线健康计划(high deductible health plan,HDHP)。这些计划中的保险费可以非常低,同时起付线高,比如 $5000 或更多。这些保险计划首先提供给个人,后来也提供给群体,只要他们能关联健康储蓄账户(Health Savings Account,HSA)就可以。这是一种市场公平的医疗保险方法,如图 12-2 所示。这几种保险计划将在后面的章节具体描述。

还有其他两种类型的成本共享方法,分担付款额和共同保险。这两个名词经常混淆,但内涵截然不同。分担付款额是设置一个服务费,个人在每次使用服务时都必须支付这笔服务费。服务费可以根据服务利用的类型设置成不同的数额。比如看初级保健医生的分担付款额会比看专科医生要少;使用急救室就要有更高的分担付款额。分担付款额是健康维护组织所特有的,这将会在第 14 章进一步的描述。

共同保险是一种比较普遍的成本共享方法。这种方法要求被保险个人支付一定比例的医疗服务费用。比较常见的比例是 20%,也就是说在消费者支付过起付线后,医疗保险公司会支付 80% 的医疗服务费用。消费者需要支付剩下 20% 的费用。这是一种广泛应用的成本共享方法,并且在不同网络的医生和医院会有不同的共同保险比例。具体内容将会在第 14 章进一步描述。

图 13-1 中的最后一种成本共享方法是灾难性上限。起初,这是保险公司保护自己防止出现重大损失的方法,是通过设置对医疗服务的最大赔付金额。随着科技发展和成本增高,医疗保险条款开始提出一系列的灾难性上限,上限较低的保险费也较低。与其他成本共享条款相比,消费者更关注保险费,并且只有当消费超过上限时,消费者才会得知这种限制。ACA 对于私人保险的一个最重要的限制,就是要消除这种类型的灾难性上限。现在,灾难性上限的概念已从保护保险公司转变为保护消费者。现在最常见的做法是设置消费者 1 年内需要支付金额的最大值,而医疗保险要支付发生的所有费用(Shi and Singh,2014)。

这些共享成本方法的首要原因在于,对于医疗保险公司来说,这种方法能够防止他们支付出去的钱比其从保险费中的收益更多。这些共享成本的方法试图影响消费者使用医疗服务的行为。从保守的角度来看,医疗保险增加道德风险,因为医疗服务不再由个人支付。这就意味着需要限制人们利用过多的服务,美国控制服务利用的主要方法是经济激励。这也是配给服务的一种方法。在其他国家,虽然也会控制服务利用,但并非以经济激励为主。医疗保健会优先配给具有紧急的医疗需求的人,其次是不那么紧急的人。这会使不那么紧急的人等待时间较长,但是如同第 22 章所言,这并不总是正确的。

美国医疗保险的发展史

美国对于卫生保健服务筹资的方法,是在其特定的历史、政治和哲学价值观背景下发展形成的,特别是在市场公平模型和社会公平模型二者的对立关系之中产生。如此产生的筹资系统与其他各国都不相同,具体内容将会在第 22 章描述。

许多其他国家的卫生保健系统建设于 18 世纪末或 19 世纪初,这段时间美国的系统已经开始较为系统正式地管理。美国政治家最感兴趣的系统是在 1883 年用于德国以及 1911 年在英国实施的系统(Starr,2011)。在这两个国家,重点是向工人及其家庭提供医疗保险。这在一定程度上也是一种政治目标。如果工人们的经济较为稳定,他们就不太可能会投票支持社会党执政。这两个早期的尝试被称为疾病基金,并将其视作是一种通过鼓励健康、有生产力的劳动力来增加国家财富的方式。尽管德国和英国的系统重点都在于工人及其家庭,但两国都将其设定为全国性和强制性系统。在美国,社会党作为一个边缘性的第三政党,是第一个支持全国性、强制性医疗保险计划的政党。西奥多·罗斯福(Theodore Roosevelt)在其进步党支持下,提出一个公共基金资助的全国医疗保险计划。如在第 7 章提到的,这个计划受到医生、工会领袖、保险行业的反对,最后以失败而告终(Starr,2011)。

在没有任何公共保险计划的时期,有几家私人保险公司制定一些健康计划。最早的健康计划是在 1929 年,随着蓝十字(Blue Cross)的成立,创建一个非营利组织,此组织不会与医生的专业、财务及伦理利益产生冲突,但还是被大多数医学界人士反对,这些人士认为人们应该直接支付自己全部的医疗服务费用(Shi and Singh,2014)。在大萧条时期,医院和医生陷入日益加重的的财务困境,因为当时人们无力支付医疗服务费用。这使得公众对于一些国际医疗保险再次产生兴趣。由于担心中央政府在其中发挥更大的作用,医生们开始自己的医疗保险计划:蓝盾(Starr,1982)。该计划仅覆盖在医院中产生的医疗费用,此举受到美国医学会的支持,并将其作为保持医生手中医疗决定权的方法(Shi and Singh,2014)。

第二次世界大战对美国私人医疗保险市场的发展带来巨大的影响。战争相关的工资冻结存在一个漏洞,就是只要冻结不超过总工资 5%,就可以获得更多的附加福利(Starr,1982)。这促使雇主将提供医疗保险作为一种附加福利。这个过程与工会的成长相伴随,工会经过长期的斗争终于赢得集体谈判权。越来越多的人获得医疗保险,一些是通过蓝十字,一些通过蓝盾,还有一些是通过新成立的保险公司售卖给雇主的医疗保险。这就是职工医疗保险模式的开始。

随着私人保险公司的不断成长,关于政府资助的公共或社会保险的政治对话也在继续。在 1935~1950 年,正式提出几个关于国家医疗保险的建议,包括一个以英国新修订的国家卫生服务为模型的建议。AMA 成功地使用冷战术语,增加对社会主义医学的恐惧,进而阻止这种尝试。1949 年 Wagner-Murray-Dingell Bill 法案的失败,是最后一次尝试创建一个覆盖每个美国人的全国性健康保险计划(Starr,1982)。

国内收入署在 1954 年作出另一项决定,巩固私人医疗保险公司将职工保险作为人们获得医疗服务主要途径的作用。此项决定是雇主提供给雇员的任何保险费用,都不需纳税。此举的本质是增加无税的工资,并成为对大公司的一个附加的、强有力的激励,鼓励其将提供医疗保险作为吸引优秀员工的方法(Teitelbaum and Wilensky,2013;Shi and Singh,2014)。

针对两个不同群体制订两个公共方案,进一步加强职工医疗保险模式,这些群体是被排除在职工医疗保险模式之外的。没有工作的穷人受到 Medicaid 的覆盖(第 19 章),退休人员则受到 Medicare 的覆盖(第 18 章)。这就是针对性保险模式的开始,这种模式也是美国卫生保健系统的筹资特点。

有趣的是,其他一些以职工保险模式为开始的国家,包括德国和英国,将该模式转变为覆盖每个人的国家计划,由此导致的重要结果是,如果一个人失业,他不会失去他的医疗保险。然而如果在美国,如果一个人失业,他将失去医疗保险。美国使用这种针对性保险模式会产生额外的行政经费,这将会在下一章讨论。此外,与直觉相反的是,不同的私人和公共医疗保险公司的存在,并没有使美国卫生保健系统中政府的监管比其他国家少。迄今为止已经证明,有许多规定和政策的目的都是为控制不公平,这就导致市场公平模型的普遍存在。

尽管卫生保健服务的筹资基础是职工医疗保险,但是要重点提到的是,雇主从来没有被要求为职工提供医疗保险。大公司将其作为吸引和保留人才的方式,并与其他公司进行竞争。小公司通常不为职工提供医疗保险,因为认为这样做对于他们来说太昂贵。ACA 的其中一个有争议的特点在于,ACA 要求所有公司除非是很小的公司外,都必须向员工提供医疗保险。为公司提供税收抵免能够帮助其分担这一初始成本。

由于文化、政治和经济价值观的融合,美国的卫生保健系统是一个复杂的私人和公共保险计划混合的系统。每个保险计划都有对于付款、资质以及患者成本共享的独特方式。这给患者及卫生保健提供者(包括医生这样的个人以及医院这样的机构)造成很大困难。提供者不得不根据每个不同医疗保险公司的规则和指南进行工作。

医疗保险的分类

医疗保险有四个普遍的类型:医疗或健康保险、牙科保险、长期护理保险和处方药计划。这几个保险类型是非常不同的,但在此只讨论医疗或健康保险。医疗或健康保险有两大类:公共保险和私人保险。本章的重点在于私人保险,公共保险(Medicare and Medicaid)只会提到一点点。这两类公共保险项目会在第 17 和第 19 章详细叙述。在第 18 章还会更详细地叙述被称为补充性医疗计划的专门保险,这种保险是针对一个特殊的市场——参加 Medicare 的人,还希望去购买私人保险以覆盖 Medicare 没有覆盖的项目。这是非常必要的,因为 Medicare 远非一个全面的医疗保险。

对私人保险最好的描述就是非公共和非政府的医疗保险。另一个恰当的术语是商业保险。营利和非营利的保险公司都可以提供私人医疗保险,不过几乎所有的私人医疗保险都是由非营利公司提供的。美国有超过 180 家公司的主营业务是售卖医疗保险,但是其中的

25 家公司占据整个市场的 2/3。其中既包括营利性公司,比如联合健康集团,胡马纳集团,安泰集团,信诺保险公司,凯泽基金,和维朋集团,还有非营利组织,比如蓝十字和蓝盾(Kovner and Knickman,2011;Teitelbaum and Wilensky,2013;Shi and Singh,2014)。其中的每一个公司都能够自由地决定为消费者提供一系列可能的计划以供选择,并且大部分公司会提供许多不同类型的保险。

　　这些公司和组织都受到州政府和联邦政府的监管。举例来说,州政府要设置保险公司何时能够拒绝申请人的标准,还要设置保险公司能够收取保险费的费率。非营利医疗保险组织比如蓝十字和蓝盾会有额外的法规以限制他们拒绝消费者的能力,这是因为他们接受一定的公共补贴。包括医疗保险可携性和责任法案(Health Insurance Portability and Accountability Act,HIPAA)在内的联邦法规,是广为人知的保护患者隐私的法规。然而,此举也给私人公司将人排除出覆盖范围的权利造成限制,特别是当人们处在换工作过程中的时候。另一项叫做雇员退休收入保障法(Employee Retirement Income Security Act,ERISA)的联邦附加法律系统,为职工保险群体提供国家标准。第三个重要的法规是统一综合预算协调法案(Consolidated Omnibus Budget Reconciliation Act,COBRA)。这项法规要求参加职工保险的职工在离职后仍能继续拥有医疗保险,离职后的职工只需支付群体费率而不是高额的个人费率。所有这三个联邦法律都是基于社会公平的资源分配模式,并限制保险公司的自由市场活动。

私人医疗保险

　　在私人医疗保险市场,大多数是群体保险或职工医疗保险,如图 13-1 所示。医疗保险是提供给职工的附加福利,并且雇主会支付部分保险费。雇主支付的保险费比例一般来说是 75%,此比例是劳资谈判的一部分,因为雇主会试图将更多的保险费成本转移给职工。

　　群体医疗保险通常被认为是提供医疗保险最有效的方式,因为这个群体要足够健康才会被雇佣,所以他们的健康风险通常较低。进一步来说,联邦法律规定所有群体医疗保险的费用都是通过社群评分法确定的。雇主的规模越大,其与保险公司就保费的议价能力就越大。事实上,一些大公司不使用保险公司,而是采取自我保险的方式,也就是说他们自己设置自己的保险库并自行管理。使用职工保险计划的人中,有 50% 以上是被雇主的自我保险覆盖的。联邦和一些州的法律会对自我保险免税,因此其保费更低,不过自我保险计划的收益往往也较低(Shi and Singh,2014)。

　　由于将社群评分法应用于保险费的设定,群体保险计划的行政经费比其他的私人医疗保险更低。如表 13-1 所示,群体医疗保险的年平均行政经费占比大约是 12% ~ 23%(Litow,2006)。规模小的雇主的行政经费占比往往比大雇主要高。并且行政经费会因为职工选择不同的保险计划种类而产生差异。雇主必须提供一系列完整的保险计划,这将会在第 14 章说明。职工可以选择只覆盖自己或覆盖整个家庭的保险。全国群体医疗保险的平均费用是每人 $6000,而雇主通常会支付其中的 $4500。覆盖家庭的保险计划平均保险费在每年 13 000 ~ 16 000 $(KFF,2013a)。各类保险计划在成本共享方面有所不同,比如起付线、共同负担和共同保险。

表 13-1　医疗保险的种类

保险类别	主要考虑的问题	平均行政经费	人群覆盖水平
1. 职工保险	• 保险费增加 • 保险不足,导致医疗支出增加 • 失业会导致失去保险	12% ~ 23%	45% ~ 55%
2. 消费者驱动:美国国家老年人医疗保险制度	• 利用保险导致保险费增加 • 利用保险导致失去保险 • 混乱的细节导致隐藏成本	大约 30%	8% ~ 10%
3. 公共保险:美国医疗补助计划	• 联邦政策的变化会影响覆盖率 • 未覆盖的支出需要自付	2% ~ 4%	16%
4. 公共保险:医疗救助制度	• 州政策会限制覆盖率 • 资格的持续性	7%	15% ~ 17%

　　来源: Data from Litow, M.E., Medicare versus private health insurance: The cost of administration. Milliman Group, 2006. Available from: http://www.cahi.org; Kovner, A.R. and Knickman, J.R., *Health Care Delivery in the United States*, 10th edition, Springer, New York, 2011; Shi, L. and Singh, D.A., *Delivering Health Care in America*, 6th edition, Jones and Bartlett, Burlington, MA, 2014; Starr, P., *Remedy and Reaction: The Peculiar American Struggle over Health Care Reform*, Yale University Press, New Haven, CT, 2011.

　　在过去的 10 年间,一类私人医疗保险市场发展壮大。这类市场被称为个人市场,有时候也被称为消费者驱动市场(见表 13-1)。被称为消费者驱动市场主要因为,市场会对保费增加的怨言进行反馈,还会对群体市场中职工医疗保险数量减少进行反馈。这类私人医疗保险的数量相对较少,仅占私人医疗保险的 8% ~ 10% ,不过它正在迅速发展壮大。大部分医疗保险公司都会同时销售群体和个人医疗保险,包括蓝十字和蓝盾。联邦法律和州法律都会对个人市场进行监管,但是监管环境并不严格。保险公司对个人售卖的保险,是使用经验费率法来确定保费价格(Starr,2011)。个人在申请这些保险的时候,要回答一份冗长的问卷,其中包括提供个人的医疗记录。保险费通常按照风险分为低风险、中风险、高风险三组,随着风险的增加,保费价格也会增加。如果利用率过高,保费就可能会增加;使用的人也有可能被保险公司舍弃。ACA 已经限制消费者驱动市场,并会最终将其与群体保险纳入相同的监管政策之下。

　　群体医疗保险被要求涵盖一套相当全面的服务,这会导致保险费增加。但在个人市场却没有相关的规定,因此能够有广泛的选择,包括低保费和高起付线的保险,有些起付线甚至高达每年 $5000。这被称为高起付线健康计划(High Deductible Health Plan,HDHPs)。现在许多大型的雇主会提供 HDHP,将其作为他们群体健康保险计划的选择之一。

　　高起付线、低保费的观点是与 HAS 相匹配的,HAS 是基于资源分配的市场公平模型的保险计划,如图 12-2 所示。这种医疗保险计划是根据增加个人责任的观点,因为参保者需要激励,才会减少他们对卫生保健的利用。然而,最可能选择这类保险计划的人,通常是比较富有又比较健康的人,那些不太富有、比较虚弱的人会选择更全面的保险。这就造成全面保险计划的逆向选择,进而会造成保费增加,或使得雇主不再提供这种保险,最终将显著减少保险的获得率(Davis,2004)。

如表 13-1 所示,消费者驱动的保险计划行政经费较高,主要因为其使用经验费率法确定保费。保费的成本会因个人选择的保险计划而产生差异。

2004 年,三分之二的美国人使用职工保险,这其中也包括被覆盖的职工家庭。这比例持续而缓慢下降,到现在只有略多于 50% 的美国人通过其雇主使用私人医疗保险,如表 13-1 所示。尽管职工保险的占比一直在下降,但选择这种保险的人仍是一个很大的群体。2011 年,在所有购买私人医疗保险的 65 岁以下的人群中,有 89% 的人使用职工保险。这就导致职工医疗保险成为唯一的、最大的医疗保险资源(Kovner and Knickman,2011)。

职工医疗保险很容易受到经济周期的影响,在过去的 15 年间,特别是 2007-2009 年经济衰退时期,该保险经历重大挑战。较小的公司放弃医疗保险,而较大的公司尽可能地将大部分成本转嫁给职工。由于医疗保险与就业挂钩,所以一旦人们失去工作,也就会失去医疗保险。到 2013 年,如表 13-1 所示,将近三分之一的美国人通过一些公共项目获得医疗保险。这期间的主要转变就是其中一项公共保险项目的覆盖人数增加,比如美国国家老年人医疗保险制度或美国医疗补助计划。美国医疗补助计划的覆盖率由 2005 年的 12% 增长到 2012 年的 18%(Shi and Singh,2014)。在此期间,不同种类的保险之间存在一个数量相当大的参保人员转移,特别是在一些职工保险和美国医疗补助计划之间,这也是为什么表 13-1 中的数据给出的是一个范围。

随着健康人群离开医疗保险池,保费就会增加得更快。随着经济状况恶化,健康状况也更糟糕,所以结果就是更多的人需要卫生保健,但拥有保险的人变少。给未参保的人提供保健服务的成本,就会转移给更大的群体——要么增加私人参保者的保费,要么增加税收用以支持公共保险计划。ACA 的主要目标之一就是减少未参保比例,方法是通过私人市场和增加美国医疗补助计划的覆盖率。这会在第 19 章具体说明。

未参保人群

表 13-1 中所示的四个群体占美国人口的 80% ~ 85% ,剩下的 15% ~ 20% 没有医疗保险的人口超过 5000 万。这个群体的人数受到 ACA 的重大影响,因为现在这个比例已经降到 9% ,如第 17 章所描述。目前对于这一群体存在一些误解,特别是对他们的工作习惯。表 13-2 给出可描述该群组特征的变量。

尽管很多人都认为,对于未参保群体最重要的描述是贫穷或无业,但其实这是不正确的。如表 13-2 所示,70% 的未参保人群是有工作、或者其家人是有工作的,但是他们的工作很可能不提供医疗保险。一些未参保的人刚刚失去工作,这导致他们也失去医疗保险。其他人是从事低收入工作,通常是一些服务部门,这些部门通常不提供医疗保险(Teitelbaum and Wilensky,2013)。

几乎三分之一的青年人未参保,这个比例是全人口未参保比例的 2 倍。其中一些青年人的工作不提供医疗保险,但是更多的人是认为自己并不需要医疗保险,将医疗保险转变为工作中的加薪。一些少数民族和移民群体更可能没有医疗保险。未参保者也有地理差异,南部和西部的居民更可能没有医疗保险(Teitelbaum and Wilensky,2013)。

表 13-2 未参保者的特征

特征	描述
收入水平	贫困人口的未参保率是全人口的 2 倍
就业状态	70% 的人有工作(但其工作不提供保险)或者家庭中有人有工作
年龄	三分之一的年轻人没有医疗保险
教育水平	超过 50% 的人教育水平是高中及以下
民族、种族特点	12% 的非西班牙裔白人没有医疗保险 32% 的西班牙人没有医疗保险 21% 的非洲裔美国人没有医疗保险 17% 的亚裔美国人没有医疗保险
移民情况	34% 的生于外国的居民没有医疗保险 14% 的生于本国的居民没有医疗保险
地理特点	与北部和中西部相比,南部和西部的居民更可能没有医疗保险。

来源:Data from Teitelbaum, J.B. and Wilensky, S.E., *Essentials of Health Policy and Law*, 2nd edition, Jones and Bartlett, Burlington, MA, 2013.

医疗保险的作用

医疗保险是获得各类健康服务的重要决定因素,健康服务是指包括从预防保健到更紧急的保健服务。由于卫生保健系统的伦理准则,如果未参保人在急诊室中寻求保健服务,他们能够得到针对危及生命情况或者更紧急情况的保健服务。然而,预防保健和常规服务,未参保人通常是不能获得的,这就会导致更严重的疾病,并最终产生高额费用。

表 13-3 总结没有保险产生的后果。不出所料,缺乏医疗保险的人很可能缺乏预防和常规保健的来源。由于直到健康状况变得紧急时,人们才会得到保健服务(IOM,2001a;Starfield and Shi,2004;Teitelbaum and Wilensky,2013),而未参保人在接受服务时,也很可能支付不起处方药的费用(IOM,2003)。

初级保健和预防保健利用率的下降,会给未参保者的健康状况带来负面影响。与参保者相比,未参保可能诊断发现癌症更晚、去世得更早(IOM,2003)。未参保者还很可能因为一些可避免的问题而住院(KFF,2010b)。医学研究所估计,拥有医疗保险可以将未参保者的年死亡率降低 10%~15%(IOM,2003)。美国医疗补助计划的发展初期与 ACA 相同,新参保人群会经历初级保健的利用率升高和死亡率降低(Sommers et al.,2012)。

表 13-3 受医疗保险影响的健康行为选择

健康行为	影响
没有常规的保健来源	55% 未使用医疗保险 其中 10% 未使用任何类型的保险
没有预防保健服务	42% 未使用医疗保险 其中 6% 未使用任何类型的保险
过去 12 个月中,没有接受保健	26% 未使用医疗保险 其中 8% 未使用任何类型的保险
不能负担处方药费用	27% 未使用医疗保险 其中 10% 未使用任何类型的保险

来源: Data from Teitelbaum, J.B. and Wilensky, S.E., *Essentials of Health Policy and Law*, 2nd edition, Jones and Bartlett, Burlington, MA, 2013.

对于未参保人来说,缺乏医疗保险而带来负面影响是非经济成本的。然而,考虑这个群体的经济成本同样非常重要。如第 8 章所述,经济成本主要体现在非营利医院和公立医院提供的无偿服务成本上。2008 年,无偿服务的成本是 570 亿美元,其中 75% 是联邦、州和城市向医院支付的。医院试图通过向保险公司争取更高的报销比例,从而收回一些剩余的支出,因此一些无偿服务的成本能够转嫁给保险公司。在第 15 章将会进一步描述此过程。给未参保人提供医疗服务是一种与全体人员共享成本的过程,其方法或是税收,或是增加私人医疗保险的保险费。

当然,医院还试图通过追债机构去追回无偿服务的欠费。但是,如表 13-2 所示,未参保人很可能从事低收入工作,因此他们可能无力支付费用。

总结

在美国发展个人的金融筹资方法的同时,其他国家也正在设计自己的个人筹资方法。每个国家都建立与其文化、政治、经济价值观相符合的筹资体系。欧洲和斯堪的纳维亚国家选择创建一个大群体,用以获得本章中讨论的一些保险优势。这些国家还创建中央筹资系统,用以提高效率和获得率。在美国,其筹资系统的重点是建立一个资本主义市场系统,该系统符合市场公平的哲学价值观,并有许多的法规来控制这种分配方法导致的不公平问题(第 11 章)。由此产生几个不同的群体,假设每个群体的具体健康需求都对应不同的最佳筹资系统。如此的结果就是,美国向公众提供医疗保险的是一个复杂而分散的方式,既采用私人方式,也通过公共途径。覆盖这一分散系统的是一系列的政策和法规,随着时间的推移,逐步解决具体问题。这样的系统难以描述和解释,更不用说在实际中了解。购买医疗保险需要消费者对其有相当多的关注度,因为错误的决定在整一年中都不能撤销。

这种分散的筹资系统带来的另一个结果是,消费者、卫生人员和卫生保健机构会比其他国家更经常考虑卫生保险的种类和性质。表 13-1 显示每类参保群体担心的主要问题,包括通过职工保险的群体。从很多方面看,通过职工保险是获得医疗保险的最好方式,因为通常能以最低的价格获得最全面的保险服务内容覆盖。如本章所述,雇主会尽力将保险费的成本转移给职工,就导致更高的成本。另一个担心的问题是保险不足,保险不足发生在自付费用或未覆盖的医疗支出超过个人收入 10% 的时候(Teitelbaum and Wilensky,2013)。未覆盖的医疗支出有很多可能情况,包括保险仅覆盖部分的医疗程序,或者是一些特别昂贵的服务超过限制。比如,高剂量化疗仅限用于特定的癌症,并且有时候限用于某些特定环境(Teitelbaum and Wilensky,2013)。

在美国,未覆盖的医疗支出是导致破产的主要原因,超过信用卡债务和未偿还的贷款。超过 60% 宣告医疗破产的人,实际上是拥有(或曾经拥有)职工医疗保险的(Himmelstein et al.,2009)。由于未覆盖的医疗支出而导致破产,这是美国的一个独特原因,因为没有任何其他高度发达的国家会因为失业而失去医疗保险。

不能通过工作获得私人保险的人,可能会选择个人保险。虽然这私人保险市场的占比较小,但如前所述,ACA 正逐渐加强对这类保险的监管。

几乎 1/3 的美国人通过公共保险项目获得卫生保健,其中最大的两个公共保险项目是美国国家老年人医疗保险制度和美国医疗补助计划。这两个群体都有着很大但并不相同的担忧,具体会在第 18 章和第 19 章进行阐述。参加美国国家老年人医疗保险制度的人会关心美国国家老年人医疗保险制度结构的变化,因为政治会对此产生影响,但是他们面临的最重大的问题是美国国家老年人医疗保险制度没有覆盖的许多费用,具体会在第 18 章进行描述。参与美国医疗补助计划的人还会关心政治引起的项目结构变化,特别是州一级的政治因素。

卫生保健提供者,包括个人和机构,都花费过多时间去考虑医疗保险相关问题,还有无偿的服务。医院必须处理两个主要的公共医疗保险(美国国家老年人医疗保险制度和美国医疗补助计划),还有数百个不同的私人保险公司的保单。如第 15 章将讨论的,每个保单都有各自不相同的报销原则。这就产生一个需要许多不同行政层次的融资系统。表 13-1 列出不同保险项目的行政经费。然而,当我们分析整个系统时,美国卫生保健系统每花费一美元,其中的 31% 是行政经费(Woolhandler et al.,2003)。这与图 6-2 所示的行政经费完全不同,图中所示的仅限于与公共保险项目相关的行政经费。

2010 年,ACA 旨在适应美国融资系统中的多付款人设计。通过对私人医疗保险部门设置众多法规来实现,尤其是在个人市场,这也是卫生交流的核心。ACA 还规定每个人都必须拥有医疗保险以增加参保人的规模、促进参保人的健康。卫生交流的观点在于,增加竞争能够产生更具可支付性和消费者吸引力的医疗保险。ACA 保险计划的主要目标之一,是将未参保人数由 5000 万降低至约 3000 万(Nardin et al.,2013)。如第 17 章将提到的,以上这些正在实现中。

在更大的医疗保险框架内有着不同类型的保险,每一个都有略微不同的行政要求。这些将会在第 14 章进行具体描述。

致谢

本章得益于 Dr. Thomas Duston 的贡献,他阅读并评论了初稿。Dr. Thomas Duston 还发现了本章的几个重要的参考文献。复审本章的三名学生提出了非常有益的评论,使得复杂内容变得更为清晰,他们是 Diana Griggs、Alexandra Amaral-Medeiros 和 Daphna Raz。他们还发现了几个重要的支持文献。Daphna 还绘制了图 13-1。

第14章

医疗保险的两种概念模式

本章从与第13章略微不同的视角来解读医疗保险,侧重于医疗保险的一般功能。本章介绍了用于医保政策设计的两种模型,第一种是传统的费用补偿型保险模式,它是保险的原始模型;第二种模型基于健康管理的理念,源自健康维护组织(Health Maintenance Organization,HMO)这一概念的提出,该概念在第9章中已有所介绍。本章对这两种模式进行了介绍,并且阐述了所有医疗保险计划向管理性医疗变化的趋势日益显著。

传统的费用补偿型保险模式

前面章节中有关美国医疗保险早期历史的描述,正是对费用补偿型医疗保险的介绍,它是以损失分摊这一概念为基础的。服务提供者根据所提供的服务向保险公司收取费用,保险公司依据政策规定为医生或医院付费,服务提供者随后再将账单的剩余部分发给患者。

在补偿型保险模式下,医疗保险通过起付线与交完保费的消费者共同分摊费用。一旦费用超过起付线,消费者需要和医疗保险一起支付超出起付线的费用。通常情况下,医疗保险支付80%的费用,而消费者支付其余的20%。这些计划通常会包括一个年度支付限额,被称为灾难性上限,这在第13章中已有所讨论。

这种保险模式一个非常重要的特点是医生或医院按照每次提供的服务收费。第9章讨论的按服务(一次一付)收费的方法,不只是一个简单的支付机制,它也被认为极大地改善了医患关系,是患者和医生适应经典市场经济模式(Emanuel,2014)的最佳方法。

早期的补偿型保单以在医院环境中提供的所有医疗服务为前提,尽管这种模式也扩展到涵盖一些必要的门诊服务,但这种医疗必要性的概念不包括那些无明确诊断的医疗保健服务,这也强化了第1章中描述的以生物医学模式为基础的疾病的概念。预防保健例如免疫接种和体检,包括筛检程序,这些原先都未列入在内。精神卫生服务和处方药物原先也不包含在这些补偿型保险计划内。

医疗保险的这种补偿模型常因快速增长的医疗费用而被谴责,主要是由于保单导致的经济刺激。没有守门人监管内、外科医疗服务的使用,患者可以自由选择医生。保险公司与医生签有个人合约,而不是群体合约。医生的收入取决于其提供给患者的服务数量,同时医院来自保险公司的收入取决于其给患者提供的服务。财政刺激不仅与医疗服务的数量有关,也与提供服务的地点——医院有关。这就鼓励了日益增多的高科技且昂贵的诊疗手段的发展。此外,所有医疗保险公司支付的钱都是在患者接受了医疗服务之后,通过一个名为追溯报销的系统支付的。

　　这并不意味着医生或医院故意提供更多的超过实际需要的医疗保健服务。然而,现今人们普遍认识到这一系统不鼓励任何经济刺激来抑制医疗服务,或者为它们提供一种费用更低的方式或设定。许多卫生政策分析家认为道德风险和提供者诱导需求是医疗保健系统成本不断增加的根本原因(Teitelbaum and Wilensky, 2013; Shi and Singh, 2014)。

　　补偿型医疗保险制度有一个额外后果,即识别每项服务费用的必要管理量的问题。一个整合了个人诊疗代码的复杂且特定的结算系统会传送费用给每家保险公司。正如将在下一章中讨论的内容,每家保险公司都有其针对支付项目的略微不同的指导方针,这就要求卫生保健提供者和机构使用精密的结算系统。

　　这种以按服务付费为基础的补偿模式,通过刺激增加利用,尤其是在医院环境中的利用,一直是医疗保险的主流形式,直到 20 世纪 70 年代中期健康维护组织模式(Health Maintenance Organizations, HMOs)的引入。这一内容将在接下来的部分进行介绍。然而这种保险补偿模式并不局限于以往历史,因为有两种人群仍然在这种模式下投保。其中一种人群由那些在医疗保健计划(Medicare)下接受医疗保健服务的人组成。这项计划始终是基于传统的按服务付费的模式,它仍然强调紧急的医疗保健服务。正如在第 18 章中将介绍的,该模式已被调整到涵盖一些筛检程序,同时也包括一些在偿付医院诊疗方面的成本节约方法,如第 8 章所述。

　　第二种规模较小的人群是那些购买了个人保险计划的人群,与那些以职业为基础的人群截然相反。这种医疗保险市场通过《平价医疗法案》(Affordable CareAct, ACA)利用个人市场来实施,《平价医疗法案》调节该市场以使这些群体的利益与那些参加综合集体保险的人群利益相近。仅举一例,《平价医疗法案》要求所有的保险政策在没有成本分摊给消费者的条件下,覆盖 15 项必需的预防服务,这一内容将在第 17 章加以说明。

用于控制成本的健康维护组织保险计划

　　传统按服务付费的支付方式鼓励使用更昂贵的医院服务,同时数百万人由于健康保险的可及性增加而进入卫生保健系统,在这些情况的影响下医疗花费迅速增加。到 20 世纪 70 年代初,大部分卫生政策分析家同意美国的医疗保健筹资方式需要进行一些改变,并且对以下四项基本原则达成了广泛共识。

弹性原则

　　卫生经济学家意识到遵循传统的弹性观点将鼓励对系统最昂贵部分的医院服务的利用。在传统弹性观点的影响下,消费者购买涵盖最昂贵服务的保险,那些他们不知何时就很可能会接受的服务。补偿型保险政策不涵盖较便宜的花费,因为这些被视为是消费者的责任。这种模式适用于其他类型的保险,如汽车保险,但它不适用于医疗保险。正如上文所述,即使患者不能支付,也要向患者提供紧急的(或非弹性的)医疗服务。这种支付安排是为了防止医院在无补偿的紧急医疗服务方面的亏损。第二,现在有一种共识,即通过增加较便宜的预防(弹性)服务的利用,至少可以减少一些更昂贵服务的利用。然而,随着这些弹性服务价格的增长,人们将不会支付它们,正如第 11 章所述。人们普遍认识到健康保险政策需要将那些较便宜的预防服务纳入保险计划中,以鼓励这些服务的利用。

控制利用原则

到 20 世纪 70 年代初,利用增加与花费增加的关系就已明显建立。重要的问题是要适当利用合适数量的医疗必需服务,而不重复利用。在保险补偿模式下,消费者根据自己对医疗问题的认知来选择医生。如果一个人有胃痛,他们可以选择先看外科医生。如果他们对诊断不满意,也可以寻求另一位医生的其他意见。这种重复利用医疗服务的方式不仅增加花费,也被认为是损害个人健康的。政策建议是培养一个初级保健医生作为其他更专业医生的守门人,帮助不同专科的医生协调患者所需要接受的医疗服务。在这一阶段包括审查一些昂贵医疗护理建议,如外科手术,以确保这些都是医疗上必要的服务。

减少管理成本

保险公司试图将保费支付的金额与其他消费者支付的金额进行平衡,消费者支付的这部分钱是用于购买其所获益处和服务要求的。在保险补偿模式下,消费者可以咨询尽可能多的医生,医生可以尽可能多地向保险公司收取费用,每项个人服务都与一个诊断代码和价格相对比。减少管理费用的一种方法是限制消费者在选择医生方面的自由,这是通过创建一个医生网络来实现的,这些医生将接受一个较低水平的补偿,以换取更大量的和更可预见的患者供应。第二种方法是提供所有医疗服务的全覆盖,并且不区分每项服务。第三种方法是将医疗服务的提供与筹资整合,因此医疗服务提供方和承保方实际上是同一公司的一部分。

支付医生费用的不同方式

第四个原则是减少按服务付费方式中的经济激励。按服务付费的支付方式鼓励服务的利用,且其中一些服务可能是不必要的,甚至是有害的,人们已经逐渐认识到了这一事实。对另外两种在其他国家用来支付医生的方式也被研究过。一种是按人头付费,医生根据他们服务的每一位患者被支付一系列费用,该金额一年一付,医生需要患者提供在该金额内的所有必要服务。这种方式被英国采用,并被认为是卫生系统成本控制中的一个重要部分。另一种用于支付医生的方式是基于一些因素考虑的薪资,包括工作时间、服务的患者数量或产生的收入。

虽然这四项原则在理论层面已取得了广泛认可,但是它们的贯彻实施要求医生执业的有组织性胜过当时已经规范的个人执业。1973 年的《健康维护组织法案》试图通过为这些医生提供联邦基金来鼓励其联合业务的建立与发展。该法案还包括要求拥有超过 25 人的雇主至少提供一个健康维护组织选项,作为他们群体健康保险选择的一部分(Wilson and Neuhauser,1985;Iglehart,1994)。《健康维护组织法案》未能建立起如他们初始概念化的健康维护组织模式,但该法案通过使用许多上述的成本节约原则,很大程度上改变了现今的卫生保健筹资方式。

从概念模式到早期实施

初始的健康维护组织模式是围绕前一节中描述的四个理论原则建立的。另一个实施原则是每个开展联合业务的团体通过一个既提供医疗服务又为医疗服务付费的行政组织,提供一套综合的服务。这种组织确保了对医疗服务的刺激都是往同一方向的,但由于其没有就医生和保险公司之间的报销率进行协商,所以容易出现较低水平的管理现象。集体执业的医生或是之后的医生网络,都认可保险公司对医疗服务的报销率,即使这些比例是比较低的,因为医生被保证拥有更多可预测的患者数量。在健康维护组织模式下,执业的医生同意用薪资来代替那些由按服务付费方式决定的收入。大部分的薪资是根据医生护理的每个病人的人头费决定的。尽管这确实导致了医生收入稍有降低,但是认可这种执业模式的医生具有集体执业优势,他们共同分担了对患者的责任,且他们的商业责任也比个人执业的医生更少。虽然健康维护组织模式具备了其他所有模式的特性,但是这一模式强调使用初级卫生保健医生作为每个病人的第一联系人,并作为患者使用所有其他服务的看门人。

健康维护组织计划涵盖了一些医疗服务的类型,这些服务通常不包含在当时的传统计划中。预防保健服务包括免疫接种和儿童健康检查,不仅被涵盖在内,而且被作为一项减少之后昂贵医疗服务需求的策略。第二个覆盖范围的创新是处方药,这些药很少被涵盖在补偿型医疗保险政策中。

处方药被涵盖在内作为完全覆盖所有必要医疗护理的设想的一部分。最初的健康维护组织计划中没有自付款和共同保险的使用:获批的医疗服务 100% 涵盖在内。这就意味着没有消费者需要付的账单,这是最初健康维护组织计划重要的吸引力。最初的健康维护组织计划一般没有灾难性上限(catastrophic cap),因为其定位是支付所有获批的医疗服务。

这项安排的一个重要附加条件是,只包含那些由获批的健康维护组织医生网络提供的医疗服务。在最初的健康维护组织模式中,未获批准的医生提供的任何医疗服务都不包含在该计划范围内。我们很快会看到,在当前的管控型医疗保险计划中,这一规定已被修改了相当多。

健康维护组织模式使用的消费者成本分摊机制是一种在任何就诊的时候都进行的共同支付机制,这是为所有就诊收取的一套费用。这项费用的目的是小心维系防止过度利用(道德风险)和鼓励增加利用较便宜医疗服务(弹性)之间的关系,以尽可能减少更昂贵的治疗服务。

健康维护组织计划制定的医院报销协议与其制定的医生协议类似。虽然重点是利用初级卫生保健服务,但是健康维护组织计划为注册会员提供了全面的医疗护理服务,包括基于医院的诊疗服务。健康维护组织模式的保单是消费者与健康计划之间的一份合约,该计划提供所有必要的和获批的医疗服务。

从健康维护组织到管理性医疗保险计划

接受这个原始的健康维护组织模式对于医生和消费者来说是缓慢的。从医生的角度看,这种模式的许多方面是全新的且具有挑战的,特别是放弃按服务付费的支付方式。如上所述,健康维护组织模式需要医生在大规模的团体环境中执业,并且要接受同行对之前未被质疑的医疗决定的审查,其结果是一种非常不同的医疗实践。

一些消费者被这种健康维护组织模式深深吸引,特别是那些有幼儿和慢性病的人群。这些群体中的每一个都大量使用与特定诊疗不相关的初级保健服务,因此常常不被传统健康保险覆盖在内。同时这两个群体也更多地使用处方药,这些药物没有被包括在 20 世纪 70 年代的任何传统健康计划中。因为保费是有补贴的,所以对于消费者来说更便宜。然而,许多消费者不愿意放弃他们的个人医生而选择不熟悉的网络医生,缺乏选择对于许多消费者来说是一种严重的限制。到 1976 年,只形成了大约 174 个健康维护组织,这仅仅是 1973 年的《健康维护组织法案》期望目标数量的 10%(Shi and Singh,2014)。

然而,医疗费用持续增长到 20 世纪 80 年代,传统保险公司开始采用一些健康维护组织模式使用的成本控制机制。这些管理性医疗保险模式除了使用初级保健医生作为看门人外,还包括两种特定的成本控制方法。第一种是制定方法来审查涉及基于医院的服务的治疗决定,其中最常见的审查就是预核准,意思是第三方在患者接受服务之前审查并批准费用(Starr,2011)。这种控制成本的预核准方法变得无处不在,并且仍是当今医疗成本管理的重要特征之一,几乎找不到健康保险政策不需要运用这种方法的。

第二种成本管理方法包括健康保险公司寻求与个体医生或医生网络、医院签订合约。这与原始的健康维护组织模式类似,但它也允许患者有更多的选择,尽管患者使用医生网络里较低层级的医生,会被收取更高的费用。这种模式产生了所谓的优先医疗组织保险(Preferred Provider Organization,PPO),这将在后文中简要介绍。

管理性医疗保险计划也发生了重要的组织结构变化。最初的法律要求健康维护组织成为非营利组织,它通过创建一些机制来控制其成本,这些机制使其会员花费更少的时间在医院治疗,从而节省保险计划资金。然而,优先医疗组织保险主要是营利性的,并通过与医生、医院谈判折扣来控制成本,这些折扣来自回报给医生和医院的患者数量(Starr,2011)。目前约有 50% 的消费者参加的管理性医疗保险计划是营利性的(AAN,2009)。

这些管理性医疗保险计划并不是普遍受欢迎的。事实上,有相当数量的消费者怀疑优先医疗组织保险和健康维护组织模式如此严格地管控成本是否会导致其医疗服务的质量和数量都受到威胁。然而,由于补偿型保险计划按服务付费(fee-for-service,FFS)计划的保险费用持续增长,越来越多地消费者选择管理性医疗保险计划,而不是按服务付费的补偿型保险计划。在 1978 年,健康维护组织模式成立 5 年后,95% 的雇主向其员工提供了按服务付费的补偿型保险计划。到 1988 年,只有 61% 的雇主仍提供这种类型的健康保险计划(Starr,2011)。从 20 世纪 90 年代到 21 世纪初,补偿型健康保险持续减少,因此在现今基于雇主的集体保险中,几乎没有完全属于这种保险模式的(KFF,2010c)。同样也很少有基于雇主的集体保险选择传统的健康维护组织模式,因为这种模式太多地限制了消费者的选择。按服务付费的传统保险模式在个人市场中仍占主导地位,并且如上所述,同样保留着联邦医疗保健计划。医疗救助计划(Medicaid)被越来越多地置于管理性医疗保险计划下,以便更好地控制成本(Kovner and Knickman,2011)。

现今,大多数基于雇主的群体保险计划都属于这三种不同类型的管理性医疗保险计划之一。表 14-1 介绍了这三种保险类型以及每种类型的一些重要特征。这三种类型之间有着很多不同,并且现今的保险计划不能轻易地归入其中一个类别。

健康维护组织模式

经典的健康维护组织模式在消费者选择方面的限制是最为严格的。该模式遵循最初的概念,只涵盖由明确的健康维护组织网络医生提供的服务。该模式非常依赖于初级保健医生作为守门人的功能,并且对服务利用进行核查,特别是对昂贵医院服务的核查。这种管理性医疗保险模式在筹资方面仍然是最简单的。所有能涵盖的服务保持 100% 水平的覆盖:没有共同保险或自付款。共付费用仍然存在,并且通常专科医生诊疗比初级保健医生递增的更多。

健康维护组织有四种不同的模式,区别主要在于与医生合约安排的类型不同。经典的健康维护组织模式被称为全职雇员模式,即雇佣医生为自己的员工,按照最初的1973 年的《健康维护组织法案》的规定,每个医生的薪水发放主要是根据诊疗患者的人数计算。这个模式对于消费者和医生来说都是最具限制性的。当健康维护组织公司与一个医生集体或医院签订合约时这种集体模式便产生了。医生仍然是独立的合作人,但合约是在健康维护组织和集体之间签订的,而不是医生个人。网络模式也使用的是与一个医生集体的合约,但典型的是与特定的专业群体签约,特别是初级保健医生群体。在这种情况下,医生每诊疗一个患者就会被支付固定的费用,但是该模式期望管控整个医生团体产生的医疗成本。对于集体和网络模式来说,消费者可以在一个获批的团体中选择任何一个医生。健康维护组织的一种类型被称为个人医疗从业者协会模式(Independent Practice Association,IPA),在其中存在更多的选择。在这种计划中,个人医疗从业者协会模式是健康维护组织与医生集体之间的中介,健康维护组织具有财政职责,而个人医疗从业者协会具有与医生签约的职责。在所有形式的健康维护组织模式中,个人医疗从业者协会模式是最受欢迎的,主要是因为其在选择医生方面的限制较少。不足为奇的是,这些计划的保险费用往往也会更高(Teitelbaum and Wilensky,2013;Shi and Singh,2014)。

表 14-1　管控型医疗保险计划类型

计划类型	员工选择集体保险的比例	支付医生的方式	消费者分担方式	医生网络	是否运用守门人的概念
HMO 健康维护组织	14%	主要基于人头计算的薪资	定额手续费	计划覆盖所有网络内医生提供的服务	使用
PPO 优先医疗组织	57%	基于提供的折扣率进行补偿	共同保险；（部分）定额手续费；（部分）自付款	相较于其他类型（70%），该分层网络有着更高比例（80%）的医生覆盖率	通常不使用
POS 定点服务组织	9%	基于折扣率或者按服务付费进行补偿	共同保险；（部分）定额手续费；（部分）自付款	分层网络有着更高比例的医生覆盖率	使用

资料来源：数据来源于，A. R. and Knickman，J. R.，*Health Care Delivery in the* United States，10th edition，New York：Springer，2011；Shi，L. and Singh，D. A.，Delivering Health Care in America: A Systems Approach，6th edition，Jones and Bartlett，Burlington，MA，2014；Teitelbaum，J. B. and Wilensky，S. E.，Essentials of Health Policy and Law，2nd edition，Jones and Bartlett，Burlington，MA，2013.

优先医疗组织模式

优先医疗组织模式的形成来自消费者和医生对于经典健康维护组织模式限制条件的反映，这种管理性医疗保险计划建立了被称为优先医疗组织的网络。这些医生同意给予他们正常收费的 25% ~ 35% 的折扣率，如果患者选择这些医生中的一位，那么这些折扣就将传给患者。然而消费者可能选择使用网络以外的医生，那么就将承担更高的共同保险率。以这种方式，消费者保持对提供者的高度选择自由。这些计划通常不使用强守门人功能，这是消费者喜欢的另一个特点。这些计划使用了全部的三种消费者成本分摊方法，包括自付款、共同保险以及共付额。从表 14-1 可以看出，这些计划是雇主提供的所有管理性医疗保险计划中最受欢迎的计划（Teitelbaum and Wilensky，2013；Shi and Singh，2014）。

定点服务组织模式

定点服务组织计划结合了健康维护组织模式和优先医疗组织模式的特点。定点服务组织计划遵循健康维护组织模式，需要守门人并对服务利用有严格的控制。然而，它们允许在服务时，即在提供医疗诊治的时间选择提供者。由于优先医疗组织模式越来越受欢迎，定点服务组织计划已经减少，如表 14-1 所示（Teitelbaum and Wilensky，2013；Shi and Singh，2014）。

从表 14-1 可以看出，雇主向员工提供的几乎 80% 的健康计划都属于这三种管理性医疗保险计划模式。虽然经典的补偿型保险计划很少由雇主提供,但快速增长的选择是补偿型按服务付费模式的一个例子。该选择包括高额自付款健康计划,与健康储蓄帐户相配对,如第 13 章所述。员工选择的医疗保险计划中几乎 20% 属于这一类,从 2006 年的仅 4% 增长到现在的 20%。这些计划在保险费用方面更便宜,因为它们涉及非常高的自付款,并且在必须覆盖服务方面的规定较少(Shi and Singh,2014)。如第 17 章所述,《平价医疗法案》将逐渐要求这些计划在覆盖面上更加综合全面。

总结

虽然按服务付费尚未从医疗保险系统中消失,但管理性医疗保险已经成为医疗保健服务融资的核心。大多数医院仍然是针对特定类型的服务付费,在一些健康维护组织模式中,医生的工资是基于集体执业带来的收入,这些收入通常基于某种类型的按服务付费技术计算,结果是多种模式的"混杂"。这些模式在本章中作为单独的概念介绍主要是为了帮助理解目前倡导的一些筹资政策。

尽管医疗保险计划中的管理性医疗模式无处不在,但可以说这是一个没人喜欢的体系。消费者和医生都不喜欢对他们施加的各类限制。管理性医疗模式并没有像政策制定者希望得那么多的降低医疗保险系统的成本。该模式具有节省成本的潜力,因为行政部门的简化使得服务提供者和承保方属于同一组织。但是因为有许多不同类型的管理性医疗保险计划可以利用,医院和医生必须与各种计划交互,每个计划都有不同的支付指南。许多营利性行业的子公司变成了独立的承包人,就像越来越多地使用外部独立的实验室进行诊断测试一样(Shi and Singh,2014)。

所有欧洲国家都使用了管理性医疗保险的某些方面,这似乎比美国实施的效果更好,如第 22 章将要介绍的。导致这种情况的部分原因是美国医疗保险系统保留着非常复杂且分裂的向为患者提供服务的医生和医院付费的支付方式,要求美国的服务提供者能够与多个筹资系统交互,每个筹资系统具有不同的期望。下一章将讨论资金是如何支付给医生和医院的。

致谢

对本章做出主要贡献的人员有: Alexandra Amaral-Medeiros, Diana Griggs, and Jennifer Salop。他们的仔细阅读与建设性意见对本章内容起了重要的改善作用。

第15章

医疗保险的支付方式和资金流向

上一章从消费者的角度分析了医疗保险。本章将介绍支付的费用最终如何流向医疗服务提供者。对于大多数非医疗产品和服务来说,购买制度十分简单直接,和市场公正原则保持一致即可。消费者做出购买决定后对不同商店进行比较,然后购买所需的商品或服务。实际付款可能会通过使用信用卡的形式延迟支付,但购买过程十分容易且相当透明。商品或服务项目的价格清晰明确。商品或服务的生产者知道生产一个商品或服务项目的成本是多少,并且计算收费多少可以收回成本并赚取利润。昂贵的商品或服务项目可能需要长期支付额外的费用,这额外地增加了消费者支付的利息。虽然消费者并不是知道所有成本,但这个采购过程相当透明。

医疗保险产生的主要原因之一是许多医疗保健商品和服务的价格非常昂贵。如第13章所述,分担风险和扩大资金池,增加了消费者获取昂贵医疗服务的可能性,但是医疗保险的引入增加了服务购买过程的复杂性。一些是第11章中提到的概念性问题。保险公司成为了消费者和提供者之间的经纪人,所以消费者选择医疗服务的自由受到了限制。过度医疗问题(道德风险)和逃费问题的存在(免费搭车)增加了患者所需支付的费用。这在那些健康人群中造成了负面影响,受此影响他们有时会决定放弃医疗保险,进而导致其他人医疗保险成本的增加。

这种情况不是美国独有的,每个国家都建立了医疗保险制度,许多国家都拥有多重支付系统,其中包括一些营利性公司。然而正如在第22章将介绍的,虽然许多其他决策是分散的,但这些支付系统都在同一个监管制度下,因此成本控制功能方面是集中的。在美国医疗卫生系统中,每个第三方付款人对付款和报销都有不同的规则和指导,并且联邦政府和每个州都有不同的法规要求。此外,在许多情况下医疗保险付款人并不支付全部费用。这导致服务提供者需要另一个系统来记账和接收患者付费,然后将收到的付款与从各种保险计划中收到的资金协调起来。许多家庭有不止一个医疗保险付款方,因此针对一个患者,服务提供者必须协调两个不同的保险付款方。这个过程称为保险金统筹,每个保险付款方都有这方面的指南。

每项医疗服务的成本或价格不透明使这一过程更加的复杂化。正如将在第16章中讨论的,即便是医疗费用这个词语本身也不明确,不同的利益相关者对其理解各不相同。价格或费用一词在支付领域并不常用。相反,经常使用的词是报销,这意味着保险计划或第三方付款人将支付特定的服务或商品。

支付功能第一要务就是确定要为特定服务报销的金额。这就是所谓的费率设置,每个付款方都有不同的设置方法。保险付款人和医疗提供者之间进行协商确定适当的收费,如在第 14 章中讨论的按服务付费。从技术角度来看,收费是由服务提供者设定,而费率由保险付款方设定。每个服务提供商都有一份收费表,这是提供给患者的个人服务所需费用的列表。每个付款方决定每项所需服务费用的报销比例,并且每个付款方都有自己的规定。一些保险公司调整他们的按服务付费支付模式,修改为基于惯例的方式收费,以减少垫付或实际支付给服务提供者的金额。

通常付款程序会在服务提供者向保险付款方提交保险申请时开始。保险付款人根据他们可以接受的费率支付费用,然后服务提供者向患者收取其余的费用,这称为余额结算。

虽然这一说明适用于所有的第三方付款人,但付款过程的细节对于美国的三个主要付款方来说是相当不同的:医疗保健计划、医疗救助计划和私人医疗保险计划。本章将从对医疗保健计划支付功能的介绍开始,医疗保健计划是美国医疗卫生系统中使用最集中的支付方式,因此,许多费用成本控制的测试首先在医疗保健计划中开展,其中一些测试随后也会在私人医疗保险支付功能中推广。

医疗保健计划的支付方式

图 15-1 显示了医生和医院是如何接收医疗保健计划中患者所付款项的。正如第 14 章中所描述的那样,所有保险都是从形成一个中央资金池开始,但就医疗保健计划来说,这个资金池的资金有三个不同的来源,每个来源都将在第 18 章中进行详细阐述。在这里简单地对其进行如下说明:医疗保健计划资金的一部分是患者的保费(B 部分);第二部分是雇主通过社会保障缴纳的款项;第三部分是一般性税收收入,包括医疗保健税和社会保险税专项。这些资金由一个被称为医疗保健和医疗救助服务中心(Centers for Medicare and Medicaid Services,CMS)的行政机构管理,它是卫生和人力资源部门(Department of Health and Human Resources ,DHHS)的一个分支。由于这是一个联邦政策项目,因此所有国民享有同等的资质和福利。

向医生所付款项

医疗保健计划通过多种方法来确定如何向医生为患者提供的服务付费。一部分费用仍然采用按服务付费的方法,由医疗保健计划确定费用金额。如在第 12 章中指出的,这种报销方法被认为会激励医生向患者提供过度医疗服务从而导致医疗费用成本的增加。为了控制这一问题,从 1992 年开始医疗保健计划尝试采用略有不同的方式设定服务费用,这种方法被称为基于资源的相对价值比率(Resource-Based Relative Value Scale,RSBRVS),并不是基于特定服务的特定费用,而是基于为每项服务设定相对价值单位(relative value units,RVU)。上述努力试图控制服务患者的诊疗时间以及调控医生提供服务的强度。此外,这一系统同样也存在行政管理成本的问题,如间接费用和不当行为费用以及地域变异成本的产生(Hsiao et al. ,1988;Shi and Singh,2014)。使用基于资源的相对价值比率确定服务费用不像按服务付费方式那样随意,已被一些私人保险公司采纳。然而,它仍然是按服务付费方式

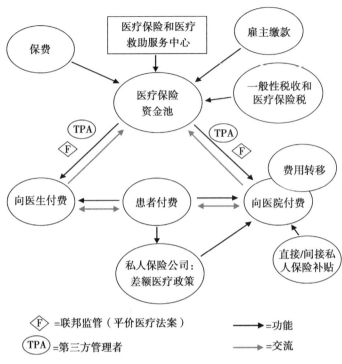

F = 联邦监管（平价医疗法案）　　　——→ = 功能

TPA = 第三方管理者　　　——→ = 交流

图 15-1　医疗保健计划项目支付功能

的一种变式,具有校正服务强度的作用,同时并不会产生减少医疗服务提供的经济激励(Jessee,2011)。

　　另一种确定向医生付费额度的创新方式是服务包。这是对全球预算方法的修正,它激励医生在一定额度内为患者提供所有需要的医疗护理服务(Hussey et al.,2012;Shi and Singh,2014)。这一尝试也被《平价医疗法案》鼓励作为私人保险支付的一部分采用,将在本章后面的内容中进行介绍。

向医院所付款项

　　1983 年为应对医保患者医疗费用增加这一问题,制定了一种向医院支付住院患者医疗费用的独特方法:那就是预付费支付方式。预付费支付鼓励医院通过减少重复服务和审核每项医疗服务的必要性来降低医疗成本。在该支付机制下,医院基于前一年提供的医疗服务量,预测下一年医疗保健计划患者的医疗费用。医院对一整年的预算进行分配,并据此预算提供下一年所有必要的服务量。任何结余的资金可以归医院留用但额外支出也必须由医院承担。

　　这种支付方式需要一种新的方式来确定为每一位患者报销多少费用。疾病诊断相关组系统(Diagnosis-Related Groups,DRGs)创建诊断组群要求以类似的医疗资源和报销比率向同一诊断组群提供服务。为此,创建了超过 300 个不同的疾病诊断群体(Starr,2011)。虽然报销主要是基于在医疗资源消耗方面类似性而设定的疾病诊断相关组,但还有其他因素可用来修正每一组群的报销比率。这些因素包括决定目标医院是位于城市还是农村地区,医院是否参与住院医师的医学教育培训。另一个修正因素是该医院是否向大量未参保患者提供医疗服务(Shi and Singh,2014)。这些修正因素正是图 15-1 所示的那些直接(间接)补贴的例子。

服务提供者和联邦医疗保健计划之间的沟通显得相当简单,特别是当与私人保险公司的沟通过程比较时更是如此,这将在后文中加以解释。在联邦医疗保健计划体制下,服务提供者知道什么类型的服务报销是允许的,所以不存在不断的谈判过程。对于支付医院服务的费用,这笔钱的金额基于疾病诊断相关组系统测算并预先支付。对于门诊服务,费用的支付主要是基于上述其他方法来进行的。

患者确实会存在联邦医疗保健计划不能覆盖的费用支出,不论是门诊还是住院服务都是如此。医疗保健计划支付所覆盖方面费用支出的 80%,消费者通常购买一些特定的私人健康保险来承担这些剩余费用的支出。这种类型的医疗保险被称为差额医疗保健计划,具体将在第 18 章中进行阐述。如图 15-1 所示,这意味着医院可以获得来自消费者以及私人保险公司的付款。

医疗救助计划的支付方式

因为医疗救助计划是联邦和州两级项目,所以通过医疗救助途径向服务提供者支付的流程(图 15-2)除了更多的州级相关法规监管外,与联邦医疗保健计划相似。与医疗保健计划相同,医疗救助计划也由医疗保健计划和医疗救助服务中心管理。然而,它还由一个州级的医疗救助管理办公室管理。该办公室在联邦准则下为特定州的医疗服务设定政策准则和费率,不像联邦医疗保健计划,支付医疗服务费用的医疗救助资金池的资金来源完全依赖于州或联邦层面的税收。

鉴于接受医疗救助计划服务人群的特点,很难实施个人费用成本分摊。一些州已经尝试低水平共同保险金额,通常小于周服务费用的 10%(Teitelbaum and Wilensky,2013)。众所周知,医疗救助计划也存在患者门诊和住院服务费用的不良报销现象。医生不被允许向患者开票收费,因此在实际过程中,一些医生限制接收符合医疗救助计划条件的患者的数量。一些研究表明,接收新的医疗救助计划患者的医生不足 1/3,同时他们仍接受来自其他付款途径的新患者(Boukus et al.,2009)。

医疗救助模式下,医生费用的支付取决于州内的一系列安排。虽然有一些是按服务付费,但越来越多的医疗救助计划患者被纳入管控型医疗项目,这些项目为医生提供的服务支付固定的费用。2009 年,医疗救助计划覆盖人群的近 70% 参加了某种管理性医疗计划(CMS,2009)。

医疗救助计划在支付医院服务费用时使用固定的费用计划,而这一费用水平低于所有其他付款方式(Teitelbaum and Wilensky,2013)。当基于疾病诊断相关组系统的医疗保健计划实施预期支付模式时,大家曾期望私人保险公司和医疗救助计划也能转换为此种支付方法。尽管一些州确实尝试将医疗救助计划转变为以按人头付费为基础的预期支付制,但由于没有考虑服务工作量,这并没有能实现。

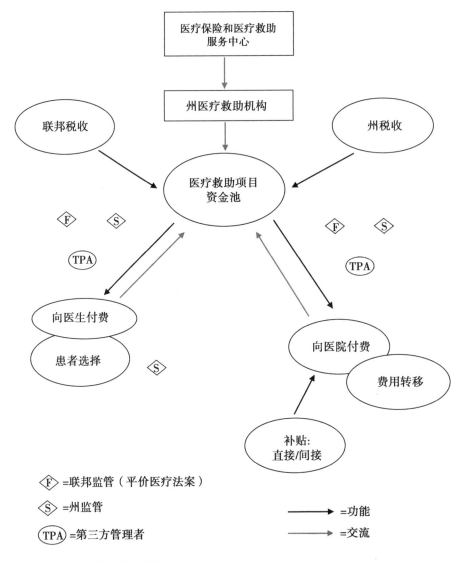

图 15-2 支付功能:医疗救助

私人医疗保险的支付方式

如图 15-3 所示,私人医疗保险公司主要的资金来源是消费者支付的保费。确定保费的方式已在第 13 章有所描述。州政府也设置了保险公司可以收取多少保费的规定。此外,一旦《平价医疗法案》得到全面实施,联邦政府也将参与监管。保险公司将持有的资金用于代患者向服务提供者支付费用,并希望资金有所结余。对于营利性医疗保险公司,这些超额的收入就是利润。对于非营利性的医疗保健计划,这些超额收入将用于重新投资。《平价医疗法案》有一个特定的要求就是私人医疗保险公司必须将他们至少 85% 的收益用于福利事业。这是控制私人医疗保险利润和管理费用的尝试,有助于减少费用支出而为患者带来福利。

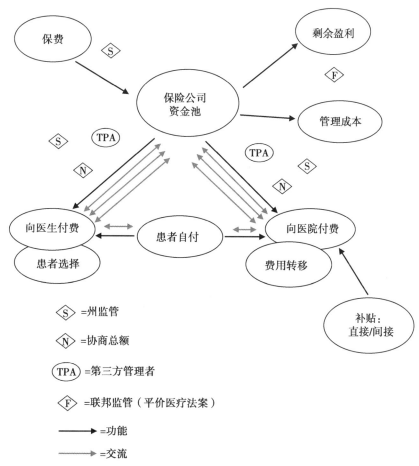

图 15-3　支付功能:私人健康保险

向医生所付款项

如本章开头所述,在大多数情况下医生向保险公司收取其所提供的每项服务的费用。这些费用通常基于按服务付费(fee-for-service,FFS)的模式,有时是前面提到的基于资源的相对价值比率模式。健康维护组织(Health Maintenance Organization,HMO)和一些管理性医疗组织还会使用第 14 章中提到的其他一些付款方式。主要的替代支付方式是按人头付费,这种方式为每个病人向医生支付统一的费率,而不考虑提供服务的类型。许多健康维护组织模式以工资的形式支付医生,但确定工资的方法可能是基于服务类型、服务强度或服务所需的资源价值。

向医生付费模式的创新包括之前在联邦医疗保健计划部分提到的服务包。这在经济层面激励医生将一定费用额度内所有必须的医疗护理服务提供给患者。将提供给一位病人的一组服务进行打包支付是成为医疗责任组织的基础,这一创新模式被《平价医疗法案》鼓励用于私人医疗保险计划。在这一模式下,医生和医院负责特定患者群体所需的所有医疗保健服务。医疗费用由保费支付,而支付医生的费用则按照人头付费。这样做的目的是强化预防和初级医疗保健,进而减少昂贵医疗服务的需求(DeVore and Champion,2011;Shi and Singh,2014)。由于它起源于经典的健康维护组织模式,所以这种当今全球普遍使用的支付模式对大家来说很熟悉。

上述讨论强调了确定支付医生适当费用的难度。我们需要在两种期望之间实现平衡,其一是基于医生的技能和学识为其提供的服务公平地支付费用;其二是创建一个不提供任何不正当激励的支付系统,不因为经济原因而导致医生提供过多或过少的医疗服务。拥有一个完美的付款系统几乎是不可能的事情,这就意味着支付模式的创新仍将继续。

图 15-3 显示的另一个问题是支付医生费用过程的复杂性。图 15-3 中的实线表示向医生支付资金,金额由依据前面讨论的诸多方法确定。但是,这种付款方式通常在保险支付方和医生进行多轮沟通之后才会实现。虚线就是代表这一沟通过程,虽然它已对实际过程进行了过度简化,但仍显复杂。这一沟通过程的性质和频率在一定程度上与保险费用的支付类型有关。医生在收到付款前和保险付款人之间进行数轮沟通的情况并不罕见,包括保险付款人拒绝支付时的情况。一般而言,医生试图从保险付款人那里获得更多的费用,而付款人试图支付更少的费用。

个体医生和团体医生执业中可以基于保险范围来选择患者人群。医生有权拒绝为没有任何保险的病人提供服务。在大多数州,如图 15-2 所示,医生在行医过程中也有权限制他们接受医疗救助患者的比例。

重要的一点是,图 15-3 展示了医生和一个医疗保险付款人之间的沟通模式。事实上,许多医生必须处理三种不同类别的保险支付方式:私人保险公司、医疗保健计划和医疗救助计划。每一种保险支付方的报销方式都不同。另一个繁杂的方面是,一位医生可能必须应对多达 15 个不同的私人保险公司,而他们每个的准则又都略有不同。如第 14 章所述,一些医生为应对这种复杂性,选择在管理上更加有组织性并且可帮助他们处理上述财务问题的管理性保健组织执业。

向医院所付款项

图 15-3 还显示了向医院支付费用的过程。由于许多不同的服务是为住院患者提供的,因此确定向医院提供的服务支付适当费用的方法甚至比向医生支付更加复杂。一般来说,主要有两种方式,保险付款方可据此向医院分配费用。一种是单纯的医疗保健计划,即先前提到过的预支付报销模式,只在医疗保健计划中使用。第二种是除医疗保健计划外,所有保险付款人为医院服务报销费用都使用的方法,被称为成本加成追溯报销。首先,成本加成意味着一部分管理费用被允许纳入医院向保险公司提出的所需费用中。管理费用包括房间的清洁和维护、灯光等常见基础设施费用以及手术室和诊断成像仪器的费用。尽管并不是每个病人都需要所有这些服务,一些保险公司允许医院收取每位患者少量的相关费用,其他一些保险公司使用每日津贴支付患者的费用,这就可能包括也可能不包括一些上述管理费用,最终由医院和保险公司之间协商确定。

追溯一词意味着医院在提供服务之后收到支付费用。常见的流程是医院在患者出院后向保险公司提交账单,患者可报销的总额包括住院时间、接受服务的数量和类型以及任何可被接受的管理费用三方面。一旦保险公司支付了协商后的费用金额,医院将发送被称为保险偿付说明(explanation of benefits,EOB)的纸质声明给病人,其中会显示由保险公司支付的金额并与医院的收费金额进行比较。此后,医院将向患者收取剩余费用。

此付款过程还涉及另一环节。只有当服务已经提供,关于可接受费用的协商已经完成,并且服务提供商提出的所有费用都已经过验证,保险付款方才会支付资金。一些保险公司通过内部的赔付部门完成上述工作。但是,包括医疗保健计划和医疗救助计划在内的许多保险公司都使用所谓的第三方管理者(图 15-1~图 15-3 中的 TPA)处理并支付这些赔付(Shi and Singh,2014)。这就给本已复杂的系统增加了另一项管理成本。

保险支付方向服务提供者(医生或医院)付费后,剩余的费用通常由患者负责承担。一些管理性保险计划不允许这种平衡计费的做法,因为他们已经将协商付款作为管控型保险计划项目网络的一部分内容。然而,许多限制较少的管控型保险计划,例如优先医疗组织就允许在患者的共同保险费率份额内收取一定的费用。所有私人医疗保险计划(消费者驱动的市场)均是基于第 14 章中介绍的传统医疗保险模式,同样涉及上述患者费用的问题。在图 15-3 中,这部分以服务提供者收益的形式呈现。未在此图中显示的是多次发送给消费者的纸质版账单,以及把这笔债务交给收款公司的过程。

美国医疗保险支付方式的主要问题

从图 15-1~图 15-3 显示了美国医疗卫生系统基本的支付方式。由于医疗卫生筹资领域十分复杂,许多细节被省略了,目的就是为读者提供一个支付系统整体的了解,联邦医疗保健计划、医疗救助计划和私人医疗保险计划在付款功能方面的基本依据有几点相似之处。资金池资金的来源有几种途径,资金池都用于向为特定保险项目或保险计划覆盖人群提供医疗服务的机构支付费用,且资金来源有多种途径。每个保险项目或公司都有自己的一套指导方针和(或)规章管理支付给服务提供者(医生或医院)的费用金额。

这些图表中未显示的内容还有人们选择三种类型医疗保险计划的过程。联邦医疗保健计划的登记是基于人员年龄或伤残鉴定;私人保险针对的人群是企业员工或个人。医疗救助计划是基于收入和其他几个类别的因素进行年度审核确定的,这部分内容将在第 19 章中进行介绍。每项决策、每次与患者的沟通以及每次资金的分配都会产生管理成本,这些在图表里没有被突出,但是在实际过程中却是无处不在的。一些管理任务是由保险组织自身完成的,但在多数情况下,所有这些工作是由各个独立的公司分别承担的,包括实际向服务提供者支付资金的第三方支付机构。这些中介组织为所有三种类型的医疗保险计划提供服务。因为在上述情况下管理成本是分散的,因此总的管理成本很难确定,因为在许多情况下管理成本都是分散的。当专门明确计算所有这些成本费用时,最受认可的估计是医疗费用支出的 31%,这在第 13 章已经提及(Woolhandler et al.,2003)。

在图表中没有完全显示的内容还有影响支付过程每一环节的后台监管机制。州和联邦法规在这三个图中都有注明,但这些都只是一些简单的例子。这个检测网络由公共资助,其中的三个资金流汇入中央医保资金池,用于直接或间接地补贴医疗服务费用。间接补贴包括对非营利医疗保健组织免税。联邦医疗保健计划通过多种途径向医院提供间接和直接补贴,其中最明显的就是资助医学生在住院医师期间的培训。城市、城镇和州提供直接和一些间接的补贴来支持医院为无保险人员提供医疗护理。

在三个图表所呈现的背景下还有各种政策支持网络为医生和医院开展医疗执业创造良好的氛围。仅举一个例子说明,任何第三方的资金,不管是公共的还是私人的,都只能流向特定、合法和获得国家许可的医疗保健机构。尽管这在一些人看来约束性太强,但如第7章所述它确实为消费者和服务提供者提供了保障。

多重独立支付方式对于医院财务室来说,更实际的后果是必须能够处理基于疾病诊断相关分组付费模式的医疗保健计划预付费用;还要能够处理根据每日费率确定的医疗救助计划垫付和预付费报销;以及来自不同私人医疗保险公司的垫付报销。各类支付方式指导报销的制度都又各不相同。

虽然本章的重点一直集中于描述那些"节省的"第三方付款人,尤其是医疗救助计划,但有一些在费用支付方面还是有慷慨之处的,比如在管理费用的支付方面就相当慷慨。医院通过常规的成本转移过程来应对这一问题,这在所有三个图表中都可以看到。例如,当患者的支付方拒绝支付费用时,私人保险公司的最高费用额度可适用于其他支付方,特别是对于医疗救助计划不允许报销的费用。这一过程不仅完全合法,而且也被视为鼓励医院继续为未投保或保险不足的患者提供服务的唯一方法。成本转移被广泛研究以确定其影响因素,以及对医院和医疗卫生系统总体费用所产生的影响(Robinson,2011)。

这种支付方式并不是美国独有的。每一个国家必须设计一个系统来支付个体和机构服务提供者。图15-4表示的是其他国家所使用的一个通用支付模型。虽然支付模型的细节因国家而异,这在第22章将会加以阐述,但其基础功能是相同的。虽然它被表述为单一支付者系统,但这种也适用于多方支付系统,因为这些系统实现了所有付款人之间的支付功能的标准化,包括私人和营利性保险公司。即使在一个私人保险市场的国家,相同的规则和准则也适用于每个付款人,而不像在美国,每个付款人的准则是完全不同的。

通过比较上述四张图可以发现,美国所采用的独立多方支付系统一方面导致了管理效率低下,另一方面还造成了医院之间不平等的现象。医院的财务状况在很大程度上取决于向医院支付服务费用的付款方的组成情况。医院开发了一个称为平均成本指数的指标,他们以此与每一类付款人支付的每日费率比较。联邦医疗保健计划的报销是平均成本指数的大约90%(AHA,2009)。多数私人保险公司以高于医院平均成本的费率报销。医疗救助的报销仅是医院指数的60%或70%(Kovner and Knickman,2011)。公立医院可能有多达75%的住院患者属于联邦医疗救助计划或无偿护理的服务群体,且只有5%的患者拥有某种形式的私人保险。较富裕的医院通常仅约40%的病人是医疗救助或无偿医疗人群,至少有1/3的服务受众具有某些类型的私人健康保险(Kovner and Knickman,2011)。即使有额外的公共补贴以帮助支付超出部分的费用,公立医院的财政状况仍不稳定。虽然联邦医疗保健计划报销水平持平或略低于平均成本指数,但联邦医疗保健计划患者的数量以及可预测的报销额度对维持医院财务方面的稳定来说十分有利。

医院提供高质量医疗服务的能力至少部分取决于支付组合情况以及医院与保险付款人谈判获取更好报销比率的能力。医院和第三方付款人都使用他们的经济实力来谈判获取最有利的报销比率。联邦医疗保健计划和医疗救助不进行费率协商,但实际上大型的第三方

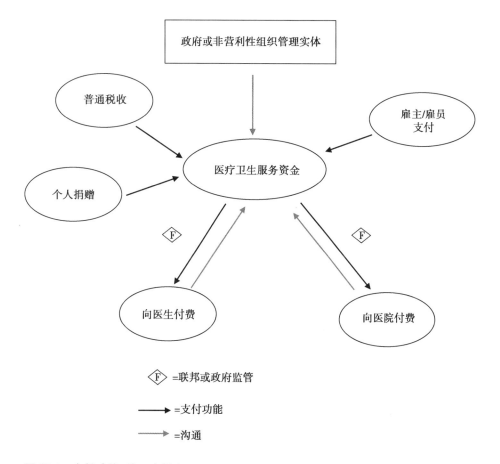

图 15-4 支付功能：单一支付方

付款人和收到高度认可的大型医院却常规性地参与价格谈判（Kovner and Knickman，2011）。正如将在第 22 章描述的，其他国家通过向所有医院的公共和私人医保患者支付相同的金额以消除这种不公平现象。

从另一角度评价美国医疗保险支付方式

本章的四个图形以一种十分概念化的方式描述了一般的付款方式。图 15-5 展现了这个过程对医生实践更为实际的影响。此图中所涉及的细节对医生和患者来说都非常重要。付款申请被拒绝或错误支付的现象并不罕见。所有这些情况都会导致服务提供者、患者和付款方之间的反复沟通。它还会导致延迟向服务提供商付款。在有组织的健康管理计划实践中，许多这种工作由工作人员执行，有时并没有医生的大量参与。然而，从全国层面来看，不考虑执业环境，每个医生估计每年至少要花费 3 周时间与保险公司相互协商。美国在管理成本上要比其他国家多花费 30% ~ 70%，有时甚至更多。这些高额的管理成本就包括那些私人支付方和公共支付方系统共存、多方支付产生的管理花费（Wikler et al.，2012）。这种筹资制度对医生来说是不幸的，对患者也同样如此。

1. 患者获取健康保险

私人保险：必须从若干保险计划中进行选择，权衡保险覆盖范围与费用分担责任；必须每年重新进行选择。医疗救助：每年进行纳入资格申请并等待通知。联邦医疗保健计划：申请一次即可；如果选择差额医疗政策，就必须从 15 个保险计划中选择一个且每年都要重新选择；如果选择 D 部分，那么就必须每年从 15~20 个保险计划中选择一个。

2. 服务提供者与保险公司谈判

服务提供者与每家保险公司谈判并签订合同；必须为每家保险公司完成单独的资格认证。

3. 患者预约日程表

患者联系服务提供者办公室进行预约；必须确定服务提供者是否接受患者的保险类型。在预约之前，办公室工作人员要核实患者的个人保险以及覆盖范围。

4. 患者就诊：治疗和（或）诊断

服务提供商必须使用符合每个保险公司要求的适当诊断分类；每项保险赔付申请必须单独提交给每个承保方。如果出现治疗需求超越门诊服务能力的情况，可能需要事先授权。患者、办公室工作人员和（或）服务提供者可能需要核查保险计划的覆盖范围。

5. 结算和保险申请提交

服务提供者和办公室工作人员必须单独提交每个保险申请。在多个保险公司的情况下，必须协调多家公司的保险覆盖范围。无标准规范；没有统一的赔付申请方式。

6. 赔付进度查询、汇款和付款过账

这个过程对大多数保险公司来说需要 3~6 个月的时间。办公室工作人员联系保险公司，以随时确认核实保险公司收到赔付申请以及确认赔付申请是否已在其系统中公布。

7. 拒赔，超额赔付和不足赔付的协商付款

拒绝赔付费用给服务提供者和患者；保险公司使用一系列拒付代码，办公室工作人员必须对其作出解释说明。保险公司因其电子化办公程度不同，容易产生许多错误。患者联系服务提供商办公室以及保险公司。除了拒绝赔付之外，超额赔付和不足赔付也都是十分常见。这些都必须退还给保险公司进行更正。

8. 申诉

每个保险公司都有申诉流程，服务提供者或患者可提出申诉请求。大多数申诉是手动进行的而不是电子化的。申诉成功后需要重新提交赔付申请，相应流程也要重新开始。

9. 报告；可能的患者计费

付款通常需要向各种组织进行报告，例如需协调的保险公司，其他健康计划或医院。服务提供者实践中也可能需要将保险赔付后的剩余费用向患者收费。

10. 患者付款

服务提供者必须有一个系统来接收患者的付款，包括非正式分期付款计划。还必须有一个提醒/收款系统；并针对拖欠/未付账单与收款机构签订合同。

图 15-5　患者就诊及医生获得服务报酬的流程

总结

　　本章概括描述了美国医疗卫生系统中三大类第三方付款人各自的支付方式，包括联邦医疗保健计划、医疗救助和私人医疗保险公司。美国医疗卫生系统中独立性操作的存在和多付款人监管的需要,增加了对管理服务的需求,同时也降低了医疗费用的透明度。美国医疗卫生系统支付过程中沟通模式的复杂程度更加惊人,在私人健康保险市场中尤其突出。在成本控制方面已经做了很多努力,其中一些在本章付款功能的部分已经提及。下一个章将重点讨论医疗费用问题,并对其他控制费用方式所做的工作进行介绍。

致谢

　　我很感谢 Tom Duston 博士对本章内容草稿的评阅。Ryan Barry,Jillissia,James,Reema Chapatwala 和 Renee Williams-Sinclair 四位同学也阅读了本章内容并提出了修改建议。他们的建议对于本章内容的修订十分有益。特别感谢 Bob Sherry 博士,他提供了图 15-5 的资料来源。真诚感谢 Jessi Duston,他对图 15-1~图 15-4 的几个草图进行了多次修订,一并感谢 Julie Minnish 为图 15-5 最终定稿所做的努力。

第16章

高额医疗费用的原因及相应措施

"医疗费用支出太高"是人们对美国医疗卫生系统最普遍、最突出的评价。本章首先将细数医疗费用通常包含哪些内容,继而对究竟有多少钱被投入美国医疗卫生系统以及它们各自的用途加以阐述,并就上述医疗费用支出太高的说法进行探究。本章也将描述影响总体医疗费用的关键因素。本章还列举了三种不同的医疗费用控制方法,并通过一些实例来解释每一种方法是如何实施的。最后,作者还将对本章开头这一说法的正确与否加以分析。

医疗费用的利益相关群体

在上一章中,我们尽可能地避开"费用"一词。因为在医疗卫生领域要准确、透明地报告每一项服务的费用几乎是不可能的事情。正如第15章所阐述的,医院和医生收取费用是基于个人医疗保险将会报销的特定服务的花费,而不是基于该服务的成本费用。

费用一词的确切定义实际上是由该词的使用者来决定的。对于政策制定者和经济学家来说,费用是一个综合性的术语,表示所有医疗卫生体系中花费的总额。而对于消费者来讲,费用是一个隐形的价格而且这一价格越低越好。对于服务提供者来说,费用是产生医疗卫生服务支出的一种表现。

在图12-1所涵盖的众多利益相关者中,有几类人群对于医疗费用支出十分关切。医生们通常将费用和自己的执业成本进行关联。正如第11章中所指出的,医生在很大程度上掌控患者接受医疗服务的数量和质量,但他们的关注点仅是每一次就诊的患者个体,而不是整个医疗卫生系统。同样,除非涉及医疗卫生服务的税收支持或者强制保险的覆盖范围,否则患者也不关心医疗费用支出的问题。通常,患者希望以最低的价格尽可能多地获取高品质的医疗卫生服务。

第三方付款人按照其价格结构,通过向同一类患者提供同样的一系列服务来支持其组织的财务状况。其关注的重点是群体而不仅是病人个体,正因此第三方付款人才有可能与服务提供商进行谈判去争取最低的价格。医院同样也仅专注于管理那些在医院接受服务的患者的医疗费用。

在控制医疗费用支出,尤其是员工医疗费用支出方面,企业雇主是主要的既得利益方。他们关注的重点是如何以最低的保费为他们的员工提供最优质的保险计划。在他们看来,这事关员工的去留和公司生产力的增加。对于他们来说,医保费用支出也是其商业成本的一部分(Kovner and Knickman,2011)。

还有一类群体与医疗费用支出高低有很深的利益相关性,即各种医疗卫生服务的提供者。这些公司生产和提供医疗用品、设备、仪器和药品(Kovner and Knickman,2011)。这一利益相关群体在以营利为目的的市场里激烈竞争,所以他们的主要目的是降低成本,使利润能更高。

政策分析家和(或)政策制定者于更大范围的医疗卫生系统内投资,其中部分人员来自于政府部门。他们主要参与设计和评估可用于控制整个医疗卫生系统成本的方法。既往医疗费用的控制通常是采用经济激励措施中的一种。从他们的角度来看,基于健康状况之间的不确定性以及其自身的不可控性,医疗费用是一个令人沮丧的变量。一般纳税人也关注医疗费用,但多发生在他们贡献于医疗卫生服务的公共基金用于本书中讨论的几类目标群体时。当他们面对自己个人的健康需求时,通常就不会出现这种担忧。

医疗费用总额与资金分配详情

我们的医疗费用到底花费了多少,都用在了哪些地方,这是一个十分复杂的问题。研究结果在一定程度上取决于被调查的利益相关者的类型,换句话说,医疗保健领域的花费与政治立场密不可分。然而,对于那些大额的复杂预算多采用不同的测算方式,并没有标准化的用于确定费用总额的方法。此外,相关的数据总是滞后一两年时间才能获得。这意味着进行比较时必须谨慎,需要数据具有统一的标准并且在时间上具有可比性。因此,在美国不能简单地说多少钱是花在医疗卫生保健领域的。这一费用额度有几种常用的评估方式,将在接下来加以介绍。

其中一个指标是国家卫生支出。它表示在一个公历年度内国家花在一切医疗相关领域的费用总额,包括直接医疗服务、公共卫生服务、医疗用品、医疗相关的研究、管理成本和基础设施投资(Shi and Singh,2014)。在 2010 年,这一数额是 2.6 万亿美元。相比不易理解的总额费用,人均费用支出是一种更有效的评估指标。同年,美国的人均国家卫生支出是 8402 美元。医疗费用占整个美国经济生产总量的比例也是一种更为适宜的表示形式。美国同年医疗费用支出占其国内生产总值的 17.9%,这可能是最常用的评估指标。这种评估形式既测算了服务生产情况,也测算了消费情况(Shi and Singh,2014)。这种测算形式是好是坏,将在本章的最后进行阐述。

另一个重要的问题就是钱是通过哪些途径花费在医疗卫生系统的。图 6-2 显示了最常见的分类。如第 6 章公共卫生专业人员所述,卫生资源的分配低估了公共健康在促进社会整体健康和成本控制活动中的重要性。另外,正如第 14 章指出的,这仅仅代表医疗费用中的公共支出部分,大大低估了全系统的管理成本。另一种不同的途径是个人医疗费用总额,这是一种与个人医疗费用支出相关的指标。2010 年,约 84% 的国家卫生支出都用在了个人医疗费用领域(Shi and Singh,2014)。

将要分析的另一问题是花费在卫生领域的资金的来源,具体可见表 16-1。从表中可以看出,在卫生领域的花费有略超过一半的部分来自私人支出,包括保险费。这一结果反映出私人支出随着时间的变化比例逐渐降低。在 1960 年,医疗费用中有超过 75% 来源于私人。医疗保险和医疗救助的实施增加了医疗卫生系统中公共资源投入的比例。大多数研究者都认为《平价医疗法案》将继续推进美国医疗卫生系统资金从私人支付到公共支出这一转变(Kovner and Knickman,2011;Teitelbaum and Wilensky,2013;Shi and Singh,2014)。这是好是坏还取决于看待该问题的角度,主要可以从市场公平和社会公平两种分配系统的角度进行分析。

表 16-1　美国医疗卫生系统的资金来源

资金来源	百分比
私人医疗保险	35%
联邦财政资金	34%
州财政资金	12%
个人自费	12%
其他私人资金	7%

资料来源: 数据来源于 Kovner, A. R. and Knickman, J. R. ,Health Care Delivery in the United States,10th edition,Springer,New York,2011.

　　关于国家卫生支出增长速度政策性的讨论一直在持续进行。这种增长是否合理,符合预期或是"暴涨失控",都依赖于利益相关者看待该问题时所处的立场。曾有段时间,特别是医疗保险和医疗救助实施后,医疗费用年增长率上涨超过 10%(Shi and Singh,2014)。这一情况在意料之中,因为服务利用和支出之间的关系众所周知。无论是医疗保险还是医疗救助都增加了人们获取医疗服务的可能,其中一些人之前可能已经推迟了接受医疗服务的机会。自 1990 年起,美国国家卫生支出年增长率已开始下降并稳步降至约 6% 的水平。在 2008 年这一增长率进一步下降并维持在稍低于 4% 的水平,(Shi and Singh,2014)。

　　我们如何判断目前每年 3.8% 的增长率是否过高呢?有三种不同方法用于将这个数值放在具体的情景下进行分析。第一个是将医疗通货膨胀率与国民经济中的一般通货膨胀率进行比较。除去 1978~1981 年的这一短暂时期外,医疗通货膨胀均超过了美国经济的一般通货膨胀(Shi and Singh,2014)。另一种方法是将医疗费用支出的增长与 GDP 的总体增长加以比较。除极少数例外情况外,卫生支出的增长速度均超过了整个美国经济的增长速度。这意味着,越来越多的 GDP 份额被用于医疗领域(Shi and Singh,2014)。在许多相关讨论中被忽略的是整个医疗保健系统中支出增加的分布并不均匀。用于私人医疗的支出增长远远超过用于公共卫生支出的增长(Altman,2015)。将更多的资金从私人医疗转移到公共卫生是否能够控制医疗费用支出的增长,还取决于看待该问题的政策角度。

　　大多数利益相关者似乎都有一个共识,那就是医疗费用太高需要控制,但就如何实现这一点人们并没有达成共识。正如本章开头所讨论的,费用控制策略取决于对高额医疗费用成因的分析,而不同的利益相关者对高费用产生的原因有不同的看法。下一节将介绍一种识别医疗费用支出影响因素的方法。图 16-1 显示了几种不同资金来源的分类,每种都是医疗费用支出的重要贡献者。其中的每一种都将在这里进行简要的讨论,首先从一个常常被大多数利益相关者忽视的类别开始。

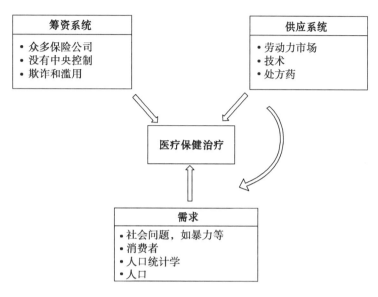

图 16-1　影响医疗保健治疗费用的因素

消费者在高额医疗费用中扮演的角色

尽管很少被确定为医疗费用的影响因素,但消费者在美国高额医疗费用支出方面发挥了重要作用。接下来的讨论将分别从几种不同的角度来分析消费者在高额医疗费用方面发挥的作用。第一个是很普遍的,消费者需要从医疗保健服务提供者那里获取的服务越来越多。如 Roemer(1961)很早之前指出的,利用等同于支出,所以每次消费者到医疗保健服务提供者那里就诊求助,相关费用支出也就产生了。保持适当的服务利用是医疗领域的一大挑战,不仅对于昂贵的医疗服务,对于初级保健服务来说也是如此。大约一半的成年人患有至少一种慢性病。25% 的成年人患有两种及以上慢性病。2006 年,近 80% 的医疗费用支出用于 50% 的患有慢性疾病的人群(CDC,2014c)。

一些慢性疾病患病率的升高与美国人口老龄化的现况有关。虽然并不是所有的老人都会患病,但随年龄增长平均医疗卫生服务的利用会增加,这在慢性疾病管理方面尤其突出。事实上,从全国数据来看,65 岁以上的人口的医疗费用支出是 65 岁以下人口的 3.6 倍(Shi and Singh,2014)。美国人口的期望寿命在稳步增加,导致 65 岁以上人口的比例也在不断增长,增幅最大的是 85 岁以上的人口。2000 年,美国 65 岁以上的人口约为 13%,预计到 2030 年将增加到 20%。老龄化的一个结果就是医疗费用的增加,特别是在医疗保健计划中(Shi and Singh,2014)。

当然,并不是所有慢性病医疗费用的增加都与年龄有关。10 项死因中的 4 项与个人不健康的行为密切相关。两种不健康行为对于医疗费用支出的影响显著。第一种已经在第 2

章进行了讨论,那就是吸烟。与吸烟有关的疾病产生的直接医疗费用每年约 750 亿美元。然而,吸烟疾病有更大的影响,因为吸烟相关疾病产生的间接费用每年高达 1670 亿美元(CDC,2005)。第二种昂贵的不健康行为是肥胖。将近 1/3 的成年人和约 20% 的儿童是肥胖症患者(Ogdenet al. ,2014)。2008 年,医疗卫生系统总支出中与肥胖相关的支出超过了1470 亿美元(Finkelstein et al. ,2009)。在这两个例子中,公共卫生专业人士认为增加研究支出以更清楚地了解这些健康行为的本质,有助于提供更多有效的解决方案,进而将减少整个医疗卫生系统的支出。

消费者的另一类行为很少被注意到。这类行为涉及消费者如何利用医疗卫生系统。其中一部分这类行为涉及道德风险,要求使用超过正常需要的更高水平的医疗护理。这种行为中最昂贵的表现是在急诊室就一些非紧急的健康问题寻求获得更快或更方便的医疗护理服务。在关于医疗费用的讨论中,另一个很少被反映出的消费者行为因素,就是患者对医疗保健服务提供者的预约存在就诊爽约现象。错过预约就诊是对医疗资源的巨大浪费,因为他们浪费了医疗服务提供者有效的工作时间,并且增加了办公室工作人员重新安排并提醒病人的工作时间。在一个大规模的人群调查中,近 40% 的患者在 1 年内曾错过或取消过就诊预约(Kovner and Knickman,2011)。

我们的其他需求:社会问题

医疗卫生系统融合在美国社会体系的更大范围内。社会问题产生的费用往往也需要医疗卫生系统来买单。众多相关的例子中的一个就是受到越来越多关注的暴力问题,尤其是枪支暴力。这里有几种费用支出,从急诊开始,但还包括许多其他费用,包括住院医疗费用,如重症护理。持续的康复护理涉及一系列医疗服务,包括第 6 章中所描述的每个级别的医疗护理服务。受害者以及其家庭成员的心理健康治疗费用也是暴力因素所产生的支出的重要部分。除了医疗卫生系统的这些直接费用支出之外,从生产力损失和失业的角度来看,这对于美国经济也是巨大的损失。最近一项评估显示,这些费用的总额大概在每年为 500 亿~1740 亿美元(Corso et al,2012;Miller,2014)。由于枪支暴力对美国医疗卫生系统具有重大影响,美国公共卫生协会已经将枪支暴力视作一种公共卫生问题(Weinberger et al. ,2015)。

影响医疗费用的供给问题

经济学家使用"供给"一词来表示原始产品、资本和用于制造产品的工艺过程。供给一词在这里表示其最广泛的含义,包括影响费用支出的各种因素。然而,如图 16-1 所示,各种因素之间并不是一种单向的关系。在这个大类包含的诸多因素中,我们仅对其中三个加以讨论:劳动力或卫生人力资源,技术和处方药。

卫生人力资源

如第 7 章所述,医疗卫生系统人力资源包括各种临床和非临床专业人员。这些人员受过高等教育,拥有专业认证,并在许多情况下由国家许可执业。医生的收入通常是人们最为关注的问题,而上述这些条件意味着较高的薪水。正如第 7、9 和 12 章所述,对于医生工资的批判过分简化了一个非常复杂的问题。

所有医疗卫生专业人员的薪水都有所增加,尤其是在过去 20 年间增长明显。护士这一特定的群体尤其如此,因为其收入先前很低。护士薪金的增加主要得益于护士群体的工会化,特别是在医院里。第二种因素是护理人员的短缺,而这在一定程度上正是由于长期的低收入所致(Spetz and Given,2003)。第三也是非常重要的一个原因就是人们越来越认可低收入导致护理人员流动,增加医疗机构费用开支与医院护理人员的流动率之间关系越来越密切,每年医院护理人员的流动率为 5% ~ 15% ,甚至更多(Waldmanet al. ,2004)。招聘、雇佣和培训一个新护士的成本为 36 000 ~ 64 000 美元(Jones,2004,2005)。

如第 8 章所述,人力成本是医院重要的成本支出。人力成本一般占医院运营成本的 50% 以上(Herman,2013b)。其中,一些人力成本是由于医疗技术进步而产生对新的专业人员的需求所致。

技术

科学技术往往是人们谈论医疗费用上升问题时提到的第一要素。毕竟,技术非常昂贵,医疗护理变得更加富有技术含量,所以两者结合就显得十分自然。然而,医疗卫生领域中技术与成本支出之间的关系比其所展现出的更为微妙。第一个问题就是要界定什么是医疗技术?一种日益受到广泛认可的医疗技术分类包括支持性和间接医疗护理服务的科技创新,例如电子病历、远程医疗和卫生信息系统。另一类医疗技术包括诊断和影像技术,例如计算机轴向层析成像扫描和磁共振成像(MRI)。还有一系列与疾病管理相关的医疗技术,如肾脏透析、起搏器、心脏导管插入术和重症监护病房等。虽然各种技术创新上存在差异,但在分析技术革新对医疗费用的影响方面存在共通之处。

第一,在医疗领域新技术不一定取代原有技术。这方面的一个例子就是即便 MRI 或 CAT 扫描能恰当地解决问题,但 X 线仍是成像研究的首选。在仅需要使用 X 线的情况下,成本支出就能节省下来。然而,在一些情况下需要更多的图像技术用于诊断,这就会增加额外的费用支出。第二,每项技术创新通常都会产生对新型医疗专业人员的需要。大多数新的专业人员都接受过教育培训和认证。劳动力专业化的提升增加了成本支出。

新的临床技术通常会导致技术服务利用率的提高,而且并不总是引发成本支出的降低。腹腔镜和关节镜手术技术的发展使得整个手术过程的风险和每个程序的花费均有所降低。但因为这种技术干预安全性更高,使用也就更频繁,因此整体的成本支出并没有减少。

美国在医疗领域的一大特点就是采用早期引入快速推广的方式接纳新的医疗技术(TECH Research Network,2001)。这意味着美国能迅速地利用技术创新,并快速将其应用于实践当中。1996 ~ 2001 年,仅医保人群门诊患者在高级影像程序方面的应用就增加了 2 倍(NCHS,2010)。与其他国家相比,美国拥有最多的先进成像仪器设备,MRI 和 CAT 扫描仪数量超过任一欧洲国家约 2 倍(OECD,2011b)。美国医院外科手术术式也比欧洲医院要多,包括膝关节置换术、心脏导管插入术和心脏搭桥手术(OECD,2011b)。美国患者期望接受高度创新技术的治疗作为他们医疗护理的一部分(Kim et al. ,2001)。这是他们认为自己获得了高质量医疗干预的重要体现(Schur and Berk,2008)。

这种技术干预的增加使用并没有改善医疗卫生状况,这将在第 22 章中进行讨论。欧洲和斯堪的纳维亚地区的国家具有较少可用技术的说法并不准确。然而,与它们卫生系统的其他特征相一致,每个国家都设计了一种根据患者需求集中分配这些昂贵资源的方法。在美国,技术资源几乎没有区域化集中。相反,每家医院都配备了所有最新的技术设备以满足患者的需求。

处方药

如图 6-2 所示,将近 10% 的医疗费用花费在处方药上。制药工业是美国卫生保健系统中的一个组成部分,其中涉及私人企业和公共部门,业务涵盖药物研究、开发、制造以及销售。私人投资主要流入营利性制药公司之中,预计耗费 8~9 年时间、投入超过 2 亿美元的资金,用于开发新药以及获得审批(Toole,2012)。公共投资对于药物研究和开发的意义同样重大,这些研究大多是由公立大学或政府税收资助支持的组织开展的,如第 12 章介绍的卫生政策支持下的国家卫生研究所。

很难平衡私营药企的利润需求以及公众对药品获取和安全需求之间的关系。所谓"孤儿药"的开发就是这方面一个很好的例子。这些药物用于治疗罕见疾病,每种罕见病的患者人数不足 20 万。其中包括一些众所周知的疾病,如囊性纤维化、多发性硬化和癌症、多发性骨髓瘤。这些药物需求人数相对较少,限制了制药公司的盈利。一些联邦政策为制药公司开发和销售罕见疾病药物提供经济激励,包括 1983 年的《孤儿药法》和 2002 年的《罕见疾病法》(Shi and Singh,2014)。这两者都提供了一系列的激励举措,如放松几项食品药品监管规定的批准过程或延长专利保护期限等。过去 2 年孤儿药的生产增加了 38% 以上,可以看出,这些激励措施发挥了作用(Reardon,2014)。价格在这个市场公平分配模型中不受管制,所以这些药物十分昂贵,并且多不在医疗保险涵盖范围之内。一种治疗引发囊性纤维化的遗传缺陷的新药,患者每年医疗费用就可超过 30 万美元(Reardon,2014)。

这种对于私人投资和公共投资利益的平衡也表现在新疫苗的制造和分销领域。联邦政府通过从制药公司大量购买疫苗来控制疫苗价格。虽然疫苗的需求量很大,但因为价格低廉且应用不频繁,因此制药公司并不认为疫苗具备足够的盈利空间。过去一段时间,政府已经采用了几种策略来提供经济激励,促使制药公司生产更多疫苗,这种方式取得了一定的效果(Frist,2002;Toole,2012)。

医疗保健计划通过创建管理药物清单(处方集)和确定保险将覆盖的价格比例来控制处方药物的费用。大多数医疗保险政策使用分层处方集,即药物价格越高,消费者支付的费用比例也就越多。药物价格管理的另一个例子见于医疗救助计划,在该计划中救助接受者仅能使用仿制药。处方药的应用分布情况在不同国家各不相同。有些国家处方药物更加遵循价格控制原则,因此相较于美国,消费者更容易获取更便宜的处方药物。

卫生筹资成本增加的另一原因

以按服务付费的方式支付服务提供者成为了筹资制度的阻碍,这在之前已经进行了讨论。同样,多个相互独立的保险付款方的存在导致了管理成本的增加,也在前面已经提及。本节将简要讨论影响筹资系统成本支出的另一个因素:欺诈和滥用。

欺诈指服务提供者故意误写诊断代码以增加报销金额的情况。如第 15 章所述,许多保险付款人使用所谓的第三方管理人员实际支付费用。这些财务代理人并不对由服务提供者给出的诊断代码是否表示其实际提供的服务进行辨别。独立的相关研究估计对于保险付款方的欺诈性支付占总医疗费用支出的 3% ~ 10%(Morris,2009)。相较于个人支付,对于公共付款人的欺诈行为更容易被发现。在医疗保健和医疗救助中,已有欺诈和过度利用控制计划项目用于识别欺诈性诊断代码的使用。仅 2010 年,联邦政府就从医疗保健和医疗救助计划中收回了 20 多亿美元(Shi and Singh,2014)。

滥用是指医生将患者转诊到医生自己也能获得补偿的服务项目之中。医生常常将患者转诊到医生所拥有的诊断成像或治疗场所。这一现象很难被记录下来,但是是不道德和非法的。

欺诈和滥用这两种行为的发生,都是由于筹资系统缺乏集中控制所致,特别是那些比非营利性医疗保健组织透明度更低的营利性公司。虽然很少有医生参与这种行为,但相关的检查往往滞后多年,所以这也导致了大量的资金损失。

过度医疗问题

公共卫生领域关注的一个焦点问题就是医疗服务准入的缺乏,这将在第 17 章加以描述。医疗改革的大部分工作都是在试图增加某些群体获取医疗服务的机会。然而,导致美国医疗卫生系统高成本支出的一个重要因素就是过度医疗。过度医疗问题与另两个问题相关。第一是缺乏服务协调统筹。一个患者可能会在不同服务提供者那里接受相同的诊断检查或医疗服务。在 2008 年,约 1/3 的患者经历了重复医疗服务,由此产生的成本支出约为 2000 亿美元(Berwick and Hackbarth,2013)。将初级卫生保健作为医疗服务的守门人和协调者是努力遏制过度医疗的重要举措。

过度医疗同时也是非必要的医疗服务。这在一定程度上依赖于主观判断,因为服务是否需要取决于消费者的需求和服务提供者的判断。为更好地分析过度医疗现象,相关研究调查了经济因素和其他激励因素是如何使医生向患者提供比临床需求更多的医疗服务的。一种分析这些现象的方法是"小区域差异",即医生临床决策的变化受临床症状以外因素的影响。约翰·温伯格发现影响扁桃体切除术发生率的最重要因素不是疾病症状表现,而是外科医生是否有时间,这最先表明了上述论断(Wennberg and Gittlesohn,1973)。这不仅在临床模式差异方面已经被反复地证明,而且成本费用差异方面也同样如此(Baucus and Fowler,2002;Fisher 等人,2003)。任何医疗系统的目标都是只提供患者需要的服务,但确定适当的治疗手段非常具有挑战性。最近的研究表明,过度医疗已经成为美国医疗体系的一个持续存在的痼疾(Nassery et al.,2015)。

导致过度医疗的另一个重要因素就是防御性医疗服务理念。这是指医生害怕陷入治疗不当的诉讼而向患者提供与其临床实际需要不匹配的诊断和(或)治疗服务。医疗事故保险是医疗卫生成本支出的一个重要来源,尤其是对于医生行医过程中所产生的费用。医疗事故保险费率因执业地域和专业的不同而有所差异。一般来说,医疗事故保费最高的是那些患者更有可能针对他们提出索赔的专科医生,包括外科专科,如神经外科、矫形外科、整形外科和心胸血管外科。另一个不当医疗保险费普遍较高的专业是妇产科。每年不当医疗保险费金额介于从非手术专业人员的 12 000 美元到高风险手术专业人员的近 5 万美元之间(Jena et al. ,2011)。美国不当医疗是否属于违法行为已经超出了本章的讨论范围,这里仅将其作为美国医疗卫生系统费用支出的影响因素加以描述。

控制医疗费用的方法和目标

过去 20 年,控制美国医疗卫生系统的费用支出成为两大政党的正式执政目标,并一直是州和联邦政府选举中的重要课题。关于这些协议措施是否有效仍未形成共识,主要是因为这一议题与政治理念紧密联系。这一点我们已在第 12 章,尤其是在图 12-2 中已有所阐述。

与那些能够成功控制医疗卫生费用的国家形成了鲜明的对比,美国在医疗成本控制方面并不成功。这些国家医疗支出占本国 GDP 的比例更低,但同样获得了很好的健康结局(见第 22 章)。美国与其他国家之间有什么区别呢? 答案主要在于美国缺乏集中的筹资模型。其他国家也有多种医疗付款方,但没有任何国家像美国一样允许付款方享有这么高的独立性。这与市场公平分配模型的理念直接相关。该模型中营利性组织比非营利组织受到的监管更少。相较于其他国家,美国营利性组织占据主导地位;但其他国家有跨越整个医疗卫生系统(包括营利性单位)实施成本控制的机制。美国有很多关于私人保险付款方的规定,但是它们多为州一级水平的政策。前面已经谈到,这种多种保险付款方的高度独立性导致了经济效率低下,并产生了高昂的管理成本。此外,这种多重保险支付系统的另一个后果就是无法控制成本支出。

表 16-2 总结了美国在医疗费用成本控制方面三种常见的举措。第一也是目前最常见的就是监管,主要是基于社会公平模型理念。第二种方法是鼓励竞争,主要是基于市场公平分配模型。第三种方法是降低消费者对于医疗服务的利用率。这里将对上述内容进行简要描述。

表 16-2　医疗费用控制方法的分类

监管
● 减少对医院的付费
● 减少对医生的付费
鼓励竞争
●《平价医疗法案》规定下的健康交易所
● 增加消费者的支付比例
公共卫生途径
● 个体层面的行为改变
● 社区层面的行为改变

费用控制的监管方法

这些监管方法主要用于公共资金支付的医疗保健服务。因为相较于私人付款,更容易对公共资金的使用采取成本控制措施。这方面有很多例子,包括第 15 章所涉及的预付系统,该系统主要用于支付住院医疗保险患者医疗费用。虽然这种方法在控制住院费用方面已经取得成功,但私营保险公司拒绝遵循这种报销方法而且州政府并没有硬性要求。因为绝大多数的医疗保健费用都花在了个人医疗支出方面,毫不奇怪大部分用于费用控制所做的工作要么针对医生,要么针对医院。由于便于集中(即联邦)控制付款方,因此费用控制的监管最常见于医疗保健计划。下面将分别给出针对医院和医生的例子。

因为医院花费非常昂贵,所以从 20 世纪 70 年代末到 80 年代初它们一直被公认为是费用控制的监管目标。一些政策曾试图控制医院费用支出的增长率,但是只有卡特政府将这些政策既用于公共费用支出,又应用于私人费用支出(Starr,2011)。虽然这一尝试失败了,但它引入了医院基于疾病诊断相关组的预付费报销方法,该方法成功地控制了医疗保险费用支出的增长。由于这一改革并未对报销比例进行调整,因此这导致了医院门诊服务的增加。如第 15 章所述,这些收入损失也使得医院更多地将无补贴的医疗服务费用转移到私营保险公司。

削减给予医生的医疗保健计划费用更复杂。医疗保险涵盖项目表大约包含 7000 种医疗服务。这些服务的费用由医疗保险支付咨询委员会设定,该委员会是一个独立的国会机构。这个小组给予医疗保险和医疗救助服务中心相应建议,以方便中心据此每年更新医疗保险服务列表。医疗保险范围内,总的人均医疗服务支出不允许超过年度 GDP 的增加额度(Merlis,2013)。因为医生从医疗保健计划中获得了更多的患者,因而一般情况下医生都愿意接受较低的报销率。在 1997 年,正式形成了所谓的可持续增长,可持续增长率是一种根据数量调整收费的估计方法(Ginsberg,2012)。1997~2002 年,这一方法似乎有效。但在 2002 年,按此要求需要消减 5% 的医生服务收费。医生对此感到不满。所以当它在 2003 年再次发生时,国会作出回应,推翻了费用的增长,恢复了医生原本的服务费用。自那以来,这个过程每年都在重复(Merlis,2013)。这将医生带入了一种模糊不明的境况,那就是他们必须等待国会采取行动,才能知道他们服务医保患者的服务费用是多少。2015 年,奥巴马政府签署立法废除可持续增长率,从而为医生服务医保患者创造了更好的财务稳定性(KFF,2015a)。

这两个例子说明了费用控制的监管过程。监管专注于可以集中控制的一类付款方——医疗保健计划。每一项费用控制措施都必须由国会立法授权,这是一个艰巨的任务。最后,服务提供方对服务价格消减做出的反应,有时并不如我们预期中的那样,就像医院面对收入减少所做出的反应一样。

鼓励竞争

第二种常用的费用控制方法是鼓励竞争。这种方法最常用于私人保险付款方,这方面的例子包括第 17 章中描述的《平价医疗法案》下的医保交换计划。另一个例子是一直在持续的私人保险支付者之间的消费者成本分摊试验。其中许多尝试证明如果通过增加保费、共付和共同保险使消费者在医疗保健服务中支付更多的费用,那他们就会减少对不太严重的健康问题的医疗服务利用,但对于比较严重的健康问题,消费者们不会如此(Wong et al.,2001)。尽管这样可能短期内降低医疗卫生保健系统中部分的费用支出,但之后并不会降低整体的费用支出。此外,如果按照管理性医疗模式和经济学弹性原理,成本节约仅会在短期内有效。

公共卫生途径

公共卫生领域主要研究人们健康行为的影响因素。如第 2 章所述,公共卫生领域致力于强化和鼓励个人的健康行为以减少后期昂贵的干预及治疗费用。研究健康的行为因素是复杂的,但主要侧重于理解影响健康行为的动机和障碍。大部分的这类研究都是基于第 2 章中提到的健康信念模型(Glanz et al.,2008)。另一种鼓励个人采取健康行为的干预理论是阶段变化模型,其将变化过程分为几个不同且重要的步骤(Prochaska and DiClemente,1983)。这为每个个体提供了个性化的健康计划,增加他们成功地采取健康行为的机会,例如戒烟(Emmons and Rollnick,2001)。

成功的行为改变策略是在个人层面,而公共卫生领域特别强调社区层面的行为改变以及健康行为的社会决定因素。社会学习理论是一种基于社区健康干预设计的、非常有用的理论。它明确建立在健康的社会决定因素之上。基于此理论设计的行为干预措施强调人与社会之间的相互作用,它们促进或阻碍了行为的变化(Glanz et al.,2008)。

公共卫生领域关注的重点是改善个人的健康状况,但这些工作同样也会影响医疗服务的费用。讽刺的是美国花费更多的资金用于管理公共保险付款方,而不是去实际资助那些能够明显降低医疗费用支出的公共卫生服务(Mays and Smith,2011)。

在成本费用控制方面我们做了很多努力,到目前为止最常见的是通过监管控费。如前所述,健康服务提供者调整他们的行为响应法规监管。这种自适应行为而后导致了更加繁琐的成本控制政策的出台。最终结果就是新的越来越具体的成本控制法规和相较于临床服务看起来更注重成本控制的医疗卫生保健系统的形成。

这并不意味着所有的努力都是白费的。然而,这的确说明几乎不可能确定哪些是有效的,因为没有哪种成本控制机制能影响整个卫生系统。过去的 15 年,尽管公共部分医疗费用增长率低于私人部分,但医疗费用的总体增长率已经下降。用于医疗卫生服务的国内生产总值比例稳步增长,这足以说明建立影响整个医疗卫生系统的集中成本控制机制十分重要。

关于卫生筹资的几点思考

虽然书中整个这一部分一直致力于探讨卫生经济学和医疗卫生保健筹资,但医疗服务的分配并不是经济问题,而是一个基于政治价值观的哲学问题。该哲学问题可以通过以下形式提出:谁不应该享受医疗服务?可能的一种答案是没有钱的人不应该得到医疗服务。如果真是这样,那么医疗卫生系统需要重新设计,卫生保健服务提供者的教育培训也需要改变。但是现在的情况是,穷人享受的是最昂贵的服务——必需的医疗服务需求——而不是相对廉价的预防保健服务。我们担忧的不仅是基于社会公平制度的医疗卫生系统高昂的费用支出,还包括基于市场公平制度的医疗卫生服务的滥用。本章已经证明了当前存在的公私混合类型的昂贵的医疗卫生系统费用,并且众多费用控制举措在很大程度上是不成功的。以下四个与费用控制直接相关的问题似乎值得思考:

- 我们花了太多的钱用于医疗卫生保健吗?
- 我们花的这些钱是否值得?
- 我们是否在为恰当的服务付费?
- 我们能否有一个更高效的筹资系统?

虽然每一美元的约 18% 都用于医疗卫生保健服务,但美国是一个非常富有的国家,所以这一总量是多是少也难以说清。因此,第一个问题是无用的,应该放弃。

大多数经济学家认为关联更密切的问题是我们的花费是否得到了足够的回报。回答这个问题的一种方式是评估可量化的结果,如第 3 章提到的健康指标。有几种指标,例如死亡率、预期寿命,以及一系列疾病的可避免住院治愈率。几乎所有这些结果的测量,美国比其他与美国经济条件相似的国家表现得更差。此外,更糟的是我们花费更多的钱用于医疗卫生系统。

这就引发了针对健康结果差异的质疑。不同的健康结局是得到不恰当的综合医疗服务所导致的,还是无效医疗服务引起的? 这是两个不同的问题,都存在有争议且都在研究中。分析这一问题的一种方法是评估临终医疗服务。由于医疗保健计划很可能是一个人临终前所享受医疗服务的最终付款人,所以医疗保健和医疗救助服务中心定期评估这类服务的费用支出情况。一项研究表明虽然只有约 6% 的临终医疗服务受益人死亡,但近 30% 的医疗保健和医疗救助支出都用于此类人群(Kovner and Knickman,2011)。如果医保在这类人群的费用中约 10% ,那么它就相当于节约了 3% 的总医疗保险预算,金额超过 140 亿美元(Kovner and Knickman,2011)。当然,这远不只节约费用那么简单。临床研究表明临终医疗服务往往是令人痛苦的干预措施,非但不会延长患者的生命,还影响患者的生存质量。解决医疗服务是否适当的另一种方法是评估特定医疗干预措施的有效性。这类研究往往由美国医学研究所资助,结果也是众说纷纭。

最后一个问题。从各方面来看,回答这一问题并不难。本书六个章节的内容证明了美国所使用的医疗卫生保健筹资系统效率低下,而且成本昂贵。如第 15 章所述,这种筹资系统花费了美国医疗卫生保健系统费用的近 1/3。改革筹资系统是有挑战性的,这是因为它主要是一个意识形态问题,而不是一个技术问题。了解这一问题的方式之一就是再深入地问一个问题:市场公平的信念是否值得将每一美元收入中的 31 美分用于医疗保健领域?

这是一个具有挑战性的问题,但其他比美国花费少的国家已解决了一些同样具有挑战性的问题,如哪些医疗服务可以自由资助,而哪些费用需要加以限制。限制服务或配给是美国人不喜欢去思考的。在美国,医疗卫生保健服务的定量配给是不常见的,仅在缺乏资金支持时才发生。美国医疗卫生保健系统的很高的管理成本同样也是不可见的。

建立一个符合美国的政治和文化环境,且更加有效和高效的卫生保健系统十分重要。

我们已经在构建卫生保健体系方面做出了很多努力,其中有一些较大的举措,如医疗保健计划和《平价医疗法案》。也有其他一些较小的措施,包括建立医疗保险的预付系统。所有这些都可被归入医疗卫生保健改革这一领域,而这正是我们下一个章节的主题。

致谢

多年来,Thomas Duston 博士对于我在本主题领域的影响颇多。在撰写本章内容时,他推荐了许多有用的参考资料为我就本章重要论点的讨论提供了帮助。还要感谢 Bob Sherry 博士,她为本章内容的完善提供了有益的反馈意见,并提供了很多有趣的事例。我还要感谢我的同事 Maria Bulzacchelli 博士,她提供了涉及枪支暴力费用支出的参考资料。四位学生阅读了本章内容并提出了评论意见,他们是:Annie Beach,Derek Luthi,Daniella Stern 和 Elyssa Williams。他们的意见完善了本章内容。Annie 制作了本章中的图表。

第四部分

美国卫生体制改革:针对性保险计划与成果

4

本书第四部分始于第 17 章(美国卫生体制改革历程和现状),介绍了自 1935 年以来对美国医疗系统改革影响显著的工作。介绍这段短暂的历史很有必要,这有助于我们了解最新的改革措施——《平价医疗法案》(Patient Protection and Affordable Care Act,ACA)——如何适应美国卫生系统的发展历程。美国有很多改革措施,但都与美国的文化信仰相一致,包括权力下放、独立管理以及针对性计划。同时也从历史的角度阐释了一些政治和哲学价值观之间的紧张关系,这也是本书的一个主题。本章结尾介绍了 2010 年奥巴马政府颁布的《平价医疗法案》,尽管该法案比其他医疗改革工作更为全面,但仍然保持了针对性计划的特性。

接下来三章分别介绍了几个针对性计划,这也是美国卫生保健系统的重要组成部分。第 18 章(医疗保健制度)介绍了医疗保健计划(Medicare),第 19 章(医疗救助计划)介绍了医疗救助计划 Medicaid,第 20 章(其他几种针对性计划)列举了美国医疗系统中几个针对性计划的例子。其中的两个例子——印第安人健康服务计划(Indian Health Service)和军队医疗系统(Military Health System)——通常并不被包括在介绍卫生保健系统的书籍之中。

这一部分对美国针对性计划模型组织医疗保健服务的结果进行了分析。第 21 章(不同人种和民族在健康结局上的差异问题)描述健康差异领域的研究,这是公共卫生领域评估医疗保健服务提供程序的一个重要方面。本章用第 3 章中描述的很多医疗状况指标,强调在医疗领域中显著而持久的种族差异。

最后一章(从国际视角评价可替代美国卫生保健系统的模式)致力于探索其他与美国经济状况相似的国家是如何组织和筹资他们的卫生保健系统的。在七个国家的比较中,尽管各国的组织方式都围绕着一个替代概念模型:全民医疗比针对性的计划更好,但比较结果远比预期更具多样性。这一章为思考我们自己的卫生保健系统提供了一个更为广阔的背景。

第17章

美国卫生体制改革历程和现状

本章先对美国的医疗改革历史做一个简短的介绍,进而提出最新的改革框架——2010年《患者保护与平价医疗法案》(Patient Protection and Affordable Care Act,ACA)。由于医疗保健计划(Medicare)和医疗救助计划(Medicaid)在美国卫生系统中的重要地位,本章将着重介绍这两个系统的立法改革历程,第18、19章也会分别对这两个系统进行介绍。为协调市场公平与社会公平分配模式的紧张关系所作出的努力是本章的主题。本章节包含对《平价医疗法案》中一些重要组成部分的描述和分析。

改革背景

因为医疗保健和医疗救助与社会保障计划有关,许多人认为医疗改革的开始可以追溯到富兰克林·德拉诺·罗斯福(Franklin D. Roosevelt,FDR)总统。这不完全正确,罗斯福认为医疗保险是整体经济安全的一部分,这是他新政计划愿景的一部分。然而,他主要强调为没有工作能力的人提供经济保障。正如第13章所介绍的,即使在早期,市场公平的观点和医疗实践的私人所有权也早已植根于人们的观念。罗斯福并不愿意让新兴的美国医学协会(American Medical Association,AMA)参与长期的医疗保险争论。他对国家医疗保险计划更感兴趣,倡导了《经济权益法案》(Economic Bill of Rights),包括享有医疗保健的权利和全部疾病财政保障的自由(Starr,2011)。

即使罗斯福的标志性项目——社会保险项目,没有包括医疗保险,但该项目为收入再分配计划原则奠定了基础,以保障完成一生工作的人们退休后,不会遭受贫困。尽管这是一个很先进的想法,但存在几个保守特性,这些特性对于现在的计划也仍然是限制因素。首先是对递减税的依赖性,高收入的公民相比低收入或中等收入水平的公民支付的税率更低。另外,只有从雇主处领取工资的人才算是正规就业的公民。这一法案明确地建立了就业与福利之间的联系,并且为私人企业和政府对老年人共同责任作出了贡献。《社会保障法》(The Social Security Act)也为孕产妇和儿童保健项目提供国家配套资金,包括残疾儿童和16岁以下的受抚养子女(Starr,1982)。这些条款为后来的医疗救助制度创建了桥梁。

改革遇到的阻力

正当美国的政府政策正致力于加强基于市场公平和私有制的医疗系统时,许多欧洲国家则正在建立基于社会保障概念的医疗保健系统,其中包括获得卫生保健,在第 13 章有所描述。如第 22 章中所示,一些国家(如法国和德国)基于病重的人应该支付更少的医疗费用的观念建立其卫生保健体系。英国国家卫生体系对美国政府内的进步人士有着特殊的影响。

英国卫生系统刚建立前后几年里(1938~1950 年),美国有重大的立法,美国国会建立了一个类似的国有化医疗保险计划。直到 1945 年,杜鲁门总统上台,他在竞选时提出,建立一个国家医疗保险系统。美国医学协会认为该政策为社会主义医学,因此对议员进行强烈的游说,使得《瓦格纳-墨累河-丁格尔法案》(Wagner-Murray-Dingell bill)仅以一票之差而未通过。到 1950 年,冷战和艾森豪威尔总统的任期使得许多集体性的尝试变得可疑,含有贬义的共产主义者一词也常用来反对许多社会化行动,这也包括在医疗领域内。公费医疗制度被认为是政府侵入私人医疗实践的标签。共和党连任两届,接管了对白宫的控制,阻碍了关于医疗改革的进一步立法(Starr,1982;Shi and Singh,2014)。

医疗保险成为就业福利

据第 13 章描述,在美国医疗保险作为就业福利被广泛接受。医疗保险变得更平民化,主要因公司和医院具有经济效益(Stern,2003)。最终是法律体系措施,使得以就业为基础的医疗保险成为美国医疗卫生体制的基础。在第 13 章中描述的案例中,最高法院为雇员和雇主提供强烈的经济激励(Starr,1982;Stern,2003;Shi and Singh,2014)。在这之后,以就业为基础的医疗保险快速的发展,但没有涵盖所有人。其他的医疗保险计划,覆盖人群为没有享受基于就业的医疗保险的人。

医疗保险作为社会保障体系的一部分

1965 年,在约翰逊总统时期卫生保健改革发生了最重大的变化。正如所有改革,这是在先前努力的基础上创建的,是政治和文化环境随时间的产物。

截至 20 世纪 60 年代,美国的卫生保健系统是以医院的医疗服务,这导致了医疗服务费用昂贵的问题进一步加剧。至少部分由于这个原因,医疗保险成为了获得这些医疗服务的必要条件。正如前面所述,医疗保险被认为是就业福利的基本组成部分。约翰·肯尼迪总统致力于改善商业环境,来使整体经济"水涨众船高"(Starr,1982)。然而,随着他总统任期的进展,他认为这个想法行不通,所以他建立一个范围更广的扶贫项目,其中包括获得卫生保健。林登·贝恩斯·约翰逊在改善贫困的斗争中继续这项议程。获得卫生保健成为社会服务网络的中心,通过经济机会办公室(Office for Economic Opportunity)进行实施(Starr,1982)。约翰逊的国家、全民综合保险首次行动于 1965 年宣告失败。

经过这次失败,约翰逊和利益相关者们创建了一个计划,被 Shi 和 Singh(2014 年)描述为三个层面。第一层是原始医疗保险,由以医院为基础的医疗保险计划(A 部分)组成,由社会保障局(Social Security Administration)资助,针对于退休人员。第二层是单独的由税收补贴的医疗保健计划,用于支付医师服务费用,源于美国医学协会帮助老年人支付医师费用的规定。这部分成为了医疗保健计划的 B 部分(Starr,1982;Kovner and Knickman,2011;Shi and Singh,2014）。象征性的,杜鲁门总统出席了医疗保健立法的签字仪式,并成为了第一位正式进入该项目的总统(Starr,2011)。

第三层法案更具有挑战性。该计划目标人群更加具有争议性,包括那些拥有更少系统工作经验的穷人。科尔·米尔斯计划(The Kerr-Mills Program)给州提供财政拨款,为年长贫穷的市民提供照顾。与所有其他福利和人类服务项目相似,该项目仅限于低收入人群。科尔·米尔斯项目的重要组成部分是,在广义联邦指导方针下允许州适度的自由,包括可以定义额外的福利(Barr,2002)。约翰逊使用科尔·米尔斯框架创建医疗救助制度,而不是为穷人创建一个全新的项目。

公共卫生专业人员是参与定义医疗救助计划福利的利益相关者之一。基于他们为穷人提供照顾的经验,制定一个全面的计划是十分必要的。因此,医疗救助制度的福利更加全面,类似于后来在管理性医疗(managed care)或健康维护组织(Health Maintenance Organization,HMO)模型中所包含的那些。然而,医疗保健计划是一项根据传统医疗保险模式设计的保险计划,如第 13 章和 14 章所述,其最迫切的需求是去支付最昂贵的服务花费。

这些计划,最终作为约翰逊总统创建的伟大社会计划(Great Society Program)的一部分通过,建立的三个原则至今仍被沿用。第一条原则是,以就业为基础的保险是覆盖美国大部分人口最好的方式。那些没有被雇主覆盖的人群,应该由专门为他们设立的目标性公共资金项目覆盖。第二条原则,因为对私有制医疗实践的强烈信念,政府的职能仅限于服务层面,而没有直接参与医疗服务的提供。最后一条,由于利益相关群体的积极参与,确立了渐进的卫生保健改革方法。

随着这些公共项目成为美国卫生保健系统中坚实的组成部分,卫生保健的获取与国家社会经济结构之间的哲学理念消失了。重点转移到了这些项目的花费上。费用的增加在预料之中,因为这三个项目增加了穷人和老年人这些医疗需求较多的人群对于医疗服务的获取和利用。然而,费用的增长幅度还是让人吃惊的。国家医疗支出从 1965 年到 1970 年上升了 78%,从 1970 年到 1975 年上升了 71%(Shi and Singh,2014)。

从健康维护组织迈向管理性医疗

这些快速增加的花费导致尼克松总统在医疗部分发生了医疗危机,他预测如果这场危机不能适当处理,将会导致整个医疗系统的崩溃(Starr,1982)。尽管两党一致认为医疗花费太高,仍然有许多关于为什么以及如何应对高花费的不同观点。渐渐地,两党对于主流的按服务收费(fee-for-service,FFS)的支付方式达成了共识,它全面影响了住院病人和医院的报销方法,对过度医疗行为产生了激励作用。尼克松提出了几个关注健康维护的综合健康计划。以预付费用为开端,按人头支付医生费用,每个人都参加到团体健康计划之中,其功能是提供尽可能多的初级保健服务,并定量配给昂贵的医院护理服务。他提出两个计划:对于被雇佣者的私人计划和取代医疗保健制度和医疗救助制度的公共计划(Teitelbaum and Wilensky,2013)。医院、保险公司、医生以及自由派政治家因为不同原因反对这项国家计划。可能是因为计划涉及范围太广,并且没有得到各方面利益相关者足够的支持,国家医疗保险计划再一次失败。

尼克松最终在 1973 年通过了《健康维护组织法案》(HMO ACT),其涵盖范围大大被限制了,在第 14 章已有所介绍。在医疗实践方面,这项立法标志着几项重大的改变:第一,法案的理念基础是群体实践活动比个人实践更经济有效。第二,明确承认按项目付费的支付方式是导致医疗护理费用快速增长的原因之一。第三,利用经济激励去改变临床实践,这主要是通过鼓励减少住院。观点的最终改变主要是基于这样一个设想:整合医疗服务的筹资和提供是降低医疗费用最好的方法。群体实践演变成为一个保险公司和健康计划。所有的这些观点与美国医学学会的主流政治立场是相悖的。

本次立法对医疗护理系统产生了重大的深远影响,因为管理性医疗的原则变成了现在卫生筹资的基本方式,在第 14 章有全面的描述。到 1998 年,超过八千万的人口参与到某种管理医疗计划之中,其中 2/3 是属于盈利式管理性医疗计划(Barr,2002)。经过 25 年的时间,美国卫生保健系统从一个主要按服务项目费用支付的、非盈利的小型组织,转变为了一个更大的、更有组织的、盈利性越来越强的卫生保健组织。

克林顿与自由市场

比尔·克林顿总统对于医疗改革推行两条完全不同的策略,但均未成功。第一条,通过政治上的努力建立一个国家级的单独支付系统,非常类似于英国。希拉里·克林顿是这方面的主要领导者。这次失败之后,他转向政治上更加保守的观点,该种观点以经济学家 Alain Enthoven 的思想为基础。Enthoven 相信医疗领域的费用最终会通过有管理的竞争控制下来。特别是被称为健康保险购买合作社(Health Insurance Purchasing Cooperatives, HIPCs)的大区域卫生规划可以与规模日益增大的健康维护组织计划(HMO)进行竞争。尽管通过标准化竞争计划收益,并通过州政府经营管理健康保险购买合作社做出了调整,克林顿还是接受了这一保守的经济观点(Barr,2002;Starr,2011)。由此产生的立法,与荷兰或者瑞典的国家计划有很多的相似之处,这些会在第 22 章中进行描述。

他的《健康保障法案》(Health Security Act)以及之前建立国家计划的努力均因同样的原因失败了。几个利益相关群体反对克林顿的提案,并提出了他们自己的竞争计划,中期选举产生了一个由 Newt Gingrich 领导的非常保守的国会(Starr,2011)。健康保险行业准备充分开始游说,并且制作在卫生政策分析师中声名狼藉的一系列电视广告。中产阶级是"Harry and Louise"广告的目标听众,该广告描绘了政府将会导致他们失去基于就业的医疗保险(Barr,2002)。

克林顿医疗改革立法的通过,对于医疗系统每一部分都有着重大的影响。《健康保险流通和责任法案》(Health Insurance Portability and Accountability Act,HIPPA)是最为人熟知的,法案要求病人签署很多医疗信息隐私的表格。然而,该项法规第一部分,也是最重要的部分,就是对医疗保险公司应对工作变更人员方式的限制。在这项立法之前,保险公司常常拒绝为新申请保险政策的人立即提供保险服务覆盖,即使他们之前有保险。已经存在健康问题的人常常需要等候一段时间,包括怀孕。这项法规要求,保险公司对于全体民众医疗保健可得性全面覆盖,涵盖基于就业的群体计划到失业个体,哪怕是需要支付全部保险费用的个体。这两项特征使得许多人即使改变工作或失业,也依然可以获得或者持有医疗保险。

这项立法的另一个重要特性是《患者保护与平价医疗法案》的重要部分。《健康保险流通和责任法案》(HIPPA)有一个"行政简化"(Administrative Simplification)条款,要求 2003 年 10 月以前所有的医疗记录计算机化。计算机化的医疗记录有利于医疗相关事件的回忆和追踪,特别是对于支付功能,如在第 15 章节讨论的。虽然这个目标并未实现,但计算化医疗记录是《患者保护与平价医疗法案》下,预计节约成本的重要部分(Sultz and Young,2014)。

患者保护与平价医疗法案

《患者保护与平价医疗法案》影响了美国卫生保健系统的每一个方面,但是对于美国医疗保健系统的目标项目的基本结构并未带来显著的改变。这条法律的目标群体是没有医疗保险的人,大约占美国人口 15% 以上,甚至可能达到 20%。如第 13 章描述,这部分人口大部分是有工作的年轻人,但是工作单位并未提供医疗保险。其实没有保险的人也可以使用医疗保健。他们可以接受紧急的医疗保健,如第 13 章描述。这部分无补偿的医疗费用转嫁给其他人,或是通过增加医疗保险保费,或是如前面描述的增加税收。

《患者保护与平价医疗法案》与美国 1965 年建立医疗保健制度和医疗救助制度后改革的谨慎、增量的方法是一致的。目前正在创建预期为最后一个的针对性计划。法案包括调整医疗保健系统中许多不同的部分,但是以市场为基础的私人医疗保险结构并未改变。在保险经济方面增加控制,尤其是在以消费者为驱动力的市场。至于是否会减少美国在医疗卫生领域的资金,则部分取决于个人的政治观点。

这一部分首先会首次简单地介绍,法案理念和全面目标,随后会描述法案对于美国医疗卫生系统不同方面的影响。

患者保护与平价医疗法案的理念与目标

法案有三大全面的目标。总体目标是增加美国医疗保险率,从当前的 80% ~ 85% 提高到 2016 年的 96% ,同时要保持商业保险销售的竞争市场,不干预当前的职工基本医疗保险系统或者任何其他针对性项目。其他的两个目标是全面降低美国医疗卫生系统的花费和提高医疗质量和患者安全。虽然这三个目标是很明显相关的,但重点在于第一个。《患者保护与平价医疗法案》是否会降低卫生系统的花费,将会在本章节最后一部分进行讨论。

《患者保护与平价医疗法案》是基于通过最低限度的改革提供全民医保,而不是重新设计美国医疗卫生系统。当然,这是符合过去医疗改革的先例的,也是最不具敏感性的政治理念。《患者保护与平价医疗法案》的基本观点,是建立两个为 65 岁以下的人提供医疗保险的主要项目基础上的,即医疗救助制度和职工基本医疗保险。对于这两个项目做一些调整是必要的,但是这些调整相对于其他的提议变化来说,是更容易执行的(Lambrew et al.,2005)。

这个基本前提导致了几个重要的结果。首先是通过选择将这个新项目植根于医疗救助制度而非医疗保健制度,否定了在强大的联邦制度基础上进行改革的观点(Starr,2011)。当然,联邦政府仍然提供大部分资金和一般指导方针,但各州具有主要的控制权。大多数的分析师认为,相对于医疗救助制度,医疗保健制度会有扩张。虽然各州的作用逐渐加强,使得《患者保护与平价医疗法案》的全国范围内的实施情况更为复杂,但实际上医疗救助制度相对于医疗保健制度的覆盖面更为广泛。

第二个结果是自由市场在医疗保险行业优势地位的延续,与荷兰和瑞典相似,加强了自由市场的集中监管。医疗保险公司有了一个更规范的环境,但他们同时获得了实质性的好处——越来越多的人购买医疗保险。更大规模的、更加健康的人群增加了他们的收入并且减少了他们的财政风险。

第三个结果是强化了共同责任的理念,这意味着公民有权利享受医疗保健,但是他们也有义务分担财务负担。这个理念强调了每个人购买医疗保险的责任,从而消除搭便车的问题。对于医疗保健,共同责任方包括个人、政府和商业部分。结果是形成了资金来源于个人、雇主和公共纳税人的多元支付系统,对于医疗获取、安全以及质量具有联邦和州级政府的指导方针。最后,道德风险背后的理念,在美国共同责任观点中仍然具有重要性。《患者保护与平价医疗法案》的筹资包括:日益增加的成本分担以及针对医疗保健服务合理使用的几个经济激励措施。

为什么有能力通过?

很多医疗保健系统的改革涉及特定的、有限的调整,但具有更广泛基础的改革在美国极化的政治系统里很难通过。人们普遍认为强有力的政治倡导是必不可少的部分。1965 年约翰逊正是如此,2010 年奥巴马也是如此,因此医疗保健立法成为其第一要务。

尽管领导力很重要,但只有领导力是不够的,大多数人都认为反对者的力量一直是之前医改的主要问题。《患者保护与平价医疗法案》的通过,有两个重要的不同的利益相关者做出了贡献。首先,公众作为重要的利益相关者,主要通过政治信息将医疗保健问题与经济联系起来(Starr,2011)。同时,在第 13 章中所介绍的消费者驱动的市场迅速扩大,低覆盖率的事实广为人知。

在此前大规模的医疗保健改革中,一些重要的反方利益相关者总是包括美国医学学会和美国医院协会(American Hospital Association)。医疗保险行业的利益相关者为近期医疗改革做了很多的努力,如美国健康保险协会(Health Insurance Association of America)和美国健康保险计划(America's Health Insurance Plans),代表盈利性公司;美国团体健康医疗协会(Group Health Association of America),代表非营利性医疗保险公司。制药行业成为日益重要的游说团体,特别是美国药物研究和制造商协会(Pharmaceutical Research and Manufacturers of America)。另一个大的利益相关者是商业界的代表,即美国商会(Chamber of Commerce)(Starr,2011)。

所有的这些利益相关者如何达成共识,超出了本章的范围,但是这是《患者保护与平价医疗法案》通过的第二个原因。简单来说,与其提出一项立法遭到全部人反对,不如让利益相关者都参与,允许其协助定义立法,以至于每个团体都可以获得一些东西来弥补潜在的损失。通过让利益相关者相互交易来获得对法案的支持,在华盛顿是一个新的、更实际的进程(Starr,2011;Teitelbaum and Wilensky,2013)。

将利益相关者纳入立法过程有两个可能结果,这取决于个人的政治观点。一个观点是所有的利益相关者参与讨论和谈判,以保证没有个体组织会受到不适当的伤害。另一种观点是所有的相关行业迅速做出交易,以保证他们在《患者保护与平价医疗法案》中的有利位置得以持续。这个观念在 Brill 最近出版的书中被提出,该书对这种立法持批评态度,因为这种立法方式允许所有组织追求利益和政治权利最大化,并以牺牲更大的社会效益为代价

（Brill，2014）。

尽管争论依然在持续，包括法庭案件在内，但《患者保护与平价医疗法案》正在分阶段执行，从 2010 年开始一直持续到 2017 年。本章其余部分将会分析《平价医疗法案》在特定团体中的影响，从医疗保险行业开始。

患者保护与平价医疗法案的核心：州经营的医疗保险交易所

州健康交易所是一个存在竞争的医疗保险市场，本质上是一个基于网络的商店，在商店中每个医疗保险公司提供消费者能够更容易理解的比较信息，以至于他们可以选择医疗保险计划。保险费由包括收入在内的几个变量组成。个人收入在联邦扶贫线 133%～400% 之间，即收入在 14 500 美元～43 600 美元之间的人群可以享受补贴（对联邦扶贫线的介绍详见第 19 章）。收入在 14 500 美元以下，消费者符合医疗救助制度扩展项目的范围；简单来说收入在 43500 美元以上，将没有财政资助。补贴采用税收抵免的形式，本着按照年保险费用不能超过个人收入的 3%～4% 的原则进行计算（Starr，2011；Teitelbaum and Wilensky，2013）。

涉及制定调整社区评级费用的其他因素，已在第 13 章进行描述。老年人参保费用可能是年轻人费用的 3 倍，虽然这部分是由收入水平决定的，另一方面也涉及选择覆盖面，这些将会接下来讨论。吸烟者相对于不吸烟的保险费要高。参保人可以通过参与健康或锻炼项目来降低参保费用（Starr，2011）。

国家鼓励各州自行建立和运行这些交易所，但各州有可能选择让联邦政府来组织和管理州交易所。所有的州交易所接受联邦政府的资金补贴，用于支付为消费者提供的费用补贴。每个私人医疗保险公司都必须提供 12 项基本的福利，而不同福利内部覆盖范围也各不相同，由所选择的覆盖水平决定。

表 17-1 介绍了 10 项必要的基本福利，每个健康保险公司必须提供，不管它是否在《患者保护与平价医疗法案》交易所中出售或是提供给雇主团体。一项值得注意的基本福利是精神卫生覆盖保险（包括药物滥用咨询）。其目的是最终实现精神疾病与身体疾病平等覆盖的目标，就如第 10 章讨论。

表 17-1　《患者保护与平价医疗法案》规定的基本医疗福利

规定的福利类别	
门诊服务	急诊服务
住院	孕妇/新生儿护理
处方药	实验室服务
预防/健康，包括慢性疾病管理	
精神卫生服务，包括药物滥用	
儿科服务，包括牙科与眼科服务	
康复服务，包括设备	

起付线、共付额和共同保险率在每一项福利中都不一样，这取决于选择的保险类型覆盖范围，如表 17-2 所示。四个水平的保险范围代表了消费者不同的医疗花费水平。在铂金水

平中,个人支付责任水平最低,因为消费者仅支付医疗保健费用的 10%。这种覆盖程度的保险,保险费更高,并且这是为预计接下来一年时间内医疗消费更为密集者所选择。个人财务责任水平最高的是青铜级别,被定义为最低的可接受覆盖。这种级别的保险,消费者将支付医疗保健费用的 40%。

如表 17-1 展示的必要福利,有一个类别必须无成本分担提供:预防和健康类。这项规范产生的原因源于健康维护组织的理论,基于对弹性的理解,如第 11 章和第 14 章所述。

表 17-2　《患者保护与平价医疗法案》保险范围的等级

保险等级	描述
青铜级	较低的保险费;较高的现款支付费用;覆盖大约 60% 的医疗保健费用
白银级	保险费比青铜级别的要高;覆盖大约 70% 的医疗保健费用
黄金级	保险费比银级别高;覆盖大约 80% 的医疗保健费用
铂金级	最高的保险费;覆盖大约 90% 的医疗保健费用

研究一再证明,经济障碍严重降低了人们参与预防性健康活动的意愿。尽管这样,大多数的医疗保险政策对预防性服务维持着一定的经济责任,包括管理性医疗计划。

具体的预防服务覆盖直到立法通过才详细说明。2011 年美国预防性服务特别小组(U.S. Preventive Service Task Force)声明,为消费者提供免费服务(表 17-3),包含所有 FDA 批准的避孕服务,这一声明引起了争论。反对者中最突出的是天主教会,他们认为不应该为员工提供这些福利。许多保守的新教福音派团体也反对这些,尤其反对对受精卵有破坏作用的避孕药,包括宫内节育器和事后避孕药。妇女团体对于卫生政策不包括女性生殖健康这一重要方面,感觉很不公平。最后的结果是,对宗教雇主以及非营利性宗教组织豁免和(或)进行调节。这一工作由第三方管理员完成(第三方协议,TPAs;详见第 15 章),为享有这项避孕服务的员工支付费用。通过这种方法,宗教组织不必去"签合同,安排,支付或者参考"任何他们反对的避孕保险(卫生与人类服务部,2011 年)。

表 17-3　预防和健康:免费服务

对于所有成年人	对于所有妇女
血压筛查	避孕服务和咨询
酒精滥用筛查	家庭/人际暴力筛查
胆固醇筛查	宫颈癌/人乳头瘤病毒筛查
结直肠癌筛查:超过 50 岁	乳房 X 线检查:40 岁以上
抑郁筛查	骨质疏松症检查:60 岁以上
高血压人群中 2 型糖尿病筛查	性传播疾病筛查和咨询
烟草使用筛查/咨询	母乳喂养支持和咨询
免疫接种	孕妇:贫血;妊娠糖尿病;乙型肝炎;Rh 血型不相容;梅毒筛查
肥胖症筛查/咨询	

另一个对于女性生殖服务的讨论,集中在州交易所的职能以及堕胎的保险范围。自从 1976 年起,《海德修正案》(Hyde amendment)规定禁止使用联邦资金支付堕胎费用,详见第 5 章。然而,大多数的私人保险计划覆盖堕胎服务。接受联邦补贴的交易所出现私营保险公司,这提出了一个挑战。支持妇女生育权利的人认为,交易所中的私人保险公司可以将联邦补贴和个人支付分开,只使用私人来源的保险费来为堕胎买单。这被写进了《斯图帕克修正案》(Stupak Amendment),反对任何接受联邦补贴的私人保险公司提供堕胎服务(Starr,2011)。

表 17-4 介绍了在州交易所可以获得的四种基本类别的计划。最严格的计划类型是美国健康维护组织的两个选项之一。

表 17-4　在州交易所可获得的四种基本类别的计划

计划类型	描述
强制性健康保险计划	包括健康维护组织(HMO)和独家供应商组织(Exdusive Provider Organization,EPO)计划。这些计划包括涵盖所有服务的网络,包括门诊患者和住院患者。患者很难得到网络外的转诊。在网络外就诊会产生很高的自费费用
半强制性健康保险计划	优选医疗机构组织计划(Preferred Provider Organization,PPO),包括一个涉及各种服务的网络系统。到网络外的医疗机构就医需要转诊,但比 EPO、HMO 更容易实现。在网络外的医疗机构看病不能获得优惠折扣,医疗费用更高。服务点(Point of Service,POS)计划,没有要求推荐去网络外。患者可通过不同等级的现款自付费用,选择他们想要的任何医疗保健提供者
高免赔额的健康计划(High Deductible Health Plans,HDHP)	计划定位于收取更低的保险费,但是起付线更高,通常健康计划医疗服务费用的起付线是 2500 美元。这些计划是为那些健康储蓄计划的人群设定的
大病医疗保健计划(Catastrophic plans)	该计划适用于那些仅需要基本医疗服务的人群。仅限于 30 岁以下,收入的 8% 低于任何医疗保险保费的人。尽管可以提供免费的预防服务,但个人年度起付线高达 6000 美元。收入补贴不适用于这类计划

这些计划基于医生对网络的严格定义,就像最开始的健康维护组织(HMO)一样,详见第 14 章。虽然也有涉及医疗机构网络的其他计划,但限制更小,如表 17-4 展示的弱网络计划。有两类计划不适用于该网络。高免赔额的健康计划,详见第 12 章,是基于个人更应该负经济责任来减少道德风险的保守思想。像第 13 章所述,这些计划变得越来越流行。至少要达到青铜级别的保险覆盖计划才能列入州交易所。

将大病医疗保健计划纳入交易所存在争议,原因有两个。首先,这些计划无法提供与青铜级别相同的福利,而是最低等级的。第二,这些计划不能全部覆盖初级和预防保健服务。为了进入州交易所,大病医疗保健计划必须提供所有免费的预防和健康福利。对于其他福利,这些计划需要每年起付线至少 6000 美元。一旦达到起付线,大病医疗保健计划必须 100% 支付其他所有的费用。选择大病医疗保健计划的人可能没有任何保险费补贴,主要是由于免赔额太高导致这些计划的保险费很低。并且，参与这些计划的人都是 30 岁以下的。这些计划仅作为过渡期的一部分（Yagoda and Duritz，2014）。

几个对医疗保险公司的新限制被嵌入在新市场中，这不仅适用于政府管理的州交易所政策，对于所有的政策包括那些通过雇主出售的政策都适用。大部分限制是专门针对消费者驱动市场的，如因为已经存在健康状况而遭到保险拒绝、当个人使用政策时保费提高，或者索赔时撤销保单（Teitelbaum and Wilensky，2013）。其余的限制包括消除福利年度上限，第 13 章已经对灾难性上限（catastrophic cap）进行了介绍。另一个重要的限制要求大型健康计划证明其将收益的 85% 用于了福利事业，小计划必须支付 80%（Teitelbaum and Wilensky，2013）。当这项《患者保护与平价医疗法案》在 2013 年生效时，一些健康计划不得不赔偿雇主，以及在某些情况下赔偿消费者。

如前面所说，考虑到规定了所有人购买所需的最低金额的保险，即青铜级别的保险，保险公司认为这些限制是可以接受的。虽然所有的健康计划必须覆盖所有的基本福利，如表 17-1 所述，但对于保险公司来说限制他们经济责任仍存在空间。举个例子，一些健康计划重新定义和缩小网络，所以更多比例的保健在网络外进行，因此消费者需要支付更多费用。保险计划保留了无须事先通知就可做这些改变的权利，因此消费者有可能会遇到意想不到的成本分担改变。

个人强制保险：公平与否？

《患者保护与平价医疗法案》对个人的影响，取决于其保险的类型。那些目前有医疗保健和医疗救助者，受这项立法影响很小。目前单位有医疗保险的人拥有以下几项福利。首先是，现有的政策将可以将就业保险者的孩子纳入保险，直至 26 岁，对此，下文会作出简短介绍。第二是取消大部分健康保险政策年度福利（灾难性）上限。第三是降低预防性检查的自付费用，大多数健康计划使用共同的费用分摊方法。最后，如前面所说，所有的健康保险计划现在需要支付收入的 85% 给受益人。对于《患者保护与平价医疗法案》的批评在于团体健康计划的保险费会增加，但事实还未确定。

至今《患者保护与平价医疗法案》对于那些没有医疗保险的人，有着最重要的影响。如第 13 章所展示，这是个多元的群体。群体内的一些人因为经济原因没有保险。然而，不是所有人都是低收入人群。举个例子，2007 年至少有 900 万年收入超过 7.5 万美元的人们选择不购买医疗保险（Teitelbaum and Wilensky，2013）。

这不是一个新出现的问题，其他人提议通过强制保险来解决这个问题。在 1993 年，克林顿对个体的强制保险是他竞选管理计划的一部分（Starr，2011）。1994 年，美国传统基金会（Heritage Foundation）明确指出，通过税收以及更高的私人保险的保险费，公众已经为这些没有保险的人支付医疗保险服务。虽然从保守政治观点来看，个人强制保险是不受欢迎的，但其作为一种倡导人们对健康负责的方式受到了支持（Moffitt，1994）。当 Romney 州长支持 2006 年马萨诸塞州计划强制保险时，他也强调了个人责任的重要性（Starr，2011）。

对于奥巴马总统将强制保险作为《患者保护与平价医疗法案》的一部分，也并非是史无前例的。他效仿了 Romney 州长，对未能办理医疗保险者进行惩罚。第一次惩罚是从 2014 年 1 月开始的。最开始的罚金为收入的 1%（或 95 美元），到 2016 年最高将涨到应纳税收入的 2.5%，即 695 美元(Teitelbaum and Wilensky,2013)。

尽管个人责任显然是一个非常保守的想法,但对于这个要求存在的巨大争议大部分也来自保守派。第一件对《患者保护和平价医疗法案》的起诉,是法案签署当天佛罗里达州提起的。25 个州和美国独立企业联盟(National Federation of Independent Businesses)参与了这次起诉(Sultz and Young,2014)。诉讼指出,根据商业条款,人们有经济不活跃的权利,因此不能通过国会强迫人们购买商品,包括健康保险(Starr,2011)。2012 年 6 月,最高法院裁定,强制保险可以看作一个税收问题,而不是商业问题(Jost,2012)。

对于有特定的财政困难或者那些反对保险的人豁免强制保险,包括宗教团体的成员、亚米希人和美国原始部落的成员(Shi and Singh,2014)。

雇主必须要做什么?

小雇主一直反对为他们的员工提供医疗保险。医疗保险对于小雇主通常更贵一些,因为他们在风险分担范围更小。小型健康计划的行政花费也会更高(Gabel et al. ,2011)。在商业利益和更大的社会利益之间有个微妙的平衡,为这些没有医疗保险群体提供医疗费用补贴。

《患者保护与平价医疗法案》要求所有的雇主提供医疗保险,但那些不足 50 人的单位除外。对于这些小雇主,法案采用两种不同的激励措施以保证职工保险的可负担性。首先,是税收抵免帮助支付员工的保险费用。第二,为小雇主提供特定的健康交易,允许雇主合伙经营其团体以得到更低的保险费,从更大的健康计划中购买卫生政策(Teitelbaum and Wilensky,2013;Yagoda and Duritz,2014)。

雇员超过 50 人的企业,不仅需要支付医疗保险,还要具有可负担性并满足最低水平的保险覆盖。可负担性的定义是,保险费不超过个人年收入的 9.5%。最低水平的保险覆盖的定义是,至少覆盖医疗保健服务费用的 60%,这是州交易所对青铜级别的保费标准的规定。如果企业不能满足这个级别的保险,或者一点都不提供医疗保险,那么企业必须支付惩罚,罚金随着全国每年的保费成本增加成比例增加。惩罚金额与员工是否购买州健康交易所的保险以及收入低到可以获得最高的保费补贴有联系。通过这两条标准进行衡量,企业的惩罚金将会定在每名员工 2000~3000 美元(Teitelbaum and Wilensky,2013)。

这种安排是与健康保险筹资应该由个人、公众和企业之间分摊的理念是一致的。人们担心一些企业允许员工通过税收补贴去购买健康保险,进而将费用转移到公众。罚金的额度是精心计算过的,这种选择对雇主而言无经济吸引力。

《患者保护和平价医疗法案》没有解决掉雇主方面最大的一个漏洞。那就是雇主仅需要支付全职员工的健康保险。这是美国国税局(Internal Revenue Service for tax)用于税收的标准,以员工总数为基础计算全部工作时间,不包括季节性工人。通过雇佣每年工作少于 120 天的员工和操纵非季节性工人每周的工作时间,雇主可以降低需要支付医疗保险费用雇员的数量(Teitelbaum and Wilensky,2013)。

医疗救助计划范围的扩大

人人享有医疗保险,企业提供医疗保险,根据《患者保护和平价医疗法案》为特定群体提供财政准入工作取得进展：目标群体中具有充足财政资源者，购买健康保险享有补贴。但即使享有补贴，许多没有保险的人也没有足够资源去购买健康保险。同时，他们的贫困程度也还没有达到享有医疗救助制度资格的标准。《患者保护和平价医疗法案》范围的扩大，是专门针对这一群体的。扩大本质上与医疗救助项目的细节有联系，特别是如何基于收入确定资格。在第 19 章中对内容扩充和医疗救助制度本身都会进行解释。

患者保护与平价医疗法案影响的特殊群体

探索在庞大而复杂立法如何挑选出特定群体，总是非常有趣的。在这项立法下有很多这样的例子，这里讲述几个。

26 岁以下的年轻人

《患者保护与平价医疗法案》中第一个目标群体是 26 岁以下的年轻人。如前所述，私人保险公司允许父母在他们家庭保单下对其进行保险，即使他们的孩子已经结婚了。这是一个拥有高事故发生率、低保险率的健康群体。如 2009 年，18~24 岁年龄组中约有 30% 没有保险，在 29~34 年龄组中没有保险比例也大致如此（U. S. Census，2010a）。大部分医疗保险计划不允许儿童在 21 岁以后继续持有家庭保险，这大大增加了没有保险年轻人的数量。2010 年开始，这个年龄组被要求强制参保，立即有超过 70 万年轻人被覆盖。这项政策的收益在于，由于家庭包括了孩子，导致保险费增加（Cantor et al.，2012）。

医疗保健计划受益人

《患者保护和平价医疗法案》对医疗保健计划受益人没有很多直接影响。其中一个主要影响是医疗保健制度为消费者提供免费的预防和健康服务。如第 18 章所述，相比于私人保险计划提供预防服务而言其受到了更多的限制。

哺乳期妇女

《患者保护和平价医疗法案》修订了 1938 年《劳动公平标准法案》（Fair Labor Standards Act），要求雇主在工作期间为工人提供合理的休息以及充足而私密的母婴喂养空间，这一原则鲜为人知（AMCHP，2012）。这项立法支持母乳喂养对婴儿健康的积极影响。很多研究一致表明，母亲一旦重返工作，工作场所问题是阻碍母乳喂养的主要原因（AMCHP，2012）。

女同性恋，男同性恋，双性恋和变性人社区

《患者保护与平价医疗法案》第一部分强烈声明了患者权利。这表示没有人可以被拒绝保险覆盖，面临与保费增加有关的经济处罚，或因任何原因而被排除在外——包括性别、性别认同或性取向原因。在《患者保护与平价医疗法案》之前，保险公司在个人市场销售的保险单可以拒绝这些申请，如第 13 章所述。并且，在群体健康赞助家庭计划中，同性伴侣无法为彼此提供医疗保险。2013 年，《联邦婚姻保护法》（Federal Defense of Marriage Act）被推翻，意味着同性伴侣可以通过州交易所为彼此购买健康医疗保险，这些都是由联邦政府资助的（Yagoda and Duritz，2014）。2015 年最高法院在奥贝格费尔诉霍奇斯（Obergefell v. Hodges）诉讼案中全面实现该权利，在所有州全面实现同性婚姻的合法化。

合法移民

《患者保护与平价医疗法案》规定，无证移民没有资格得到医疗保健保险覆盖。第 19 章讨论的医疗救助扩展保留了该条款，合法移民必须在本国居住 5 年以上，才有资格获得医疗

救助计划。然而,合法移民即使没有居住 5 年以上,也可以通过州交易所来购买医疗保险。如第 5 章所述,无证移民仅能获得医院急诊室的急诊治疗。联邦指定的社区诊所是一个例外(详见第 20 章)。在《患者保护与平价医疗法案》的规定下,这些诊所可以获得日益增加的资金。社区诊所增加的医疗服务,意图减轻医院免费医疗服务的压力,尤其是在有大量移民的地区(Starr,2011)。

公众

在《患者保护与平价医疗法案》中有几项以人群为基础的举措。其中一项几乎影响到所有人,要求所有大型连锁饭店公布食物卡路里计数(Corby-Edwards,2012)。营养标签必须容易看到,必须与其他营养成分一同标出。人们认识到肥胖会造成很多慢性健康问题,造成卫生保健系统更高的花费,正如第 16 章所述。

患者保护与平价医疗法案的资金由谁来支付?

为《患者保护与平价医疗法案》提供资金帮助的只有一个新的专门税。日光浴沙龙是一个鲜有政治代表的行业,同时,众所周知进行日光浴有很大风险患皮肤癌,其税率为 10%。对于医疗行业的不同组成部分,有其他的税收和收费标准。其中一些包含某些医疗器械的消费税、品牌药物的制造和进口费及高保额健康保险计划税(Sultz and Young,2014)。

在医疗保健计划下,筹集资金的手段还包括改变医生和医院补偿模式,彻底改变原有的按服务收费模式。其中就包括越来越多地利用责任医疗组织,以及第 15 章中讨论的打包付费。所有这些举措都有一个目标,就是从以服务量为导向转变为以健康为导向。

所有个体和雇主的罚金和费用,也为《患者保护和平价医疗法案》提供资金帮助。预计在 10 年期间内,这部分费用将达到 7000 万美元(Teitelbaum and Wilensky,2013)。

随着《患者保护与平价医疗法案》的实施,现行的一些补助预期将会减少。补助减少中很重要的一项,称为超份额支付,旨在为没保险的患者医院就诊治疗提供联邦补贴。因为没有保险的人会越来越少,这些举措预期会逐渐淘汰。举个例子,对联邦医疗保健优惠计划(Medicare Advantage Plans)其他的补贴会减少(Teitelbaum and Wilensky,2013)。

尽管其中一些部分已经称为政治讨论的主题了,但在《患者保护与平价医疗法案》设计之时,所有这些税收、费用和补偿的变化都是利益相关者讨论的主题。所有人对此都达成一致。

国会预算办公室(Congressional Budget Office,CBO)针对《患者保护与平价医疗法案》对美国经济的影响,已经做出了一些预测估计。最初预测实施法案全部花费大约是 9400 亿美元,节省联邦赤字约 1240 亿美元(Teitelbaum and Wilensky,2013)。随着立法的变化,国会预算办公室重新做了计算,所有计算表明《患者保护与平价医疗法案》的长期影响,将会降低联邦赤字。然而,这仍然是个政治角度的问题。

改革现状

《患者保护与平价医疗法案》是继医疗保健计划和医疗救助计划之后,对美国医疗保健系统影响最大的改革。简单来说,与美国先前的改革措施是一致的,《患者保护与平价医疗法案》立法也是一个为目标群体提供经济帮助的项目。它也严重依赖私人健康保险公司,私人健康保险公司受到管理竞争的模型的监管,该模型由 Enthoven 首次提出。《患者保护与平价医疗法案》没有重构卫生保健系统:通过增加一系列对私人保险行业的管理,并扩大公共资金项目,设立医疗救助计划,增加了美国人口 15% 的保险覆盖率。然而,这个项目似乎比其他改革遭受了更多的批评。

其中一个原因让人啼笑皆非。公众被视为是最先支持医疗保健系统变化的群体,因为医疗保健和经济是 2007~2008 年总统竞选最重大的两个问题。来自两大政党的卫生分析师认为,经济和医疗健康花费是相关的,奥巴马在其竞选期间非常支持这一论点,同年制定了《患者保护与平价医疗法案》。然而,直到《患者保护与平价医疗法案》通过,公众态度发生反转。截至 2010 年,公众投票显示,将近 2/3 的人某种程度上是反对《患者保护与平价医疗法案》的(Shi and Singh,2014)。

造成转变另一个主要原因,在于政治变化和美国政治系统愈发的极化。没有共和党投票支持《法案》。强烈的保守观点很容易并且很频繁地传达给公众,经常通过危言耸听的言论,如 Sarah Palin 的“死亡小组”,以及使用“政府接管”(government takeover)医疗等词汇向公众传达(Starr,2011)。这让人想起 20 世纪 50 年代所使用的危言耸听的语言,当时医疗保健中政府参与被贴上了共产主义的标签。

讽刺的是美国约 50% 的人口,通过一些类型的公共资金项目获得医疗健康保险。每个美国人在健康保健领域,都会受到许多安全条例的保护,安全条例对许多卫生保健专业人员进行限制,如第 7 章中所描写。显而易见,迫使政府离开卫生保健行业并非一个明智的选择。另一个具有讽刺意味的事情是,这个翻案最强烈的反对者不是协会专家和游说团体,而是政治家。这些利益相关者试图创建对所有人都公平的立法,至少不会伤害任何一方太多利益。尽管共和党一直努力推翻这项立法,但现在它已经在医疗保健领域根深蒂固,消除它不仅是困难的,而且还是有害的。

《法案》重要并且不可预料的影响是,证明了卫生保健系统财务具有相互关联性。举个例子,医院同意减少免费医疗的联邦补贴,因为《法案》将会通过增加有保险人数来削弱这个问题。虽然 15% 看起来很少,但是无保险这部分人的医疗花费,是一个巨大且昂贵的问题,尤其是对医院。正如之前所讨论的,无保险者的部分费用通过税收来抵免,通过间接手段补贴。像 Starr(2011 年)指出,另一个看不见的转变是,当医院将免费医疗的花费转移给私人健康保险公司时,保险公司会提高保险的价格,正如第 15 章所述。公众并不确切知道卫生保健筹资方式,很容易被一些过分简单化的解释所吸引。

医疗提供者通过保护其收益,对改革措施做出回应,如第 15 章所述。医疗保险公司通过限制最低成本网络来响应更为严格的监管环境,因此增加成本分摊给了消费者。正是保险公司的这种反应导致了人们对奥巴马政府的批评,因为尽管政府承诺过,但当一些人为了维持保险范围时,必须去转换保险政策。

《患者保护与平价医疗法案》背后节省费用的理念需要很长时间才能实现,这是医疗改革的一个新视角。随着时间的推移,整个系统的花费和经济成本对于医疗保健将会减少。其中一些成本节省来自于补偿方式的创新。由于卫生保健筹资大都是不透明的,所以关于补偿方式的变化对于某些人是新的、不公平的也就不足为奇了。

　　不幸的是,《患者保护与平价医疗法案》最初的实施是很有问题的。仅仅是解释立法本身就十分困难。同样重要的是,在 2014 年第一次注册期间,人们注册健康保健计划的实际问题。卫生政府网站(http://HealthCare. gov)因为多种原因反复崩溃,包括网站的设计过于简单、规则复杂和高要求。由于这些原因,比预期的注册人少很多。除此之外,在交易所中购买保险的人,实际上是否真的算作没有保险也成为了一个争论点。一项 RAND 研究表明,在第一次注册期间的将近 400 万注册者中,只有不到 50% 是之前没有保险的。其他所有人都在寻求比雇主提供的更便宜的医疗保险,而奥巴马政府却并没有想让这些事情发生(Avick,2014)。

　　由于延长了注册期,并且建立了更加准确的统计方式,很显然,实际上一直有人在注册,并且其中大部分人是没有保险的。表 17-5 展示了 2015 年 4 月的注册数据,由健康与人类服务部(DHHS)提供。大约 2600 万人是通过《患者保护与平价医疗法案》中的部分条款所覆盖。这项举措对减少美国未参保人数有重大的影响。没有保险的人的百分比从《患者保护与平价医疗法案》实施前约 15% 下降到了 2014 年约 13.9% ,2015 年 4 月下降到 11.9% (Obamacare,2015)。2015 年国家国民健康调查的初始数据显示,未参保人数的百分比下降到了 9.2% 。这份报告同时展示,《患者保护与平价医疗法案》对那些收入刚到贫困线以上的人群有重大的影响。选择扩大医疗救助计划的州,未参保成年人百分比下降更为明显:从 2013 年第一季度的 18% ,下降到了 2015 年 4 月的 10% (Cohen and Martinez,2015)。这种未参保人百分比的差异,可以通过州间比较进一步显示。举个例子,在 2013 年,有 14 个州中未参保人数占比 20% 以上。截至 2015 年 4 月,只有德克萨斯州未参保人数在 20% 以上。2013 年,只有马萨诸塞州因为强制医疗保险法律,未参保人数在 5% 以下。截至 2015 年 4 月,已有 7 个州未参保人数为 5% 或以下(Pear,2015)。

表 17-5　2015 年 4 月 1 号《平价医疗法案》下的注册人数

《平价医疗法案》的组成	参加人数
联邦市场	800 万
州卫生交易所	250 万
医疗救助计划的扩大	1000 万
青少年加入到父母政策	570 万
总计	2620 万

来源:数据来自于 2015 年卫生部,奥巴马医改注册人数。网站:http://www. obama carefacts. org

　　或许《平价医疗法案》最消极的结果在于诸多诉讼——通过州、宗教组织和商业团体对其提出的挑战。其中四起诉讼尤其重要,其中一个由企业提出,反对在指定的预防性服务范围中增加某些避孕方式。在这件诉讼中,Hobby Lobby、宗教组织和宗教导向的私营企业,针对为其雇员避孕服务方面赢得了调节通融的权利,正如本章前面所述。

　　在三个由州提起的诉讼中,两个州强烈支持《平价医疗法案》。最高法院做出的不太有利的裁决是,州不必接受医疗救助计划扩大部分,这将在第 19 章进行解释。这并没有威胁或甚至拖慢《平价医疗法案》的执行速度,因为联邦补贴使得其对州政府具有财政吸引力,除了那些思想最保守的州之外。另一起诉讼对《平价医疗法案》的公平性提出了挑战,该诉讼反对政府要求人人都要购买医疗保险服务的权利。最高法案支持这项权利,虽然其被描述为奥巴马政府不认可的税收责任。然而,积极的决定使得个人强制保险变得完整,这是立法成功的必要因素。

最后也是最重要的诉讼直击《平价医疗法案》的基础:对州交易所的公共补贴。《平价医疗法案》允许州运营他们自己的交易所或者由联邦政府管理州交易所。州政府的决定至少部分属于联邦政府的决定,因为民主党州大多决定组织和运营他们自己的交易。许多共和党州拒绝了这项政策,但是选择了联邦政府组织和管理他们的交易。一些州筹划了共同责任,尤其是他们的州级注册网站运行有困难的时候。所有这些补贴来自于联邦政府,不管是由州政府还是由联邦政府负责组织和操作这些交易。

King 诉 Burwell 案件认为只有通过州组织并运营的交易所州居民,才能够接受联邦补贴。他们的理由是,只有州政府可以传递联邦补贴,并且只有州政府实际运营的交易所才以合法传递联邦补贴。反对奥巴马政府的决定不会消除《平价医疗法案》,但会对私人保险行业产生巨大的损害,因为在州交易所购买卫生政策的人中,超过85%的人有资格获得某种补贴。如果这个诉讼案胜诉,至少有37个州的约600万人将会失去税收抵免,而税收抵免对于购买健康保险是十分必要的(Sanger-Katz,2014)。对于医疗保险行业的消极影响,将会导致州交易所的保险政策收取更高的保费。同时也有对几个协议可能被推翻的担忧,尤其是一些在私人市场出售的政策,如果被保险人之前存在健康状况,则拒绝其进入保险范围,而如果人们承认健康状况问题,则增加保费。医疗保险行业支持这两个限制,因为联邦补贴会使个人强制保险成为可能,这将会导致购买医疗保险的人数增加。在2015年6月,最高法院裁定,帮助人们购买医疗保险的补贴对所有符合条件人可得,无论医疗保险交易是由州或联邦政府监管。这个决定,被广泛视为继续执行《平价医疗法案》的基础。

由于最高法院的决定,《平价医疗法案》已经实现了法律和政治的稳定,但这并不意味着这次广泛的医疗改革立法将保持不变或者不会面临挑战。不像其他国家,医疗保健系统稳固建立作为政治和社会文化的一部分,《平价医疗法案》将会持续在政治上遭受挑战。例如,在本周最高法院支持为医疗保险交易提供联邦补贴,有几个共和党控制的地区对《平价医疗法案》提出挑战或者限制。大部分集中在限制《平价医疗法案》必要的管理和运行基金。一些人认为,2016年大选对于决定这项医疗改革的寿命是至关重要的。政治意识形态是《平价医疗法案》成功的重要决定因素。然而,这并不是唯一的决定因素。重要的是,没有一家医疗保健机构或企业支持任何对《平价医疗法案》的法律挑战。从他们的视角来看,《平价医疗法案》已经融入美国医疗保健系统,对这项立法做出实质性的改变对于医疗保健行业来说是十分有害的。

医疗改革绝非易事,预测医疗保健是一件无把握的行为。但必须承认,对于《平价医疗法案》的政治反对是引人注目、旷日持久的,并且相对于其他卫生保健改革的努力更为极化。其中就包括创建这两个计划,使得将近40%的人获得了卫生保健覆盖:医疗保健计划和医疗救助计划。接下来2章将会描述其中重要的针对性项目。

致谢

以下人员对于编写本章节内容的背景做出了巨大的贡献：Rachel Brown，Samantha Calabrese，Zach Clements，Nolis Espinal，Susannah Gleason，Avery Henniger，Laura Norton，Sarah Schlosstein，Samuel Taylor 和 Kylie Wojcicki.。四位学生十分认真地阅读和评论本章，每个人对于卫生政策又有着特殊的兴趣，他们的反馈改进了这个章节，他们包括 Emily Assarian，Christopher Lukasik，Daphna Raz 和 Daniella Stern。同时，我也很感谢 Tom Duston 博士投入的时间和热情，他找到了几个重要的参考文献。

第 18 章

医疗保健计划

本章将对医疗保健计划(Medicare)进行介绍,首先确定了覆盖人群并对最初的医疗保健计划进行了全面描述。医疗保健现在有四个不同的部分,其中有两个部分已经被添加到最初的计划。每个部分都会被介绍,包括保险范围、如何资助以及消费者的成本分摊责任。本章将医疗保健计划作为针对性项目的一个例子,对其高效但价格昂贵的特点进行了分析。

医疗保健计划是一种公共保险,除了由联邦政府提供大量资金外,每个参与医疗保健的个人也需要分摊大量的费用。除此之外,几个私人市场方案已经形成,以应对保险范围的差别。因此,为平衡市场化的和社会化的分配理念,医疗保健计划是一个很好的研究案例。

覆盖人群的转变

覆盖人群最早是由约翰逊总统在 1965 年规定的,指的是超过 65 岁因退休失去职工医疗保险的人。正如第 17 章所述,选择这个群体十分有利,帮助他们维护经济稳定是一个政治上可以接受的想法,即使这没有得到普遍的支持。医疗保健仅限于对社会保障项目有足够贡献者,才有资格获得该福利。这种对贡献程度的规定,使得医疗保健计划更接近于社会保险,而不是医疗救助计划(Medicaid)那样的福利项目。没有资格获得社会保障福利的人们,可以购买医疗保健计划,本章很快会对此进行阐述。65 岁以上的人中超过 90% 都参与到了医疗保健计划之中(KFF,2013b)。

1972 年,美国国会扩大计划覆盖人群,为另外两个群体提供医疗保健:任何年龄段的终生残疾接受社会保障残疾补助的群体,还有那些诊断为晚期肾病的群体。肾透析是被用于挽救生命治疗的,它非常贵,所以国会要求医疗保健覆盖这一技术操作(Barr,2002)。这是第一个从立法上被允许纳入到医疗保健范围内的病种,今后还会有更多的病种被覆盖在内。2001 年,国会扩大计划覆盖范围,要求覆盖患有 Lou Gehrig's 症(肌肉萎缩性侧索硬化症)的年轻人(Medicare. gov,2001)。立法也增加了其他的服务,比如乳房 X 线照相术(1990 年)和每年一次的健康检查(2005 年)(KFF,2010d)。

医疗保健服务所服务的人群通常分为三个亚组。65~74 岁年龄组为年轻老人,75~84 岁年龄组为中等老人,85 岁及以上组为老年或老老年人。在 2011 年,全美国超过 13% 的人口年龄大于 65 岁,所有婴儿潮时期的人到 2030 年将会到达 65 岁,这个群组将占全国人口的 20%,其中 12% 的人会超过 85 岁(Shi and Singh,2014)。超过 85 岁的年龄组比例增长得最快,并且预计增速将会持续增加。

大约 480 万人接受医疗保健计划支付的卫生保健服务,其中约有 85% 的人年龄超过 65 岁(KFF,2010e)。像大部分保险计划一样,医疗保健计划中绝大部分的资金用于了一小部分参与者身上:将近 75% 的资金花在了患者生命中最后一年(Kovner and Knickman,2011)。总共约 15% 的联邦预算用于医疗保健计划覆盖的服务(KFF,2012a;OMB,2014)。只有国防部获得了更多份额的国家预算。

尽管主要的目标群体(年龄超过 65 岁)是一个非常多样化的人群,他们确实有一些共同的社会和健康挑战。超过 65 岁的人中大约有 75% 患有至少两种不同的慢性疾病。这远高于一般人群的发病率。在一般人群种,患有一种慢性疾病的约占 21%,同时患有三种的或者更多的慢性疾病的仅有 7%(Machlin et al.,2008)。将近 50% 的医疗保健计划参与者自觉某种程度上有活动障碍,约 1/3 的人有某种认知障碍(Shi and Singh,2014)。

医疗保健计划通常被认为是一个单一的支付系统,但是它实际上十分复杂,主要受政治进程的影响,这在第 17 章中进行描述。有两个政府机构负责组织和监督整个医疗保健计划。第一个机构是社会保障局(Social Security Administration),主要是负责确定个人资格和处理个人保费支付。第二个机构是医疗保健和医疗救助服务中心(Centers for Medicare and Medicaid Services,CMS),是健康与人类服务部(U.S. Department of Health and Human Service,DHHS)的一部分,主要负责管理医疗保险项目。正如第 15 章描述的,也有私人承包商为医院和医师提供资金支持。

医疗保健由四个独立的项目组成。最初的两个组成部分,是 1965 年颁布的 A、B 和 C 部分,称为联邦医疗保健优惠计划(Medicare Advantage Plan),于 1985 年被首次执行,期间一直不断调整,直至目前。D 部分为处方药计划(Prescription Drug Plan),于 2006 年开始执行。即使每一部分政府都通过医疗保健和医疗救助服务中心来管理,但是每一部分的筹资方式和支付功能各不相同。同时,并非每个人都参与了这四个部分。

四部分内容

本节将对医疗保健计划的四部分进行描述,包括计划覆盖范围、资金如何筹措以及每个人费用分摊的责任。本节还会对每部分支付方式进行简要介绍(这部分细节详见第 15 章)。

A 部分:医院保险

A 部分的保险范围仅是患者住院治疗,包括住院期间的半私用病房、食物、诊断性检查、护理服务和任何药物及医疗用品的费用。在医院,医生服务不包含在 A 部分,但护士和其他服务是在 A 部分中的。医疗保健要求医院保险范围是 60 天完全覆盖,之后的 30 天需要被保险人每天支付的小额费用(Medicare. gov,2013)。这项保险在患者支付约 1000 美元的起付线后生效。A 部分也包含与住院病人相关的精神病治疗花费,终身时间限额是 190 天,与医院起付线和共付额规则相同。

1982 年,通过《社会保障法》(Social Security Act)一项修改的专项立法,临终关怀服务被添加到 A 部分。临终关怀(详见第 6 章)是对那些预期生存约 6 个月的人提供的。要求参与的患者同意采用姑息治疗寻求照护而不是积极的医学治愈(Medicare. gov,2000;Barr,

2002)。

医疗保健不包含长期护理,除非病患对专业疗养院的照护服务有特定的需求,如第 10 章所述。对于一个专业疗养院的最大限度是 100 天,医疗保健计划仅仅完全覆盖前 20 天。剩下的 80 天病人需要每天支付大约 150 美元(Medicare. gov,2013)。

资金

A 部分几乎全部的资金都来自于工资税,包括雇主和员工各自支付 50%。个人收入达到 20 万美元的税率是 2.9%,随着工资的增加最高会达到 3.8%(Social Security Administration,n. d.)。这些工资税作为医疗保健信托基金(Medicare Trust Fund)的一部分,被称为医院保险基金(Hospital Insurance Fund)。从医院保险基金撤回以补偿参与者的资金是根据目前就业人员的收入计算的。在 1998 年,大约有 3.9 个工作者为一个受益者提供费用。2030 年,当婴儿潮一代大部分退休,估计约 2.3 名工作者为一名受益者提供资金,到 2050 年预计每名受益者对应 2 名工作者(Barr,2002)。这项政策困境将会持续很长时间,正如本章最后描述的那样。

费用分担责任

那些符合社会保障或者是配偶已经捐助社会保障系统的人,是不用交付保险费的。社会保障的资格(和医疗保健计划),要求大约全职工作 10 年并且支付了所需的社会保障税。如果一个人没有医疗保健计划的资格,他仍可以通过支付额外保险费进入该计划,即每月支付 248~451 美元,支付金额取决于一个人有多少季度的社会保障资格,该资格由社会保障局(SSA)认证。

对于特定的服务有起付线和共付额。截止到 2014 年,对于住院未超过 60 天的病人,起付线是 1000 美元,超过 60 天的每天需要支付 304 美元的共付额(Shi and Singh,2014)。

支付功能

医院通过疾病诊断相关组(Diagnosis-Related Groups)的预付系统来收款。钱从医院保险基金被支付到财政中介(第三方管理员[TPA]),正如第 15 章讲述。然后医院直接向病人收取剩余的费用。在 2012 年,大约 1/3 的医疗保健计划付款是从医院保险基金提取出来支付给医院的(Shi and Singh,2014)。

B 部分:医疗保险

医疗保健的这部分以传统的保险概念为基础,这第 14 章中有所介绍。B 部分为那些已确诊的病人支付医疗服务费用。表 18-1 列举了这些服务,包括支付给医生的、与急性病治疗或者慢性病保健相关的各种各样的医疗服务。住院和门诊病人的医师服务费都通过 B 部分支付,其他的服务可以与具体的诊断有关,包括物理治疗、精神卫生服务、各种实验室和诊断检验。诊断代码十分重要,因为所有的支付都与其相关,通过使用按服务项目收费的方法决定费用。

用于定义和管理这些福利是一个非常复杂的规定,并且随着时间有了几个改变。例如,B 部分是覆盖了门诊手术的。此外,最初处方药不被包括在内,但目前由医生管理的药物都已覆盖在内,其中包括了许多化疗药物。

一些服务通过特定的立法加入了 B 部分,例如前面介绍的每年的乳房 X 线照射,特定的免疫接种疫苗,如流感、肺炎、最近的带状疱疹等。《平价医疗法案》要求医疗保健囊括每年的健康体检,相对于传统体检较少涉及实验室服务。

表 18-1　医疗保健包括的服务摘要,B 部分

急性护理服务(门诊和住院病人)	慢性疾病管理(门诊)	预防性服务(门诊)
急性医疗服务	医生对于特定疾病如高血压和糖尿病的随访	年度体检
急诊科服务	实验室和其他诊断服务	一般预防性筛查,例如乳房 X 线检查,乳头分泌物涂片检查,结肠镜检查
门诊手术	与诊断慢性疾病相关的、必要的医疗设备	特定疾病的筛查,如糖尿病、肥胖、抑郁或者酒精滥用
与急性病相关的诊断性检查和实验室检测	心脏康复项目	特定疫苗的接种,例如流感和肺炎疫苗
精神卫生服务(门诊)	化疗	
物理治疗和职业病治疗服务(门诊)		

B 部分也包含一些耐用的医疗设备,特别是那些协助移动的设备,包括手杖、学步车、电动代步车和轮椅。假肢器官例如四肢也包含在里面。

资金

最初的计划是医疗保健计划这部分成本的 50% 由参与者的保费支付,另 50% 由一般税收收入来支付。然而,随着保费价格的持续增高,来自一般税收的成本比例增加了。当前,B 部分花费中接近 75% 是由一般税收来支付的,剩余部分由参保人支付。对于那些参与 A 部分的人来说,参与 B 部分是有限制的,并且保费与收入是成比例的。2013 年基本保费是每月 104 美元。单人收入超过 8.5 万美元(结婚夫妻收入超过 17 万美元)的需要支付更高的保费,单人收入超过 21.4 万美元(夫妻收入超过 42.8 万美元)需要支付保费范围为每月 139~335美元(Medicare. gov,2013)。大部分情况下,这些保费从社会保障金中扣除;那些没有社会保障支付的人,按季度支付保费。一旦一个人获得医疗保健,保险对象只是他个人,即使是对于结婚的夫妻。这意味着,结婚的夫妻两个人均获得医疗保健,但是支付保费的时候也是分开的。

费用分摊

除了前面提到的保费之外,B 部分的起付线较低——2013 年仅为 147 美元。然而不像 A 部分,B 部分还有一个共同保险率。项目支付服务费用的 80%,患者负责支付服务费用的剩余部分。参与 B 部分的人中,约有 85% 购买了私人保险,专门用于支付这些剩余的费用(AHIP,2013)。这一策略被称为补充计划、医疗保健补充计划(Medicare Supplemental Insurance Plans),或者更简单说是补充性医疗保健计划(Medigap Plans)。它们针对于特定的医疗保险计划:保险公司向那些没有被医疗保健计划 A 和 B 部分覆盖的人群出售保健单是非法的。这是一个高度管制的市场,有 10 种不同的计划,然而并非在所有州都适用。

这些计划涵盖了 A 部分起付线和共付额,以及 B 部分中的各种共同保险和共同付费率。补充性医疗保健计划不会接受任何医疗保健没有覆盖的服务。保费根据覆盖类型不同而有所区别,但通常在每月 150 美元到 340 美元之间(AHIP,2013)。

支付功能

像 A 部分一样,政府的作用是收集和维持两种资金流入计划:资金来自一般性税收和保费。医疗保健信托基金有一个独立的部分用于持有 B 部分的款项,它被称作补充性医疗保险信托基金(Supplemental Medical Insurance Trust Fund)。向医生付费的基础是资源的相对价值尺度(Resource-Based Relative Value Scale,RBRVS),且费用由私人承包商或者财政中介机构(third-part administrators,TPAs)支付,正如第 15 章所述。患者直接向提供服务者支付剩余的费用,如表 15-1 所示。

C 部分:综合的保险范围:公共/私人的交互

20 世纪 80 年代到 90 年代,参与健康维护组织(health maintenance organization,HMO)型管理性医疗(Managed Care)计划的人数越来越多。这些计划的保费大部分是较低的,它们覆盖了各种各样的预防性服务以及处方药。由于健康维护组织计划,新型医疗保健计划的参与者越来越多,保险公司看到了潜在的、大量的稳定付款人。为了应对这一情况,医疗保健计划和医疗救助计划服务中心尝试向营利性和非营利性健康维护组织按人头支付一笔费用,将医疗保健计划的患者纳入到管理性医疗计划中。1987 年,有将近两百名健康维护组织成员与医疗保健局(Medicare Administration)签署了风险合同;然而到了 1991 年,这个数字下降到了 31 名(Barr,2002)。医疗保健计划参与者比健康维护组织最初的参与者花费更高,主要是由于处方药的费用不断增加,且人们对于医疗服务的需求更加广泛。随着健康维护组织市场的扩张,管理性医疗计划更有效地照顾了医疗保健计划的参与者,直到1997 年,大约 15% 的医疗保健受益者参与了健康维护组织计划。

1997 年的《平衡预算法案》(The Balanced Budget Act)是一系列复杂的改变,有些直接影响到了医疗保健计划。其中,联邦政府大大降低了付给健康维护组织的分摊费用率,从之前 95% 的预算成本降低至 70%。同时,在国会共和党的领导下,医疗保健逐步向市场化演变(Barr,2002)。首先得通过建立医疗保健计划的附加选择完成的,也就是所谓的 C 部分。

医疗保健计划新的组成部分,给参与者如何获得医疗保健计划福利一系列的选择。他们可以维持传统的 A 部分和 B 部分,也可以建立一个健康储蓄账户,健康储蓄账户也是在同一项立法中被创立的。第三种选择是结合 B 部分的保险费和私人补充医疗保健计划保费,来参加一个管理性医疗计划。他们的个人缴款支付给医疗保健信托基金,然后支付给参与其中的健康维护组织,受益人将会得到所有的医疗护理服务包括处方药。联邦补贴金也涵盖在其中,用于分配给参与的健康维护组织。直到 2003 年,这部分医疗保健变成了大家所熟知的医疗保健优惠计划。即使健康维护组织需要提供与医疗保健计划覆盖率相近的服务,但包括处方药覆盖都有实质性的不同(Merlis,2008)。这需要消费者仔细地考虑所有的选择。一项名为《医疗保健现代化法》(Medicare Modernization Act)的立法改善了这一点,要求所有的健康维护组织通过医疗保健 D 部分提供处方药,将会在下面进行讨论。

2003 年立法一个重要的部分是,增加联邦补贴约 12%。这激励了更多的健康维护组织去参与到医疗保健受益人中,到 2013 年,将近 28% 的医疗保健受益人是通过健康维护组织加入某种医疗保健优先计划的(Gold et al.,2013)。

这些计划是有争议的,因为他们的行政成本依然高于传统的按项目收费或基于资源的相对价值尺度下个体医生的医疗保健计划补偿。同时,这似乎没有变得更平等(Jacobson et al.,2009)。公共资金补贴私人保险公司一直都是存在争议的。《平价医疗法案》计划慢慢减少给健康维护组织优惠计划(HMO Advantage Plans)政府补贴,因此增加了参与者的花费。联邦补贴减少,对参与健康维护组织(HMOs)人数的影响仍不确定(Shi and Singh,2014)。

D 部分:在公共/私人之间的另一个试验

医疗保健的 D 部分开始于 2006 年 1 月,为特定的目的而设计:提供处方药的覆盖范围。人们可能直接参与 D 部分,只要他们也参与了 A 部分和 B 部分。医疗保健优惠计划也使用了 D 部分去提供处方药保险范围。截至 2012 年,大约有 60% 的医疗保健参与者通过 D 部分直接参与了处方药计划(KFF,2012b)。

一直以来,人们对于处方药计划的担忧主要是其成本问题。因此,政客们青睐于公众和私人资金的组合,以及大量的自由市场活动。来自于一般税收收入的公共资金,用于补充医疗保健信托基金,同时也为 B 部分提供资金支持。私募基金来自于个人,接下来会阐述。自由市场活动来源于保险业:所有的处方药都是通过私人医疗保险公司提供的,这些公司可以以最适合自己市场的方式自由组织各自的保险政策。

对于药物必需的覆盖范围没有标准化的收益,但是有一个规定的最低利益结构。利益结构从每年 310 美元的基本起付线开始。每个保险公司必须支付 25% 的年度药物花费,最高为 2970 美元。消费者需承担的费用在 2970~4750 美元之间。这种保险范围的差距被称为甜甜圈洞。当一个人在保险赔偿年度已经花费 2970 美元,但还未花到上限 4750 美元时,他/她就被称作"陷入了甜甜圈洞"(in the donut hole)。一旦达到个人责任的最高限额,消费者就会获得大病医疗保健计划(Catastrophic plans)的资格,意味着个人只需要支付每个仿制药 2.65 美元和每个品牌药物处方 6.6 美元的共付额(KFF,2012b)。

关于 D 部分权利刚开始的时候就有相当多的争议,随着时间推移,出现了更多的批评。后面将阐述四个主要关心的要点。首先,尽管标准化收益结构,保险公司使用了各种方式满足这些需求。一些使用层药物处方集而不是起付线,一些提供甜甜圈洞隙的覆盖范围,而另一些却没有。保险计划的覆盖范围差别很大,并且保险公司保留权利可以在一年中更改覆盖范围,这是很不寻常的(KFF,2012b)。月平均保险费大约是 40 美元(Hoadley et al.,2013)。

批评的第二个来源是,计划的复杂性,不仅在于利益结构本身,也在于消费者选择的数量。2010 年,有超过 1500 个的独立计划。每个州有 40~50 个不同的计划获得批准,每个消费者通常会面对超过 30 种不同计划的选择(Hoadley et al.,2009)。医疗保健运行一个在线计划查找系统,这像大多数药店那样,帮助他们的消费者根据需求选择正确的计划。增加消费者的选择是一个市场公正模型重要的一部分,但是对于消费者选择价格的积极影响是高度依赖于充足的信息的,如第 11 章所述。D 部分的支持者指出了许多在线的信息来源。批评人士指出这种在线资源对此类人群的局限性。其他的批评者指出，复杂的财政结构让所有年龄段的人们都理解是很困难的。

分析的第三点是，是否这个针对性计划满足了其指定受益人的需求。从 D 部分受到最大收益的是年度药物花费额巨大的人。大约有 26% 的参与者达到甜甜圈洞阈值，但是只有 4% 获得大病医疗保健计划（SMI Trust Fund Report，2009）。平均大约 15% 的老年人因为花费修改或者停止了处方药物。在 D 部分通过之后，这个比例下降到 11%（Madden et al.，2008）。药物的现款支出也略有下降（Liu et al.，2011）。品牌药物的使用比起仿制药似乎有了一定的增加（Zhang et al.，2008）。

关心的第四点是费用，特别是公共来源的资金。2007 年，每个受益人的人均成本大约是 1000 美元，换算成年度花费约为 490 亿美元（SMI Trust Fund Report，2009）。

这些忧虑中哪个更重要，是一个政治和哲学角度的问题。那些在卫生领域支持更多市场公平分配的人认为这个计划是将药物行业的需求与个人对援助处方药费用的需求进行适当平衡的方案。那些支持更多社会公平分配模式的人认为这个立法的平衡远站在自由市场的一边。一个特定的争论点是，立法禁止医疗保健与医疗救助服务中心以大量购买为交换，与制药公司谈判更低的价格。退伍军人事务部系统（Veterans Affairs System）有这一谈判权利，这导致了受益者药物价格低大约 40%~60%。对其所花费纳税人费用的估计各执一词，但是普遍接受的大约是 500 亿美元每年（Austin et al.，2012）。这一情况在《平价医疗法案》下至少得到了部分纠正，法案，要求当受益人不在覆盖范围（甜甜圈洞）时，药物制造商要给药物折扣（Shi and Singh，2014）。

医疗保健计划的效果

在 1965 年医疗保健立法通过的时候，仅有 56% 超过 65 岁的人有医院保险（Barr，2002）。现在，大约 93% 超过 65 岁的人享有医疗保险 A 部分。这部分群体大约 45% 的医疗保险费用被医疗保健 A 和 B 部分覆盖（Shi and Singh，2014）。保险覆盖范围的良好与否是一个主观的判断，取决于政治视角。许多公共卫生领域的人发现这种覆盖范围水平要低于理想范围。有些人认为人们更应该将自己的收入用于支付医疗保健费用，他们认为 45% 的覆盖率是社会对个人医疗需求的宽大贡献。

这有几个服务是没有包含的，包括大部分预防保健，尤其是不包括特定诊断的初级保健。这个群体经常使用的多个服务没有被覆盖，包括牙科保健和眼科保健，除了白内障在内的眼科手术。助听器也没有覆盖，家庭保健服务仅在医学上必需时覆盖，并由一名经验丰富的卫生专业人员提供（Shi and Singh，2014）。或许最重要的、未被包含的健康服务是养老院护理。对于在养老院的住院时长是有限制的，且医疗保健将不会支付监护服务。这个水平的服务完全是自由市场活动，如第 10 章所述。医疗救助确实覆盖了这些服务，而这导致了意料之外的结果，详见第 19 章。

虽然不是没有费用分摊，但最昂贵的医疗服务被纳入到医疗保健计划中用于平衡未覆盖的服务。

对于医疗保健最严重的批评是其需要相当大的花费。2010 年的医疗保健的全部成本大约是 5230 亿美元,大约是整个联邦预算的 15%。预计 2020 年将会增长到 9230 亿美元(KFF,2010e)。截至 2010 年,这些资金为大约 4800 万人提供了医疗服务,预计 2020 年将会上升至 7900 万人(KFF,2010e)。医疗保健的行政花费比其他的保险要更低,不管是公共保险还是私人保险,如表 13-1 所示,但是整体的成本预测会引起关注。

挑战与政策建议

如第 16 章所介绍的,医疗保健计划中形成了几个成本控制机制。许多这些机制取得了成功,并且对医疗领域有产生了巨大影响。例如用来支付医生工资的基于资源的相对价值尺度,已经略微减少了初级保健医生和狭义上的专家之间的收入差距(Goodson,2007)。尽管这些成本控制机制取得了一定的效果,但由医疗保健产生的人均医疗费用的增加速度还是要比人均国内生产总值的增速快(MedPac,2013)。有很多对未来的担忧,尤其是婴儿潮一代对医疗保健计划的影响以及财政上支持医疗保健计划的劳动人口相对退休人口的比例预期将会下降。

这些问题引起了一些人的质疑,为了创造一个更可持续的医疗保健资金来源,是否应该调整公共/私人资金的比例。目前,大约 43% 的医疗保健花费来自一般税收收入,支持医疗保健 B 部分和 D 部分。另外的 39% 来自于医疗保健税,它进入医院保健信托基金为医疗保健 A 部分支付。约 13% 来自于个人支付保费,支付 B 部分或者 D 部分。剩余的主要来自信托基金的利息(KFF,2013b;MedPac,2013)。目前已经提出了一系列政策选择,以及对每一个十年期间可以节省多少钱的预测。最常见的政策方案如表 18-2 所示,并且将会在这里讨论。除了一个选项外,所有的选项都包括以某种方式来增加受益人的成本。

最常见的一个提议是,增加获取医疗保健的年龄资格,类似于增加获取社会保障的年龄资格。大多数人指出 65 岁以后的预期寿命自 1965 年以来已经增加了 5 年,这恰恰证明了这种观点(KFF,2013b)。获取资格年龄增加两岁到 67 岁,可以预计节约 113 亿美元,如表 18-2 所示。

几个提议建议增加受益人的费用分摊。一个具体的政策建议是,增加 B 部分的起付线从每年的 147 美元到每年 222 美元,每年增加 75 美元。还有一系列其他提案,包括增加所有实验室服务或家庭护理服务的共同保险率。同样也有一些建议增加或者建立几个服务的共同付费。

表 18-2　一些医疗保健改革的政策建议和经过十年预计节约资金

提出的政策变化	经过十年预计节约资金
增加获取资格的年龄	1130 亿美元
增加受益人的成本分摊	210 亿~40 亿美元,取决于特定的方案
增加补充性医疗保险政策的成本分摊	530 亿美元
提高所有受益人 B 部分和 D 部分的保费	2410 亿美元
增加 1% 的总体税收	6510 亿美元

ª 提议来自于凯泽家庭基金会,2013 年。网站:http://www.kff.org.

一个政策建议是增加补充性医疗保健政策的成本分摊。超过 80% 的医疗保健受益人拥有补充性医疗保健保险单,通过单独购买获得、参与医疗保健优惠计划(通过 C 部分)获得或者作为退休福利获得。保守的经济学家认为,补充性医疗保健政策通过减少成本分摊鼓励了卫生保健服务的过度使用(道德风险)。表 18-2 所示,十年 530 亿美元的预计节约额是基于一个特定条件的,即在首个 5000 美元的覆盖范围内有 50% 的覆盖限制(KFF,2013b)。

通过增加 B 部分和 D 部分的保费,可以节省更多的资金。目前,受益人支付 B 部分和 D 部分计划费用的 25%。对于 B 部分,这意味着保费取决于收入,范围在每月 104 ~ 335 美元。D 部分的保费范围在每月 30 ~ 50 美元(KFF,2013b)。大部分受益人都在这两个计划中:几乎 90% 的医疗保险受益人参与了 B 部分,60% 参与了 D 部分(KFF,2013b)。如表 18-2 所示,通过增加这两项保费可以节省大量成本,以使计划费用的 35% 由保费覆盖。

预计影响最大的政策建议是将成本不止转嫁给受益人。在医疗保健信托基金的一般税收增加 1% ,将会为 A 部分创造几十年的偿付能力(KFF,2013b)。

这只是许多政策选择中的少数,其中大部分来自政治谱系更自由的那边。一个更为保守的建议是,通过单独购买的凭证将医疗保健私有化从而改变私人/公共资金的平衡,并且增加健康储蓄账户的使用。正如预期的那样,每个政策选择都有许多不同的利益相关者。

总结

医疗保健计划是这本书所谓针对性计划的一个典型案例。它旨在为特定的人群提供财务支持,特定的人群包括生活中大部分时间都在工作,和因为退休而失去单位的医疗保险的人。这是一个社会保险项目的例子,而不是一个福利计划,因为个人要为这个项目缴款,并且自付费用支付部分计划。

评估这个项目是否为特定群体提供所需的覆盖范围,这是一个完全合理的问题。这个问题可以通过资金和保险范围来回答。这个计划覆盖了所有医疗费用的一半,覆盖范围是否足够呢? 医疗保健计划覆盖群体的自费医疗费用稳步上升,作为家庭收入使用的一部分(KFF,2013b)。关于为美国老年人口的健康需求提供支持是否能达成社会共识,是一个哲学问题。

医疗保健计划主要覆盖较昂贵的、非弹性的医疗服务,包括在个人生命末期提供的护理服务。医疗保健几乎花费其资金的 75% ,在一个人最后 1 年的医疗照护上(Kovner and Knickman,2011)。然而,约 25% 超过 85 岁的人口所需的昂贵服务没有被覆盖:养老院和其他长期护理的花费。

评估这个项目的可行性的另一个方法是,通过设计的目标群体对其理解的难易程度。医疗保健最初的设计是 A 部分和 B 部分,是很简单易懂的,尽管这两部分在起付线、共同支付和共同保险部分有着很大不同。B 部分增加的覆盖范围涉及消费者从众多私人保险公司作出选择来寻求补充性医疗保健计划。然而,这是一个受严密监管的市场,共有 10 个计划。协调医疗保健和这些私人补充性医疗保健政策之间的利益,是通过公共和私人支付者之间顺畅良好的合作实现的,极少需要消费者参与。

C 部分(医疗保健优惠)和 D 部分(处方药)更需要受益人自身的努力。D 部分尤其需要消费者的密切关注,因为他们要在多种不同的处方药保险计划中作出选择。这仍然是一个缺少管制的市场,结果是每个政策之间都有大量的不同。

医疗保健计划对于美国卫生保健系统整体上影响很大。举个例子,医疗保险计划资助了美国医院大部分的住院医师培训项目,包括对培训医院的补贴。从历史观点上说,医疗保健加剧了美国卫生保健系统的种族融合。最初法案中一个鲜为人知的约翰逊条款(Provisions Johnson),使对于医疗保健服务提供者——医院和医生——的付费取决于其能否证明医疗实践或医院没有种族隔离(Starr,1982)。

归根结底,医疗保健的观点是高度依赖于个人的政治和哲学价值观的。毫无疑问,老年人享有这个计划相对于没有要好。问题是对于这个群体这是否是最好或者最合适的项目。这里有一个广泛的视角,更为保守的政治分析人士指出,医疗保健是美国卫生保健系统中一个社会性的计划,一个财务破产和拖累美国经济的项目。这些人支持增加医疗保健计划的私有化,包括减少公共补贴以支持健康存储账户的税务优惠。更偏向自由的政治视角认为这是一个庞大的单一支付系统,应该在全国范围内设立。这些人认为至少需要持续不变的公共资金来支撑这个计划,而其中有许多人认为需要增加更多的资金。

尽管视角不同,毫无疑问的是,虽然医疗保健计划有可能进一步改变,但它都是美国卫生保健系统中一个永久并且重要的部分,这得到了广泛的政治支持。另一个重要的针对性计划——医疗救助计划——没有那么强大的政治宣传,下一章将会对其进行介绍。

致谢

非常感谢 Thomas Duston 博士阅读并评论了这一章。他还提供了对医疗保健计划财政补贴的研究和经济学分析,以及对本章中其他大部分经济问题的分析。

第19章

医疗救助计划

本章主要介绍了医疗救助计划（Medicaid），并首先对低收入人群这一目标群体进行了定义。本章从多个服务计划如何定义贫穷开始，其中包括医疗救助计划。医疗救助覆盖范围的准入资格仍然是依据收入确定的，但是也有其他的因素决定谁能够获得服务，这是本章的另一个主题。医疗救助的资金与医疗保健计划十分不同，这导致了更多州水平的服务差异，以及一些服务的争议。医疗救助计划集中参与在《平价医疗法案》（Patient Protection and Affordable Care Act,ACA）的执行过程中，将会在这里描述。本章节包括对这个计划的分析，以及在处理贫穷和收入不平等的社会问题时的一些挑战。

创建医疗救助的政治进程在第17章有描述。像医疗保健计划（Medicare）一样，医疗救助计划源自于社会保障立法的修正法案，所以有时被称作第19条修正案（Title 19）。尽管立法根基在社会保障计划，但医疗救助计划与科尔·米尔斯福利计划（Kerr-Mills Program）联系紧密。科尔·米尔斯福利计划提供联邦资金给各州，只要遵循大体的联邦指导方针就允许各州管理这些资金（Barr,2002）。就像之后展示的那样，它仍是个框架。

计划仍然是自愿的，虽然每个州确实参与了基本医疗救助计划。州根据居民的人均收入接受联邦资金。例如,纽约接受了医疗救助计划的总成本的50%左右，而密西西比州和西弗吉尼亚州收到了约75%。总的来说，联邦税收支付约60%的医疗救助成本，州的税收支付剩余的费用（Barr,2002）。

医疗救助计划相对于其他的单一支付方，包括医疗保健或者任何单一的私人保险公司，有责任覆盖更多的人。超过6200万的人口通过医疗救助计划接受了服务，包括超过1/3的美国儿童。医疗救助每年支付美国全部分娩费用的40%。疗养院中超过60%的人由医疗补助计划支付费用。总体来看，医疗救助计划支付大约全国个人卫生保健支出的1/6（KFF,2013c）。

像医疗保健计划一样，医疗救助是一个针对性计划。虽然医疗救助计划不再适用于所有低收入人群，但对目标人群的介绍从他们开始。

低收入人群的确定

美国的福利计划是以所谓的经济调查为基础的，也就是说，这些计划仅限于那些收入低于一定数目的人。确定这一数字是一个非常复杂的过程，即没有足够的钱提供那些最低限度可以接受的生活方式。这部分将会重点论述人们如何使用官方方法确定是否有享有某些医疗服务或人类援助的资格,包括美国《平价医疗法案》中的补贴。本章的结尾将针对这种官方方法提出的一些替代方法。

在美国有两种评估贫困的方法。一种是美国人口普查局(U.S. Census Bureau)使用的基于贫困阈值的方法(Schwartz,2005)。这个指导方针用来监控在不同人口特征群体中,例如年龄、种族、性别等,有多少贫困人口。美国卫生部(U.S. Department of Health and Human Services,DHHS)使用一种稍微不同的方案去创建正式的贫困指南,用来决定一个人或者家庭是否有资格获得帮助(Poverty Guidelines,2013)。这些卫生部的指南将会在这里使用,因为他们确定了一系列卫生和人类服务的资格,其中一个是医疗救助。

这些贫困指南是基于钱的绝对数量的,来自于为约翰逊政府提建议的经济学家,约翰逊政府建立了第一个基于食物花费平均数的贫困指南。贫困指南通过每周买菜所花费用乘以3 来计算。根据家庭规模调整的年收入数得出资格标准。现在,每个家庭仅仅平均花费税后收入的10%用于购买食物,基本或经济菜篮中的食物种类差别很大(Schwartz,2005)。在过去的 50 年中,尽管这些发生了重大的变化,但在福利计划资格决定上只有一个小的改变,即根据消费物价指数而不是经济菜篮中食物的花费来调整增幅(Fisher,2003)。

这些官方的联邦贫困指南由美国卫生部出版,适用于每个家庭。2014 年,个人基本收入线是 1. 14 万美元。如果个人的收入超过这个数值,他不满足基本联邦收入的要求,没有参与任何卫生和人类服务计划的资格。每多一个家庭成员增加约 4 千美元,举个例子,一个四口之家,收入必须低于 2. 35 万美元才可以获得享有计划的资格。州有可能高于或低于这些水平,但是所有的计划都是参考联邦贫困指南的。一些健康和人类服务项目,设置在贫困线的 133%。这意味着,个人收入 1. 5 万美元是达到收入指南的标准,一个四口之家收入 3. 1 万美元将会获得资格。最大的资格线是联邦贫困指南的 250%,意味着某些州,一个四口之家年收入 5. 8 万美元将会获得帮助的资格。

低收入人群有多少,他们是谁?

研究人员和政策分析人士对于穷人的数量及人口统计学细分十分感兴趣。根据官方估计,全国的穷人水平大约是 15%,这意味着美国约有 4600 万人口被归类为穷人。根据一般人口估计,约有 10%的白人属于穷人,约有 26%的西班牙裔、拉美裔以及黑人被分类为穷人(Poverty Guidelines,2013)。这与国家人口统计学资料是相反的,有 64%的白人,16%是西班牙裔或者拉丁美洲裔,以及 13%的非裔(Shi and Singh,2014)。尽管少数民族家庭相对于白人家庭有更高的贫困风险,但超过 2/3 的穷人是白种人。

超过 75%的贫困家庭是由女性主导的(Dail,2012)。这导致了女性化贫困(feminization of poverty)一词的出现,随后有相应女性贫困影响的研究。

有趣的是,最小规模的贫困群体是那些年龄超过 65 岁的,只有 9%的贫困人口。这是由于社会保障计划对于老年人口财政稳定支持的积极影响。从另一方面讲,18 岁以下的人口中接近 1/4 被归为贫困人口(U. S. Census Bureau,2013)。因为这个原因,有一些计划进一步针对儿童,这将在下面的章节中进行介绍。

关于这个群体一直存在的误解是,仅有少部分人是官方认定贫困的,这个群体长期以来都是这个状态。人们处于贫困状态的平均时间相对来说是短的。一个典型的模式是:个人经历一两年的贫困;超越贫困线;接着在稍后某时发生另一个贫困事件,可能是因为失去一份工作或患有无法继续工作的疾病25至60岁的美国人中有将近40%的人在其生活中的某段时间里会遭遇贫困。如果将所有的援助项目考虑在一起,包括失业以及福利和(或)食物券,接近80%的美国人在他们一生中会遭遇贫困(Rank,2005)。正如本章最后将会看到,官方指南低估了美国贫困人口的比例。

贫困不仅在城市地区发生,因为只有约10%的贫困人口居住在城市地区。除了郊区,美国每个地理区域都有贫困人口的分布(Rank,2005)。

一个不好的说法是,福利计划为人口维持贫困状态提供了激励措施。这是不正确的:因为过去40年里的各种福利改革措施使公共援助项目的资格变得更加有限,参与这些项目所获的收益逐渐减少。有援助项目资格最常见的群体,是那些满足指南中极度贫困资格的,约占美国人口的3%(Poverty Guidelines,2013)。在全部发达国家中,美国是为贫困家庭提供援助最少花费的国家(Rank,2005)。

医疗救助计划始于一个为所有满足其他福利计划收入资格线的人提供服务的项目。1980年,70%的那些有资格获得福利的人也有资格获得医疗救助(Barr,2002)。然而,到了1999年,那些有福利资格的人只有30%有资格接受医疗救助。其中一些转变是因为医疗救助的资金和管理的性质。

资金管理

医疗救助计划是通过联邦和州的收入税来获取资金,因此它有联邦和州共同管理。这种筹资方法对计划的福利产生了深远的影响。即使联邦政府提供给州大约60%的医疗救助成本,但是各州发现这个项目仍然是一个财政负担。许多州,医疗救助计划占据州预算的16%(Kovner and Knickman,2011)。

管理医疗保健的联邦组织同样也管理医疗救助—医疗保健和医疗救助服务中心(Centers for Medicare and Medicaid Services,CMS)。这个组织定义了必须涵盖的最低限度的服务,以使州政府获得联邦资金。医疗保健和医疗救助服务中心还规定了强制性覆盖的人口,在接下来的部分会讲解。最后,医疗保健和医疗救助服务中心设定了覆盖服务提供者的报销方式,而州政府设定了支付给提供者的实际比率。每个州都有一个具有监督责任的医疗救助机构。州级机构提交为覆盖人口提供福利的计划,这是州和联邦政府之间的合约(Teitelbaum and Wilensky,2013)。州经常要求改变覆盖范围或覆盖人口的数量,有时也要求改变向供应商付款的方式。这些被称为豁免(waiver),这是在州医疗救助计划中改变或者引入创新最常见的方式。《平价医疗法案》使用这个过程来扩大医疗救助,将在稍后介绍。

由于每个州都有所不同,医疗救助实际上是一个50种不同计划的集合。所有州的共同主题是费用控制。虽然有很多的试验,但所有州一般都采用三种控费措施,下面将对其进行介绍。

首先,州试图尽可能少地为给医疗救助覆盖人群提供卫生服务的供方支付费用。州需要为提供者设定支付率,以确保医疗救助覆盖人群能"平等获取"医疗服务(Teitelbaum and

Wilensky,2013)。通过授权,各州拥有在支付提供者方面广泛的行动自由。医疗救助对于医院和医生的报销比率要比医疗保险或私人保险公司低得多。如第 15 章描述的那样,这样做的结果是,医生在他们的医疗实践中试图限制医疗救助覆盖病人的数量,反过来,州则尽量通过立法行动来限制这种行为。

州试图省钱的第二种方法是,改变获取资格水平,使得更少的人获得卫生保健服务的资格。如下一节所述,虽然低收入是一个基本要求,但除了收入以外,医疗救助资格还有一些其他的要求。州已经逐渐降低获得医疗救助的卫生服务的收入要求,所以这个项目现在仅为那些非常贫困的人提供服务,如前所述。控制州资格标准的第一个联邦规则要求所有收入在 100% 贫困线以下的孕妇必须接受医疗救助的卫生服务。在此之前,许多州只覆盖了那些收入是联邦贫困线 50% 的孕妇(Kovner and Knickman,2011)。

第三种节省资金的方法是从受益者那里收取少量的费用,包括共同支付、共同保险支付、免赔额甚至是保险费。2008 年以前,州被禁止从这部分人口中筹集任何资金,但是巨大的赤字消减了法案对各州筹集资金的限制(Pear,2008;Teitelbaum and Wilensky,2013)。显而易见,这部分人口仅有非常有限的能力去参加任何成本分摊,尤其是收入资格线方针使得医疗救助变为,仅仅为非常贫困的人提供卫生保健服务。

覆盖范围

在目前联邦的指导方针下,个人必须满足五个通用标准才会获得医疗救助的资格(Teitelbaum and Wilensky,2013)。包含以下几个方面:

■ 必须满足联邦政府确定类别的一种
■ 收入必须满足特定的限制
■ 必须拥有有限的其他资源,例如汽车和家居用品
■ 必须是正在寻求保险覆盖的居民
■ 必须是 5 年以上的美国合法居民

重要的是,一个人必须满足以上五条,而不仅仅是满足其中一条或者两条。州可以选择覆盖的强制性,而可选群体多达 50 多种,包括指定收入水平的不同(Teitelbaum and Wilensky,2013)。医疗救助计划已逐渐为针对三种不同类别的人群:儿童、孕妇和贫穷的老人。全国医疗救助受益人中将近 50% 是儿童,近 25% 是和儿童生活在一起的孕妇(KFF,2010f)。

如表 19-1 所示,儿童和与儿童生活的成年人,是州必须提供卫生服务的强制性群体。目前联邦政府的基本要求是联邦贫困线的 133%,各州强制性群体的标准不得低于此。州可以选择覆盖收入比此高的儿童以及和儿童一起生活的成年人,最高可以到联邦贫困线的 250,如表 19-1 所示。不管收入多少,没有孩子的成年人基本上没有任何的医疗救助项目援助。以下是一组《平价医疗法案》颁布后医疗救助计划覆盖的特定人群,这将会在本章后面进行讨论。截至 2012 年,6700 万人口获得了医疗救助计划的卫生保健服务,其中有 3200 万 18 岁以下的儿童。1900 万成年人也接受了保健服务,主要是孕妇和那些和儿童一起生活的人,600 万老年人以及 1100 万残疾人(CBPP,2013)。

表 19-1　医疗救助计划的目标人群

强制性	可选的	没有覆盖的
低于联邦贫困线的 6 岁以下儿童	需要医疗救助者	非法移民
家庭收入低于联邦贫困线的 6~18 岁儿童	在美国生活不到 5 年的合法移民儿童	在美国生活未满 5 年的合法移民
家庭收入低于联邦贫困线的孕妇	家庭收入水平在联邦贫困线 133%~250%	超过 21 岁的无子女的成年人
收入在补充社会保障标准范围内的老年人和残疾人	家庭收入在贫困线 133%~250% 的儿童	
	孕妇在联邦贫困线 133%~250%	

　　医疗救助计划被视为最可能覆盖移民的公众项目。由于很多合法移民收入很低,但是规定是必须在美国居住 5 年以上,如第 5 章所述。州可以选择覆盖有移民文件但在美国居住不足 5 年的成人的孩子。非法移民有权利在医院接受急性救护,但是不能接受任何类型的保健,如第 5 章所述。移民法导致了卫生领域现在的尴尬。举个例子,如果一个非法妇女在美国医院生个孩子,这个孩子是合法居民,并且如果家庭收入足够低则有资格享受医疗救助计划的服务。然而,不论收入怎样低,母亲对于非紧急护理都是没有资格的(Barr,2002)。

　　根据州的政治和文化环境,对于这些限制的修改是有可能的。一些州同意公众资金卫生服务应该先给那些支持他们的纳税人。另一些人认为,许多非法移民实际上也纳税了,因此他们应该享受医疗救助下的卫生服务,只要是他们符合其他的标准。低收入的移民不太可能接受预防性保健,但是很有可能接受在急诊室的必要的紧急护理,从而增加了州的整体成本。这场争论的结果是,27 个州决定授权使用州水平的资金,为这个群体提供一些预防性健康服务(Families,USA,2011)。还有其他旨在覆盖儿童的针对性计划,包括那些非法在美国境内的儿童,这些将会在下个章节进行讲述。

　　表 19-1 中介绍的一个可选群体在各州之间被广泛的接受,即有医疗服务需求的群体包括那些需要花费昂贵医疗费用的个体。32 个州选择在修改后的收入和资产准则范围内覆盖这一群体(KFF,2010g)。如果他们是健康的,这个群体的人们通常收入太高,无法获得医疗救助计划的资格。当现有的医疗花费从他们收入中减去,他们将会拥有医疗救助的资格。这种覆盖通常是暂时的,并且定期计算,由各州决定(Teitelbaum and Wilensky,2013)。这个过程被称为符合医疗救助资格的支付方式。

　　一个更有可能"消费"以便被医疗救助计划覆盖的群体具有双重资格,他们由于年龄或残疾而有资格获得医疗保健,同时他们的收入足够低,拥有医疗救助计划的资格。不像需要医疗救助的人群,州必须在他们的医疗救助计划中包括这个群体,并且这个群体不太可能在健康状况或者财富上有变化。这类人群很可能需要医疗救助计划中的家庭护理服务,因为医疗保健不覆盖这部分费用。虽然仅有 15% 的医疗救助受益人在这个群体中,接近 40% 的医疗救助开支花在了他们的卫生需求上(KFF,2010g)。

服务内容

医疗救助的覆盖范围比所有的保险政策都全面,除了最昂贵的私人保险政策。这个计划以广泛的收入和健康状况的关系研究为基础。穷人一般健康状态差,因为他们没有足够的资源用于支付健康的生活方式包括良好的营养,或者用于支付预防性卫生保健服务。人们有时候因为疾病致贫,从而导致失业以及丢失他们的医疗保险。这是一个不能为卫生保健服务费用贡献很多(如果有的话)的群体。也是一个私人保险公司不愿意覆盖的群体,因为医疗需求高并且私人保险公司没办法限制他们的财务风险(Rosenbaum,2002)。所有的这些现实导致公共筹资的卫生计划围绕着严重依赖预防和初级保健服务的概念而设计,例如之后在原始健康维护组织中使用的那样,正如第 14 章所讲。

医疗救助对于医疗护理服务采用不同的标准。大多数私人健康保险计划和医疗保健使用医疗必需的标准。这意味着所有必需的医疗服务用于帮助人们恢复到疾病出现前的状态(Teitelbaum and Wilensky,2013)。这个标准是医疗救助计划缺乏预防性保健服务原因之一。医疗救助的计划最初的设想是为儿童和残疾人包括智力障碍的成年人提供照护。这个群体需要一个不同的服务范围,以及不同的照护标准。

表 19-2 展示了一组重要的服务:早期和周期性的筛查、诊断和治疗(Earrly and Periodic screening,Diagnosis,and Treatment,EPSDT)(Teitelbaum and Wilensky,2013)。这种类型的覆盖范围开始于使用一系列的卫生保健服务预防健康问题。这些服务是定期提供的,当需要时,提供"纠正或改善"健康问题的治疗标准(Teitelbaum and Wilensky,2013)。这将使得一组非常全面的服务必须提供给所有医疗救助计划的受益人。这是非常昂贵的,这也是州试着限制有资格享有服务人数的一个原因,如前所述。

正如表 19-1 描述的定义人口,联邦政府规定了一系列的强制性服务,一系列可选择的服务和几个特定的州可能不使用联邦资金的服务。这三个类别在表 19-2 里显示。这些强制性服务,州有很大的可能性去决定确切的保险范围。在这些要求下,每个被医疗救助计划覆盖的、居住在疗养院的病人定期接受医生的医疗评估,评估的时间间隔由州设定 EPSDT 唯一强制性的覆盖范围是 18 岁以下的儿童和有残疾记录的人。表 19-2 中所介绍的可选择服务主要是提供给一些特定类别的人,包括指定的收入水平,或者出现过特定类别的医疗问题。这些都在州医疗救助计划中列出,必须通过医疗保健和医疗救助服务中心的审核。

表 19-2　医疗救助计划的受益人群

强制性的	可选择的	禁止的
针对 21 岁以下有资格儿童的 EPSDT 服务	处方药	手术堕胎
住院病人和门诊医院服务	牙齿和视力保健服务	药物流产
急性和慢性门诊照护	助听器	药物滥用,除非治疗与诊断出的精神疾病相关

续表

强制性的	可选择的	禁止的
护士助产士服务	康复服务	
残疾支持服务	修复器械	
实验室和诊断服务	住院病人精神科治疗服务	
对于 21 岁以上有资格的成年人的养老院照护	家庭医疗保健服务	
计划生育服务和物资	安宁护理	

备注:EPSDT. 早期和周期性的筛查、诊断和治疗服务

　　其中一种服务引起了广泛的讨论,即医疗救助计划对疗养院的覆盖。如前所述,医疗救助计划不仅覆盖了综合疗养院,还覆盖了那些被分类为看护性的疗养院。这是有意义的,因为残疾人是目标群体之一,包括生理上的和发育上的残疾。在第 10 章有描述,疗养院的费用很高——将近每年 9 万美元。虽然老年人不是这种照护的唯一群体,但他们是主要的群体。由于医疗保健不覆盖看护性疗养院的费用而医疗救助覆盖,个人和家庭试图花掉他们的积蓄来满足收入资格。这种做法已经被滥用,一些家庭试图保持个人资产传给下一代同时使用公共资金支付他们家庭成员的疗养院费用。这种做法很普遍,以至于 2005 年《赤字消减法案》(Deficit Reduction Act)专门规定在疗养院居住前 5 年之内不能有类似的行为,修改之前特定的规范(Teitelbaum and Wilensky,2013)。

　　目前,将近总花费的 70% 支出在医疗救助计划覆盖的疗养院和其他长期护理服务上(KFF,2013c)。这并不是这个项目最初的设计意图,也不是现在预期影响的一部分。然而对医疗保健系统中这一昂贵的服务没有其他选择,很难看出在医疗救助计划没有大的改变的情况下如何减少这部分医疗救助金的使用。稍后当讨论俄勒冈豁免计划(Oregon Waiver Program)时,将会讨论其中一种转变方式。

　　表 19-2 介绍了一些被禁止的服务。两个与堕胎相关,一个与药物滥用有关。在禁止治疗与现有精神疾病无关的药物滥用上没有太多的争议。药物成瘾或药物滥用不允许被作为定义残疾的主要理由,诊断之后这个人会获得社会保障补充收入(Social Security Supplement Income,SSSI)资格。这是很重要的,因为一个人有社会保障补充收入资格就自动拥有了医疗救助和医疗保健的资格。这种双重资格群体必须完全覆盖,如表 19-1 所示。残疾可能包括有一个确诊的精神疾病并发药物滥用,该疾病但必须独立存在于药物滥用之外。对于治疗也存在类似的情况。药物滥用治疗是被覆盖的,但是仅仅是与精神疾病治疗相关的,这是一个医疗救助计划可选的覆盖范围(Teitelbaum and Wilensky,2013)。

　　一个围绕医疗救助计划最重要的争议是其资助妇女的生育服务,其中包括计划生育服务和物资供应,如表 19-2 所示。计划生育服务和供应在最初的立法里是十分重要的、必需的福利,即是在立法通过的同时堕胎是不合法的。当时健康和人类服务计划的工作人员一直坚持为贫穷妇女提供计划生育服务,主要是为福利计划节省成本。计划生育服务的实际

组成是模糊的。联邦指南只规定州必须提供服务来帮助那些自愿选择不冒最初怀孕风险的人(Ranji et al. ,2009)。这里有一个鼓励州覆盖计划生育服务的经济措施。虽然联邦政府只支付州医疗救助计划的 60% ,但无论各州的财政状况如何,联邦政府都为各州支付 90% 的计划生育服务和用品(Ranji et al. ,2009)。

州医疗救助计划覆盖一系列避孕用品,包括处方避孕和非处方药。在 2009 年的一个州医疗救助计划研究中,44 个项目中有 32 个覆盖了全部的三种避孕方式:治疗荷尔蒙类药物(避孕药)、子宫帽和宫内避孕器。只有 17 个覆盖了所有形式的非处方避孕措施,其中包括避孕套、避孕海绵和杀精剂。37 个医疗救助计划也覆盖了男性和女性节育措施。其他的服务如癌症(例如乳腺癌和宫颈癌)或者性传播疾病的筛查有可能被覆盖,但有些州将这些服务纳入了医疗服务,而不是计划生育服务。24 个州获得了豁免,这样他们就可以覆盖在收入资格线以上妇女的计划生育服务。他们成功地论证了相对于支付低收入妇女孩子出生的照护费用,支付妇女的避孕用品的费用更低(Ranji et al. ,2009)。

最受争议的妇女生育服务是堕胎。如第 5 章指出的那样,《海德修正案》(Hyde amendment)禁止使用任何联邦资金支付堕胎费用,除了强奸案件、乱伦或者妇女继续妊娠有风险(Guttmacher,2014)。目前,32 个州遵循这些联邦指导方针。州有可能选择使用资金使医疗救助计划覆盖堕胎服务,但仅有 17 个州允许这样,其中 13 个州这样做是因为法庭案件已经命令如此(Guttmacher,2014)。州议会已经通过了许多的立法在许多方面限制堕胎,包括限制州内允许堕胎诊所的数量,限制可以执行堕胎手术的人员资质和数量,在堕胎之前要求咨询和(或)影像服务;并且对于年轻妇女需要先告知父母。虽然这些做法确实限制了所有妇女的堕胎行为,但是医疗救助计划覆盖的妇女获得堕胎的机会要远少于拥有私人保险的妇女。

州政府对资金、覆盖范围的调整

州通过豁免程序可以改变保险覆盖的性质和范围,尤其所谓的第 115 条豁免(Section 115 waivers)(Teitelbaum and Wilensky,2013)。《社会保障法案》(Social Security Act)的第 115 条允许州在他们的医疗救助计划下设计示范项目。这些项目可能涉及"改变所覆盖人口的性质或其利益。该计划会提交给医疗保健和医疗救助服务中心进行批准前的审查。提议的改变必须帮助提升州医疗救助计划的整体表达目标。预算也必须是中立的,这意味着该项目不能超过目前医疗救助计划所需的联邦政府费用(Teitelbaum and Wilensky,2013)。如果获得批准,州需要定期向医疗保健和医疗救助服务中心报告各种相关的示范性项目的基准。每一个示范性项目,对如何最好地满足医疗救助设计的目标群体的需求提供了重要研究依据。

每年都会有许多不同的豁免计划提交和通过。本部分将讲述两个豁免的例子。第一个例子来自俄勒冈州,因为改变了目标人口和保险覆盖范围,是最广泛的示范性项目之一。第二个例子是,《平价医疗法案》如何使用州等级的豁免程序扩大医疗救助覆盖范围,作为减少没有医疗保险人口数量的一部分。

俄勒冈州:改变计划的设计

在其医疗救助计划发生巨大变化的最著名的例子发生在俄勒冈州,其首个第 115 条豁免于 1993 年获得批准"(Barr,2002)。俄勒冈州的医疗救助计划是每年为少数人提供完整的医疗保健。到 20 世纪 80 年代末,仅有那些收入是联邦贫困标准 60% 的人接受服务。政府想要增加接受服务贫困儿童和孕妇的数量,但是却不想投入更多的州预算。州委员会被指定识别医疗救助覆盖的所有医疗程序,进而评估哪个是最有效的。委员会共确定了 700 项医学治疗,并对其在防止死亡和残疾,减少未来费用和改善公共卫生方面进行了评估。这涉及到基于社区的公民专题小组讨论以及专业小组讨论。在该进程的最后 3 年,俄勒冈州立法机构决定将医疗救助覆盖范围限制在有显著效果的卫生和医疗保健服务内。结果是,解除了一些医疗干预措施,因此其他更有效的干预措施能提供给在联邦贫困线 100% 水平的所有人,以及所有在收入线 133% 以内的儿童。服务被移出覆盖范围的例子包括当 3 年存活率低于 5% 时的器官移植和癌症化疗服务(Barr,2002)。

这将俄勒冈医疗救助计划从一个意图为收入在联邦贫困线 60% 水平者覆盖 700 种医疗干预措施的计划,变为一个为每个在联邦贫困线水平的人覆盖最有效的 565 种干预措施的计划,额外增加了对在联邦贫困指导方针 133% 的儿童和孕妇提供预防和保健服务(Barr,2002)。这样做的直接结果是导致医疗救助覆盖的人口数量增加到 10 万人以上(Barr,2002)。由于社区的紧密参与,俄勒冈州的人们支持这一计划,虽然有人因此被拒绝治疗。基于效果的配给护理的努力是有争议的,存在几个法律上的挑战,包括最高法院支持性的判决。

俄勒冈州继续修改其医疗救助计划。2004 年,俄勒冈州为了应对增加的成本,允许对所有新参与者关闭医疗救助计划。它在 2008 年重新开放计划,允许 3000 多人参与,这些人通过抽奖的方式获得覆盖,因为太多人有资格获得资源。俄勒冈州还增加了儿童参与率,以符合州的规定和儿童作为特定目标其人群的联邦准则(Skidmore,2008;AHRQ,2013)。

平价医疗法案下医疗救助计划的扩大

医疗救助计划的逐步优化导致了没有孩子的非残疾成年人没有能力获得医疗救助服务,即使其收入足够低满足资格标准。奥巴马政府决定通过扩大州医疗救助计划来覆盖这部分人群,而不是通过增加对私人健康保险交易的补贴,在第 17 章有描述。

这种扩张是通过加快第 115 条豁免的进程实现的。在《平价医疗法案》的扩张下,收入在联邦贫困水平 138% 的所有人都有资格获得扩大医疗救助资格。这种计算是没有考虑其他的资产,降低了支出减少的现象(Rosenbaum and Westmoreland,2012)。

这个计划尤其有争议的部分是立法要求每个州都扩大他们的医疗救助计划,因为州参与医疗救助计划是自愿的。一些分歧源于对于《平价医疗法案》政治上的反对。一些州不信任联邦政府提供的财政激励。直到 2016 年,联邦政府会支付医疗救助计划扩大的所有费用。之后,联邦政府将会覆盖扩张成本的 90% 直到 2020 年,可能远远超过这一天。联邦政府通过纳入《平价医疗法案》立法,为各州提供进一步的激励措施,指出州拒绝参与这一扩张将失去联邦对其余医疗救助计划的贡款。

几个州和美国独立企业联盟（National Federation of Independent Businesses,NFIBs）起诉奥巴马政府,这种授权的参与和威胁的财政处罚是违反宪法的。2012 年最高法院同意听证美国独立企业联盟起诉案件。法院裁定,这种激励对于部分联邦政府太过强制,并且州有权利选择不参与医疗救助计划而没有任何损失（Rosenbaum and Westmoreland,2012；Sonfield,2012）。表 19-3 介绍了截至 2015 年 1 月各州的立场。一共 29 个州实施了这项扩张,七个州仍在讨论中。如果所有的州都参与医疗救助计划扩张,将会有 3300 万人口得到保险（Chesney and Duderstadt,2013）。

表 19-3　关于医疗救助计划扩张各州的立场（截至 2015 年 1 月）

决定执行医疗救助扩张的州	不扩张的州	正在进行开放讨论的州
亚利桑那州	阿拉巴马州	阿拉斯加州
阿肯色州	弗罗里达	密苏里州
加州	乔治亚州	蒙大拿州
科罗拉多州	爱达荷州	田纳西州
康尼狄格	堪萨斯	犹他州
特拉华州	路易斯安那州	维吉尼亚州
夏威夷	缅因州	怀俄明州
伊丝诺斯州	密西西比州	
印第安纳州	内布拉斯加州	
爱尔华州	北卡罗来纳	
肯塔基州	俄克拉荷马州	
马里兰	南卡罗莱纳	
马萨诸塞州	南达科他州	
密歇根	德州	
明尼苏达州	威斯康辛州	
内达华		
新汉普郡		
新泽西		
新墨西哥		
纽约		
北达科他		
俄亥俄州		
俄勒冈州		
宾夕法尼亚		
罗得岛州		
费蒙特州		
华盛顿		
华盛顿特区		
西维吉尼亚州		

来源:KFF,州实施医疗救助扩张计划决定的状况,凯泽家庭基金会。网站:http://www.kff.org.

预期效果与现状

　　分析任何目标项目都有三个问题需要考虑。第一个是对项目的受益人的影响,依据利用率和健康状况。第二个是评估这笔钱如何被花费。最后,同样重要的是检查项目的初衷。正如本节将会展示的,这些都不是容易解决的问题。

医疗救助对于覆盖人群的影响

　　毫无疑问,医疗救助增加了医疗保健的获取。医疗救助计划实施 10 年后的数据分析可以很清楚地看到。在 1964-1975 年,穷人看病的数量有大幅度的提高。其中也有成比例的增长,所以穷人比非穷人看病频率多 20%。对于门诊随访和手术随访都是如此。在实施医疗救助之前,低收入的人做外科手术的仅有 50% 的比例,但到 1975 年,穷人比例高于更高收入患者 40%。对于非裔美国人的医疗服务利用有了戏剧性的影响。1975 年之前,其医疗服务利用率远远低于白种人,之后这种利用率的差异渐渐少得多了(Starr,1982)。利用率预计会增加,因为这个群体享有有限的卫生服务资格;然而,增加的幅度还是远高于预期的。

　　利用率的增加模式现在仍显而易见。2012 年的一项研究显示,前一年约有 80% 有私人保险的人访问了医生,并且其中 80% 的人也被医疗救助计划覆盖。这些人仅有 40% 没有保险(CBPP,2013)。这对于儿童的影响尤其的明显:享有医疗救助的低收入儿童有很高的预防性服务的利用率,包括孩子体检和疫苗接种(KFF,2010f)。

　　分析利用率增加对健康状况的影响,是有挑战性的。多数分析师认为,预防性服务和门诊服务利用率的增加,是表明目标群体更健康的一个指标。几项研究试图直接评估健康结局,大多数显示有重大影响;举个例子,一项研究显示在医疗救助覆盖的儿童中死亡率降低了 5%,孕产妇低出生体重降低 8%(CBPP,2013)。另外一项评估三个州在《平价医疗法案》前扩大医疗救助计划的研究显示了若干积极的成果。利用率增加,护理延误减少,成人死亡率明显降低(Sommers et al.,2012)。基于俄勒冈州修订计划的一项研究显示,获得医疗救助的成人,有更少的医疗债务和更好的自我报告的生理和心理健康(KFF,2013c)。

资金流向

　　医疗救助计划不同于其他任何一种保险计划,大部分钱都花在了数量相对较少的受益者身上。医疗救助计划超过一半的钱花在了约 5% 的受益者身上(Teitelbaum and Wilensky,2013)。除此之外,将近全部资金的 70% 花在了粗略估计约 25% 的老年人或残疾人的长期照护上(Kovner and Knickman,2011b)。尽管大约一半的参与者是儿童,但仅有 20% 的支付给这个群体,同时 42% 花在约占医疗救助参与者 15% 残疾人身上(KFF,2013c)。

医疗救助计划的初衷

　　医疗救助的初衷实际上并不清楚。医疗救助计划被视为当时华盛顿自由政治力量的亮点,其中一个明确的目标是"把穷人纳入医学的主流"Starr,1982)。它与科尔-米尔斯立法有非常明确的联系,其目的是为那些有资格获得州福利服务的人提供医疗服务(Teitelbaum and Wilensky,2013)。计划经常被描述为关注贫困儿童家庭(Barr,2002;Kovner and Knickman,2011)。公共卫生倡导者认为,该计划只是一个更大的肯尼迪政府和之后约翰逊政府的扶贫项目(Starr,1982;Bailey and Sheldon,2013)。老年人穷人和残疾人都是最初指定的目标群体,但公众的看法仍然是,这是一个针对年轻贫穷家庭的计划。

几乎 3/4 的医疗救助受益人,实际上是儿童和低收入妇女,即使最少的钱花在他们身上。随着时间的推移,医疗救助计划日益针对非常贫困的人群。这个群体明确需要医疗救助计划提供的帮助。然而,本章所述的俄勒冈州试验的基本原因是探索分配医疗救助资金的另一种方法,这可能会增加儿童和母亲的比重。

获得医疗救助服务的途径

照顾穷人不仅仅是个医疗照护问题,也是一个社会问题,这不是一个容易解决的问题。因为美国卫生保健系统的设计是一个基于就业的健康保险,公众必须承担美国失业人们的大部分的医疗照护成本。这本书的最后章节将会展示,其他国家失业成本是纳税人承担,通过范围更大的社会服务,包括补贴住房和教育、补贴日间看护和其他的社会服务。在美国,大部分失业者医疗相关的费用是卫生保健部分的责任,对于非常贫困的人是医疗救助系统的责任。像医疗保健计划一样,毫无疑问受益人有这个计划要比没有好。然而,同医疗保健一样,问题是这是否是能够为这个群体设计的最好的——并且是最有效的——计划。从好消息/坏消息的视角来看是最好的方法,因为在任何对医疗救助计划的评估中,这两者皆有。

好消息

好消息的第一个例子是穷人的利用率有了大幅度提高,不仅仅是急性护理,还有预防性和初级保健护理。正如本章所示,这是一个即时的效应并且一直存在。当然,这提高了这个计划的成本,所以对于一些人来说是坏消息而不是好消息。医疗救助计划是为给予资格给没有资格的人群而创建的,并且他们的使用是昂贵的。平均而言,这个群体的健康状况比那些受私人健康保险覆盖的人群要差(Teitelbaum and Wilensky,2013)。医疗救助计划一个远低于私人医疗保险的价格为一群重病患者支付医疗费用(CBPP,2013)。其中一部分归功于覆盖范围的综合性质,但大部分归功于向供应商支付的低利率。这也是一个好消息/坏消息的情况。

医疗救助是美国少数民族获得医疗保健的重要来源,因为低收入是和民族、种族相关的,这将会在第 21 章讨论。虽然医疗救助大多数的参与者是白种人,但是少数民族更有可能通过医疗救助获得健康保险,而白人更有可能通过私人保险公司获得保险(Teitelbaum and Wilensky,2013)。

贫穷的老年人和残疾人有很大的卫生需求并且应该得到照护。然而,通过为更多的低收入人群投资预防性保健服务来预防未来不良健康状况的可能性推动了许多州级实验,包括俄勒冈州的第一个实验。正是这种两个非常不同的群体之间的平衡导致了最紧张的关系。医疗救助计划下低收入儿童和低收入老年人、残疾人相对于低收入成年人有更高的医疗救助价值。各州有一些灵活性来修改这些优先事项,但不是忽略他们。

医疗救助的全面覆盖是一个引人注目的方面,尤其是考虑到这是在1965年被提出的。设计这个计划的人对于贫困和健康状况不佳的关系有十分清楚的理解。他们明白,不佳的健康状态和残疾有时候是导致贫困的因素。他们也明白在以就业为基础的保险系统中,这个群体永远不会被覆盖。结果是,在当时这个项目的一般收益远比任何私人健康保险计划要高。原来立法中最显著的利益之一是计划生育服务,其初衷是节省福利项目的成本。目前,这个收益是医疗救助计划最有争议的收益。

医疗救助计划有较低的行政成本,虽然不像医疗保健那么低,因为每个受益者每年必须证明他们的收入资格。正如表13-1所示,医疗救助大约有7%的间接费分摊率,医疗保健有3%的间接费分摊率。

对于那些保守政治视角的人,医疗救助计划由联邦-州共同管理和筹资构成的事实是非常积极的。对于那些有更自由政治价值的人来说,这属于坏消息的类别。从社会公正角度来看,医疗救助计划因州级控制的问题而复杂化。

坏消息

一项大家广泛认同的坏消息是,过多的资源花费在养老院服务上。医疗救助计划全部资金的近70%花费在养老院服务,显然不是这个项目的初衷,也不是对当前预期的影响。然而,对于卫生保健服务体系中这个昂贵的部分没有别的选择,很难说应该为贫穷成年人的未来不顾贫穷老年人的迫切需要。现在几乎覆盖了所有的贫困儿童,尽管采取了一些在医疗救助计划之外的特定项目,在接下来的章节会阐述。在接受《平价医疗法案》下医疗救助计划扩张的州,大部分之前没有保险的低收入成年人将会获得健康保险资格。

广泛同意的另一个坏消息是付给为医疗救助参与者提供服务的医生的利率非常低。因为太低而导致一些州和一些专业,如妇产科拒绝接受医疗救助的病人(Zuckerman et al.,2009)。州尝试通过限制医生的费用或者限制可以获得医疗保险的人口数量,来节约成本,这显然是一个不可持续的政治立场。

换个角度思考贫困问题

许多相信卫生保健商品社会公平分配方法的政治家分析人士认为,对于医疗救助或者其他资产调查项目的重要问题是,在美国日益增长的收入不平等。最贫困的家庭收入减少,最富有的家庭收入在增加,进而导致收入不平等加剧,使得美国是世界上经济最不平等的国家之一(Desilver,2013)。这个发生原因很多,但一个确定的原因是税收结构,它增加了中低收入和中等收入家庭的税收负担,他们目前经历着所见过的最高的税收负担(ITEP,2015)。其他的国家也有穷人,但是他们提供更经济的卫生和人类服务项目。这有很多的原因,不仅仅是一个更有效的卫生保健系统,没有这么多分离的目标项目,并且每个必须通过个性化的指导方针分开管理。然而,还有一个与收入不平等和贫困的实际定义相关的因素。

在美国,有许多针对穷人的特定计划,包括医疗救助在内的所有计划都是依赖于卫生部对贫困的定义,如本章节第一节所述。根据这个定义,美国大约有15%属于穷人,有资格获得一些类型的卫生和人类服务援助。2011 年,美国人口普查局介绍了一个稍微不同的措施:额外的贫困援助措施。这不仅包括收入,还包括税收抵免和必要的儿童护理费用,交通和住房成本,以及食品成本。当使用贫困的这个定义时,对美国贫困人口总数的估计略有增加,估计约有 5000 万人。更重要的是,据估计几乎 50% 的美国人会在这个新标准 200% 以下(Berlinger,2012)。

极少数在这个更宽厚的补充贫困衡量方法 200% 水平的家庭,实际上能养活自己,而不需要某种援助。另外,用于定义贫困人口更现实的方法是基于一个被称为"生活工资运动"(Living Wage movement,LWFS)的政治运动(LWFS,2009 年)。类似于那些支持使用补充贫困指导方针的人,这个群体计算了满足最低基本需求的必需金额,包括食物、住房、交通、医疗护理和儿童护理成本,在没有任何援助计划的帮助下。他们将这些换算成每小时的工资,结果在每小时 11 美元和每小时 18 美元之间,取决于州的情况(Gertner,2006)。在这种计算方法下,将近 30% 的美国人口都属于穷人(Clary,2009)。如果这种方法在决定援助计划资格中实施,将会大大增加纳税人的成本。

然而,生活工资运动提供了政治动力,各州开始努力增加联邦最低工资,目前是 7.25 美元每小时。如果最低工资提高,将会有更少的人需要公共资金援助项目。大多数企业反对这样,说工资过高将会对企业有不利的影响。尽管有来自企业的反对,29 个州仍然增加了他们的最低工资,高于 7.25 美元的联邦最低工资,包括 8 个州的最低工资为 9 美元每小时或者更高(NCSL,2015)。

一个新的,被公认为自由的经济分析提供了一种替代的,更全面的方式来思考这个问题。超过一半的低工资行业的工人,接受了税收资助项目的援助,例如医疗救助、住房补贴、燃料援助或者食物券。每年的总体成本大约是 70 亿美元,作为那些盈利性公司的公共补贴,因为纳税人为这些验证福利援助提供资金。这个补贴是不可见的,但是如果 70 亿美元从公共资金资助项目中减去,对税收的影响会整体影响经济(Allegretto et al.,2013)。有趣的是,许多跨国公司在美国支付很低的工资,但是在其他国家要求支付很高的工资。举个例子,在丹麦,与丹麦最大的公会达成协议,快餐公司为了获得特许经营必须支付员工每小时 20 美元的工资(Alderman and Greenhouse,2014),员工也会获得额外的福利,包括带薪休假、养老金计划、带薪陪产假和产假。这些工资要交税,去资助在丹麦的社会保障网络,包括儿童保健、教育和医疗保险。利润略有下降但显然足够了,因为快餐公司在欧洲和北欧市场稳固地建立起来。

本章开始的时候就加强了这个思想:照顾穷人不仅仅是卫生保健系统的问题,是一个涉及文化、政治和哲学维度的广泛的社会问题。在为穷人提供卫生保健服务方面,所有的国家都面临着相似的问题。美国的解决方案是创建一个筹资和管理分离的针对性计划。在其他国家,对这个群体负责的是整个社会,他们的医疗由税收来支付。在美国,这个群体的医疗花费也是以税收为基础的,但是因为健康保险是基于就业的,在美国讨论的集中在提供卫生保健的成本是否应该更公平的分摊给企业。

对于这个难题没有正确或者错误的答案。那些认为卫生保健应该更多地通过社会公平模型进行分配的人,倾向于认为卫生保健不应该与就业有联系。那些感觉卫生保健产品和服务应该由市场公平模型分配的人,更倾向于支持特定性项目例如医疗救助,虽然他们也因这个群体的医疗费用而沮丧。在美国卫生保健系统还有一些其他的更针对性的项目,针对那些仍然没有被医疗救助有效覆盖的人们。这些将在下一个章节进行讲述。

致谢

以下人员为本章做出了重要的贡献,包括收集材料和参考文献,以及写作和分析:Irene Eberbach,Michael Goulart 和 Chandler Kaplan。感谢 Jessi Duston 阅读和评论了本章,并且提供了一些最新的参考文献。

第20章

其他几种针对性计划

　　美国卫生体系中有很多针对性计划,每个计划旨在为特定人群或团体提供医疗服务。本章将描述特定人群中比较重要的部分人群。一些特定群体,比如儿童和老人,已经被一些计划所覆盖。这些计划除了专注于穷人和老年人群体,还为没有保险的人群提供保健服务,这些人群或有非常高的健康需求或因为工作受伤。这些计划满足了未被现有计划覆盖群体的需求。美国原住民以及美国现役军人和退役军人这两个群体不在描述范围之内,因为这两个人群有自己的针对性计划。本章对每一项计划进行了简要描述,总结在表20-1中。有些计划是为了患有癌症、糖尿病或者艾滋病等疾病的人群设立的,本章中没有包含这些特殊疾病计划。

表 20-1　其他几种针对性计划

目标人群	计划
低收入家庭儿童	儿童健康保险计划(Children's Health Insurance Program,CHIP) 旨在覆盖医疗贫困家庭的联合州-联邦计划 妇女,婴儿和儿童项目(Women,Infants,and Children Program,WIC) 为低收入孕妇,婴儿和儿童制定的营养计划
低收入的老年人	老年人全面照护计划(Program for All-Inclusive Care for the Elderly,PACE) 旨在避免疗养院护理的创新计划 资金支持基于医疗保健计划(Medicare)和医疗救助计划(Medicaid)对医疗费用的减免
无保险者,穷人,弱势群体	社区卫生服务中心(Community Health Centers,CHCs) 联邦资助的专注于特困人群的初级医疗卫生中心
重度医疗需要	州政府资助的针对重症无保人群的救助计划(State-funded high-risk insurance pools) 为严重患者设计的商业保险资助
在工作中受伤的职员	工人赔偿计划(Worker's Compensation Program) 为工作相关伤害提供保险,为失业者提供替代的收入 由雇主出资

续表

目标人群	计划
美洲印第安人和阿拉斯加原住民部落的成员	印第安人健康服务计划（Indian Health Services，IHSs） 联邦政府为注册的美洲印第安人和阿拉斯加原住民部落的成员资助的卫生服务
现役军人和退役军人	军人卫生系统（Military Health System，TRICARE） 现役军人和其家庭的联邦医疗保健系统 退役军人管理局（Veterans Administration，VA） 退役军人联邦医疗保健系统

针对低收入家庭儿童的保险计划

就像第 19 章提到的，医疗救助计划已经逐渐演变成一个关注特困人群的项目。结果导致越来越多无力承担孩子商业保险的家庭，为医疗救助计划投入了大量资金。针对贫穷儿童有一些具体的医疗和福利项目。这些项目除了从利他主义角度考虑给儿童提供充足的照顾之外，从经济学角度，还提供给儿童比较便宜的医疗保健服务，这样他们就不用去急诊室接受治疗，这也是较强的经济优势。这里只讨论这些项目中的两个项目。

儿童健康保险计划

国家儿童健康保险计划（SCHIP）有时也被称为儿童健康保险计划（CHIP）。经历了一段长期的论证立法过程后，在 1997 年这项计划正式成立。大部分关于这项计划的争论是资金的来源，开始的时候计划使用增加的烟草税作为资金的来源。最终，该计划作为一部有关平衡联邦预算法规的一部分通过（Pear，1997；Barr，2002；Milligan，2008）。

CHIP 是一项州-联邦联合计划，资金作为一笔固定拨款发放给各州。联邦发给的资金数目以该州有资格的儿童数量为基础，每两年进行评估并修改（Teitelbaum and Wilensky，2013）。有资格的儿童是指 19 岁以下的儿童，且其生活在联邦贫困线 200%～300% 水平的家庭之中，即一个四口之家收入范围在 42 000～72 000 美元。

CHIP 和大部分联邦计划一样，定期接受国会审批。2007 年国会投票增加该计划覆盖的儿童数量，但是当时的总统乔治·沃克·布什否决了这项投票，因为他认为低收入儿童应该由商业保险计划覆盖（Stout，2007）。2009 年，在奥巴马总统任期内，在两党的广泛支持下，这项计划有了显著地发展（Racine，2014）。

州政府通过三种方式来组织实施这项计划。有 17 个州把 CHIP 作为独立的项目管理。21 个州选择成立一个混合项目，将医疗救助计划和 CHIP 覆盖的儿童进行混合管理。12 个州选择将儿童保险计划作为医疗救助计划的扩展项目进行管理（Teitelbaum and Wilensky，

2013）。CHIP 的管理是很重要的,因为在固定拨款下,联邦的资金是有上限的,而在医疗救助计划下州-地方资助匹配的过程中,州向地方拨款没有上限。

由联邦指南确定所需的服务,这些服务包括定期预防和筛查检查,还包括眼睛和牙科检查,精神卫生服务,免疫接种,实验室和诊断成像服务以及任何所需的医院护理(Teitelbaum and Wilensky,2013)。和医疗救助计划一样,各个州决定该计划详细的覆盖范围。这些服务只提供给家庭收入符合要求的儿童,且不提供给任何成年人。

由于审核过程复杂并且缺乏与审核家庭的沟通,最开始 3 年这个计划覆盖的儿童总数很低。到了 2007 年,这个计划覆盖了超过 8 百万的儿童(Kovner and Knickman,2011)。据估算,仍有将近 8 百万个符合要求的儿童没有被该计划覆盖(Hudson,2005;Kenney et al.,2011)。CHIP 似乎减少了在保险覆盖方面一直存在的种族/民族差异性,这个问题我们将是我们下一章的主题(Shone et al.,2005)。

这项计划有两个重要的政策问题,第一个问题与花费相关。在 CHIP 下对低收入儿童进行治疗似乎更便宜,尤其是当低收入儿童中部分人由于一些原因退出该计划,而导致急诊室就诊人数增加的时候(Rimsza et al.,2007)。

第二个问题与布什总统 2007 年反对 CHIP 审批的原因有关。在这项计划实施的开始 10 年,被商业健康保险覆盖的儿童总比例显著降低,而加入医疗救助计划或 CHIP 的儿童比例增加(Harrington,2011;Racine,2014)。一些人认为这是一种积极的影响,因为在成人无保险率增加的时期,全国范围内没有保险的儿童比例从 14% 降到 6%(Harrington,2011)。可是,其他人(包括布什总统)认为这是在州的支持下排挤商业医疗保险公司的结果。因为儿童保险相对便宜,造成了商业医疗保险公司的收入损失,这可能导致国家内部的经济局势恶化(Kovner and Knickman,2011)。在《平价医疗法案》(Affordable Care Act,ACA)健康交流的政策下,一些在 CHIP 覆盖的家庭现在可以购买一份补贴的医疗保险,既可以覆盖大人也可以覆盖儿童(第 17 章讲述的健康交流)。

妇女、婴儿和儿童项目

尽管妇女、婴儿、儿童特别补充营养计划(WIC)是一个针对性的营养和营养教育项目,而不是一项医疗服务项目,但本章节也提及了这项计划。这项计划开始于 1969 年,因为一群医生注意到低收入家庭儿童由于营养不良而导致了不良的健康结局。这些医生撰写关于食物的处方,使用从联邦资助的社区卫生中心(CHCs)得到的资金,社区卫生中心在这一章后面会写到(Rossi,1998)。所有的州都参与了这项计划,分配给各个州的资金来自农业部门的联邦资金。

不像其他针对性计划,该计划的合格标准在美国的所有州通用,并且合格标准有严格的定义。家庭收入在联邦贫困线 185% 水平(大约一个四口之家是 42 000 美元)的家庭可以接受这项服务。该计划服务的目标人群是孕妇、有营养需求证明文件的 5 岁以下儿童、哺乳期妇女。低收入家庭为了获得资格,需要进行营养风险评估。通过一些测量方法进行评估,比如身高和体重图表、成长评估、血红蛋白水平、膳食评估和一般健康史(USDA,2012)。这需要联系初级保健服务提供者,大多是联邦资助的社区卫生中心,社区卫生中心将会在后面讨论到。

参与者可以获得食品券,用于购买营养食品,包括高蛋白食物、果汁、新鲜的水果和蔬菜(不被允许的土豆除外)、糙米、全麦面包、意大利面和低脂牛奶。也包括婴儿配方奶粉和谷类、大豆饮料、豆腐和各种各样的婴儿食物(Whaleyet al. ,2012)。

WIC 除了帮助购买食物之外,其参与者还需要接受教育和咨询会议,目的是改善他们的饮食选择。WIC 还会提供给孕妇提倡母乳喂养的教育计划(USDA,2012)。遗憾的是,在大多数州,这种集会形式的活动只被允许进行 30 分钟,因为有许多项目,这个活动只能举办一次(Besharov and Germanis,2000)。

在 2011 年,大约有 900 万人参加 WIC 计划,其中 500 万人是年龄为 1~5 岁的儿童;200万人是婴儿,剩下的人是孕妇和哺乳期妇女(USDA,2012)。WIC 项目在开始的时候就一直有正面评价。研究一致证实在 WIC 项目每花费 1 美元,医疗救助计划支出可节省 1. 77~3. 13 美元(Hoynes et al. ,2011)。研究还发现了很多正面的结果,包括孕期增长、早产儿减少、婴儿死亡减少、胎儿期营养改善、免疫率增加和婴儿生长速率增加(Devaney,2007;Hoynes et al. ,2011)。

老年人全面照护计划

老年人全面照护计划(PACE)对于提供服务的目标人群有着严格的定义。该计划旨在为体弱的老人提供和协调全面的医疗和保健服务。包括符合医疗救助计划指南准则的 55 岁以上有资格接受护理之家服务的老年人。大部分老人有多种健康问题,平均每个人有 7 种确诊疾病。该计划旨在提供基于家庭的服务,以便他们可以不去养老院生活。

这个项目开始只是旧金山的一个示范项目,由一个名为 On Lok(粤语意为"平静快乐的住所")的非营利组织开发。该项目开始只提供日间护理服务,接着扩大服务范围,提供了包括医院护理的服务,并且费用由医疗保健计划支付(Ansak and Zawadski,1983)。为了进一步扩大这个示范项目,一些基金会比如 Robert Wood 基金会提供了资金上的帮助。作为扩展项目的一部分,他们接受了医疗保健计划和医疗救助计划的豁免,形成了完整独立的融资系统。该计划接受按人头付费的支付方式,为每个参与者提供所有需要的服务。在 2006 年,医疗保健计划和医疗救助计划服务中心资助了15 个地区的 PACE 项目。2010 年 8 月份,在 30 个州有 76 个 PACE 项目,有不到20 000人接受了这项服务。大多数项目都比较小,只服务几百个受益者(Sultz and Young,2014)。

PACE 是在参与者的家中提供所有需要的服务。该计划提供的服务包括日间健康中心;包含饮食和家政服务的家庭护理服务;包含物理治疗和专业治疗的多种医疗服务。对于独居家庭,这个项目也支付必要的修整费用。虽然该计划包含住院服务,但重点在门诊病人服务和预防服务上。PACE 项目是由 PACE 中心安排和资助的,该中心是一个负责提供所有必要服务的组织。这形成了一种激励机制,用以保持参与者尽可能健康,来避免昂贵的住院费用。PACE 中心以团队理念进行工作安排,包括医疗、护理和全方位的社会服务,他们相互协调提供最佳机会给参与者,让他们能留在家里而不用去医院。

这项计划不仅从参与者满意度和健康结果来说是非常成功的,而且在成本方面来说也是成功的。PACE 参与者住院时间更短,生存时间更长,疗养院参与率更低,自我报告的健康状况和对于生活质量的满意度更高。相比接受医疗保健计划和医疗救助计划服务的对照组,PACE 项目参加者的花销要低 15% ~ 25%(Hirth et al. ,2009;Wieland et al. ,2013)。即使所有人都有医疗和社会资格进入养老院安置,但只有 6% 的参与者可以进入疗养院。毫无意外地,与对照组相比,更多的 PACE 参与者能够在家里死亡(Sultz and Young,2014)。

有些因素限制了这个项目更广泛地实施,一些是政治性因素,而另一些为实际因素。解决这些问题需要医疗救助计划放弃以不同方式支付提供者,这需要国家立法批准。医疗救助计划在许多州被政治化,限制了 PACE 项目的扩展。在医疗保健计划 D 部分实施之后,PACE 项目的间接成本增加。即使有按人头支付的管理方式,PACE 项目也必须对医疗救助计划的报告指南以及医疗保健计划的 A,B 和 D 的三个不同部分进行内部管理。由于 PACE 项目负责提供所有的护理费用,这些增加的间接成本使服务提供更具挑战性。ACA 包括了一些规定,这些规定尝试让 PACE 项目的管理变得更加容易。

社区卫生服务中心提供的公共卫生服务

本书中描述的许多有针对性的计划旨在为那些买不起健康保险的穷人提供使用保险的机会。由于国家级别上的财政和政治压力,收入资格的基准水平已经逐渐降低,许多项目只服务于非常贫困的人群。当这种情况发生时,项目过渡到一个安全网项目,意味着该项目不成比例地服务于大量的无保险个体和包括弱势群体在内的贫穷消费者。一些公共机构的提供者也被看做是安全网提供者。包括公立医院、部分学术教育中心(在第 8 章提到)、在第 9章提到的家庭计划项目和一些公共卫生项目。

CHCs 是被专门资助像安全网络服务提供者一样提供服务的组织。CHCs 的主要目标和存在的理由是为无保险、贫穷和弱势人群提供服务。CHCs 与美国卫生保健体系的其他组成部分形成对比,他们的总体任务是为人群提供卫生服务,而为无保险人群提供保健服务只是他们总任务的一部分,或者也许是维持他们免税身份的义务的一部分。虽然许多公共卫生诊所被称为社区诊所,但本节专门描述的联邦指定的 CHCs,是一个被正式指定为美国卫生保健体系安全网核心的组织。

CHCs 提供第 9 章提到的全方位的初级保健服务和其他改善可及性的服务,包括交通和各种外展服务以及家庭初级保健。这些服务由一个具有高文化敏感度的多学科卫生提供者团队提供,不仅包括医生和护士,还包括营养学家、社会工作者和社区卫生工作者。他们不提供任何医疗专业服务。CHCs 的患者会被转到最近的公立医院,以获取医疗专业服务以及医院护理服务(Teitelbaum and Wilensky,2013)。

CHCs 不是一个创新之举,一些和 CHCs 差不多的模式从 20 世纪 60 年代就存在了,经过这么多年他们的资助方和总体负责人已经改变。这些模式第一次出现是作为约翰逊总统 1964 年的《经济机会法案》的一部分,像社区医疗中心。这些中心有两个目的:实现初级卫生保健服务和作为约翰逊总统的反贫困项目的核心(Taylor,2004;Frey,2013)。他们的资金来自经济机会办公室,并由该办公室管理,并且获得了联邦基金的全部支持。

在 20 世纪 70 年代,CHCs 替代了社区医疗中心,资金和责任方转移到了公共卫生服务行政部门。这个转变意味着他们的主要目的从作为反贫困项目的一部分发展成以提供卫生保健服务为重点的项目。在这个时期,Senator Ted Kennedy 是他们最强有力的提倡者,他支持 CHCs 继续作为联邦的工作之一,避免出现像在医疗救助计划项目上各州的服务存在明显差异的问题(Frey,2013)。

CHCs 是符合联邦标准的非营利临床护理组织,包含社区咨询委员会(HRSA,2014)。每个 CHC 都位于被认定为医疗欠发达的地区。农村地区的 CHCs 往往有特定的使命,为农民工提供保健服务,其中包括无证工人,如第 5 章所述。这些 CHCs 的资金来源是《公共卫生服务法案》的联邦基金和医疗保健计划和医疗救助计划(HRSA,2014)。

一共有大约 1250 家联邦指定的 CHCs,有 9000 个不同的服务站点。50 个州都有 CHCs,其中很多州都在经济指标上比较薄弱,比如很高的失业率。在 2010 年,超过 2100 万病人到过 CHCs 就诊(Whelan,2010;HRSA,2014)。超过 90% 的 CHCs 就诊病人低于联邦贫困水平 200%,差不多 1/3 的病人在联邦贫困水平 100% 以下。就诊人群中,大约 75% 在医疗救助计划中,60% 是少数民族(Teitelbaum and Wilensky,2013)。相反地,大约 40% 的美国人在联邦贫困水平 200% 以下,大约 15% 的人接受医疗救助计划,大约总人口的 30% 被划分为少数民族(Sultz and Young,2014)。

最近,由国家社区健康中心协会开展的关于成本-效益的研究发现,有 CHCs 的社区每年每个病人可节省 1200 美元。这主要是因为初级和预防性护理显著减少了急诊室和其他医院服务的使用(NACHC,2013)。ACA 为 CHCs 注入 110 亿美元,主要用于资助建设新的诊所。据估算,CHCs 接受的病人数量将会在 2015 年年底的时候翻倍,超过 4000 万人(NACHC,2013)。

针对重症无保人群的救助计划

有一类人很难投保,这类人存在重大的医学疾病问题。大多数商业健康保险公司因为代价太贵而不会售卖保险给这类人群。这群人中很多人由于其健康状态而失去了工作,但他们经常有足够的资源,使他们不符合医疗救助计划的资格。一些州通过了一些法规,用于禁止商业保险公司拒绝售卖保险给严重病人,并且限制了保险费的价格(Cassidy,2010)。其他的州为这些严重病人成立了州-资助集资,叫做高风险集资(Frantz et al.,2004)。集资的资金用于给那些有高度医疗需求的个体提供资金支持使其获得健康保险。个人支付保险费给州立的集资方,他们提供的钱加上州提供的钱支付给指定承包的医疗保险公司,该保险公司为他们提供保险。

35 个州已经成立了州-资助高风险集资,覆盖了超过 20 万人,这些人的每年平均花费为 200 万美元(NASCHIP.org,2014)。这些集资保护了个人免受重大的医疗费用,对于那些医疗保险公司也是一种形式的公共补贴,因为这些医疗保险公司为那些已知保险金额非常贵的群体提供保险。

ACA 成立了一个专门的医疗保险计划,叫做预先存在的条件保险计划,也是州健康保险交换计划的项目之一(Carey and Galewitz,2014;Cauchi,2014)。这是一种转移这部分人群到联邦补贴的商业医疗保险市场的尝试。就像在第 17 章提到的,根据 ACA,没有医疗保险公司可以拒绝医疗保险,并且限制保险费用。预先存在的条件保险计划是为了转移这部分高需求人群到医疗保险市场,医疗保险市场是由联邦补助的一个更大的集资池,民众支付保险费并平分医疗护理的费用。

工人赔偿计划

工人赔偿计划的资金全部来源于雇主,是为了帮助在工作职责范围内发生的工作相关伤害的雇员。该计划与事故过失方是谁无关。这些项目不仅提供医疗护理,非常重要的是他们也提供一些代替工资的补助,如果这个人不能重新回到原来的岗位,他们也会提供培训项目。对于工伤可能造成的残疾结果,也有一次性付清总额补偿(USDL,2012)。作为这些益处的交换,雇员同意不起诉雇主。事实上,这个项目最原始的目的之一是将职业伤害从法律体系中转移出来。联邦政府要求州政府对工人赔偿计划进行分类,但是实施方法留给了州政府。随着时间的变化,这些项目从只解决工伤问题扩大到包括职业暴露和过度使用与重复综合征问题(Shi and Singh,2014)。

这个项目经历了很多冲突,多由国家任命的行政机构而不是法院进行处理,虽然一些有争议的索赔最终在法律制度下解决。一方面,有些人指控雇员为了得到 2/3 的收入补偿而宣称自己的伤害比真实严重。另一方面,有大量的证据显示工人们对于签署工作赔偿计划是很犹豫的,因为他们害怕失去工作或者遭遇一些其他方式的报复。当雇主对索赔提出异议时,必须解决矛盾。有时候通过州法院解决,有一些案子甚至送达最高法院。消费者和医生都宣称在索赔程序中有明显的困难(Wertz,2000)。

这个项目服务的人数因行业而异。在建筑行业,雇主支出中超过 4% 归因于工人报酬索赔,而在服务行业,这仅占雇主支出的 1%(USDL,2013)。2012 年在全国范围内,每 100 个工人中有 3.7 份赔偿声明(Kudla,2013)。

印第安人健康服务计划

美国联邦政府在 1787 年就确定了给美国印第安和阿拉斯加土著部落(American Indian and Alaska Native,AIAN)提供医疗保健服务的责任,美国印第安和阿拉斯加土著部落是所有登记的经联邦认证的美国印第安和阿拉斯加土著部落成员。这份责任包括在美国宪法章程中,并且在许多条约、一些最高法院决定和总统的行政命令中得到强化。这份责任使得美国印第安和阿拉斯加土著部落人群成为该项目最初的样本人群。尽管如此,目标群体的成员在经济和卫生措施上仍落后于美国的其他人群(Kunitz,1996;Jones,2006)。

印第安人健康服务计划(IHS)由美国卫生部门和人力保障部门分工合作,资金全部来源于联邦政府。不像这一章讲述的其他针对性计划,这个项目给合适的人群提供资金和多种医疗卫生服务。从地理上划分共有 12 家区域办公室。这些区域办公室负责组织和管理他们区域范围内的医疗卫生服务。全国范围内,IHS(或 IHS 指定的部落)总共运营着 48 家医院、268 家健康中心、135 家卫生服务站、11 家学校、164 家阿拉斯加村诊所、34 个城市印第安人卫生项目和 11 家部落流行病学中心。IHS 雇佣多种医疗卫生服务提供者,包括医疗和健康导向专家,年度预算超过 50 亿美元(IHS,2013)。在美国,超过 400 万的人符合这个项目目标人群的标准,但是 IHS 只对其中 50% 的人群提供医疗卫生服务。

最初的时候,所有医疗服务都在保留区提供,并且只提供给官方认定的部落成员。包括联邦认定的在 35 个不同的州的 560 个部落。可是,经过这么多年,美国的印第安人从保留区迁移出来,形成了接受服务的人口数量不断减少的趋势。在 1970 年,少于 40% 的美国印第安人居住在城市地区,但到 2000 年,超过 60% 的人居住在城市地区(Zuckerman et al.,2004)。随着美国土著人从保留区迁移出来,保有官方认定的部落身份的人群大幅度减少。因为在保留区的官方认定部落成员是目标人群定义的固有部分,美国土著人从保留区迁移出来的情况大大降低了有资格获得免费医疗保健的人数。直到最近,联邦政府才回应这个情况,鼓励在城市的美国印第安人加入医疗救助计划。

在 20 世纪 90 年代后期,IHS 和 34 家城市非营利组织签订了协议,建立了城市印第安人卫生组织(Urban Indian Health Organizations, UIHOs)。这些卫生中心的目的是给生活在城市地区的 AIAN 人群提供医疗卫生服务。尽管大量的美国土著人生活在城市地区,但 IHS 给城市印第安人卫生组织预算的比例只有 1%(Zuckerman et al.,2004)。事实上,AIAN 成员的人均支出费用甚至不足美国其他目标人群的 1/3。限制资金的主要理由是符合这项计划的目标人群也适合其他公共项目,如医疗保健计划和医疗救助计划。可是,当 AIAN 成员开始申请其他项目的时候,通常会被拒绝,因为其他项目会假定这些申请人已经接受 IHS 提供的免费的保健服务,因此不适合其他公共资助服务(Zuckerman et al.,2004)。

尽管最近情况有了显著的改善,但 AIAN 人群的卫生地位仍在普通美国人群之下,详见表 20-2。这些健康状况的巨大差异表明 IHS 需要认真完善,着重关注生活在城市的 AIAN 人群,给他们提供更多的卫生服务,并且将这一目标群体的需求纳入其他为低收入个体设计的方案,包括医疗救助计划(Jones,2006)。ACA 包括了将医疗救助计划扩大范围到生活在城市的美国土著人,给予 UIHOs 的建立提供更多的支持(Shi and Singh,2014)。

表 20-2　选择的 AIAN 目标人群测量的健康状况

健康指标	差异性估计
AIAN 人群和美国人口相比:2010 年数据	
期望寿命	少 4.6 年
酒精致死率	高 519%

续表

健康指标	差异性估计
糖尿病诊断病例	高 195%
结核病诊断病例	高 500%
意外伤害死亡率	高 14%
他杀死亡率	高 92%
自杀死亡率	高 72%
1972-1974 年间和 2002-2004 年间的变化	
孕产妇死亡率	减少 39%
婴儿死亡率	减少 28%
宫颈癌死亡率	减少 76%
他杀死亡率	减少 57%
意外伤害死亡率	减少 60%

来源:数据来自 Shi,L. and Singh. D. A,美国医疗保健:系统方法,第 6 版,Jones and Bartlett,Burlington,MA,2014;IHS,印第安人卫生差异:IHS 情况说明书,2010

现役军人和退伍军人卫生服务系统

美国的军事医疗保健系统是一个独立的由联邦资助的综合保健系统,旨在向与军队有关的目标群体提供医疗保健服务。这个系统实际上并不是一个整合的完整系统,而是一系列的比较小的系统组成,所有这些小系统都是为了解决军队中具体的稍有不同的目标人群的需求。这部分将对这个卫生保健系统做一个概述,分为独立的两部分:一部分是现役军人,另一部分是退役军人。尽管这些是独立的系统,但在适用标准上有重叠的部分。这两个都是针对特定人群需求的计划的附加示例,退伍军人管理局(VA)是前面提到的 IHS 计划之后的第二个时间久远的项目。

现役军人卫生系统

现役军人卫生系统(MHS)旨在为现役军人及其家属提供医疗卫生服务。这个医疗保健系统的历史可以追溯到内战时期,在那时,医疗服务是指挥官兵进行某种类型的医疗训练的责任,仅用于战场伤害。除了战场伤害,第一次和第二次世界大战为医疗服务创造了更大的需求。战争部和海军部合并成为一个内阁组织——国防部(DoD)。合并导致了军队医疗队和海军医疗团这两个非常不同的医疗团体之间发生冲突。加上这时候曾被认为是陆军一部分的空军,成立了一个独立的分支并且有自己独立的医疗服务系统。

如第 13 章所述,在同一时期,美国公众对健康保险的期望有所改变。现役军人开始要求包括他们的家人在内有相似的覆盖面。一项早期的国防部研究指出将近 50% 的现役军人的家属没有权利使用医疗保健服务,40% 的现役军人没有方便的途径到军人站点使用医疗保健服务(Jones and Casey,2001;Dorrance et al.,2013)。这促进了军警部门的民间医疗保健计划(Civilian Health and Medical Program of the Uniformed Services,CHAMPUS)的发展(Dorrance et al.,2013)。该项目通过使用民间医疗保健提供者来增加对军人及其家属的医疗保健。

到 1997 年,管理性医疗模式被广泛认为是可以控制医疗保健成本的一种方式,因此 CHAMPUS 被改为一个名为 TRICARE 的国家管理式医疗系统。这个项目包含了 12 个区,一个承包组织负责协调和管理每个区的现役军人和他们家庭的保健服务(TRICARE,2013)。TRICARE 从 1997 年以来经历过几次改编,目的大多数都是为了控制成本。

整个系统由国防部管理,目前为超过 1000 万人提供服务,其中包括现役军人及其家属和退休军人及其家属,年度预算超过 520 亿美元。这个系统包含遍布全世界的 65 家医院、412 家医疗诊所和 414 家牙科诊所。超过 20 万人在这个系统里工作。每个分支机构组织和管理自己的医疗保健系统,形成三个独立的系统:分别用于陆军、海军和空军(Dorrance et al.,2013;Shiand Singh,2014)。在三个部门的每个部门中,有几种不同类型的管理型医疗保健计划可供人们注册。

覆盖人群的定义在所有项目中都非常重要。这决定了服务的支付方,比如医疗保健计划和医疗救助计划。在军人卫生系统(MHS),目标人群的定义也限定了服务提供方。在表 20-3 中总结了大量的 MHS 和退役军人管理局的符合标准,退役军人管理局将在接下来提到。在表格中可以看到,现役军人有几种类别,包括全职现役军人,也有国家警卫队和储备军。该系统覆盖了全职现役军人的家属,但是没有覆盖国家警卫队和国家储备军的配偶和孩子。尽管退役军人可能被退役军人管理局覆盖,但现役军人卫生系统也覆盖了退役者。退役者也有可能被医疗保健计划覆盖,他们经常使用对其最好的计划,尽管这会给卫生保健提供者的文书管理工作方面带来问题。

表 20-3 现役军人卫生系统(TRICARE)和退伍军人管理服务的符合标准

符合标准
现役军人卫生系统
● 发起者(现役军人)
● 发起者的家属,包括配偶和孩子
● 国家护卫队的现役成员
● 国家储备军的现役成员
● 退役者
优先类别

退役军人管理
● 现役军人或空中勤务
● 最小服务时长（通常为 24 个月）
● 光荣退役
● 和平或战争时期服役
● 基于以下标准的 8 个优先人群：服役相关的伤残水平、曾经的战俘（Prisoners of War,POWs）、紫心勋章或荣誉奖牌的持有者、特殊暴露于某种毒物、收入水平与所在地的花销水平比较的结果

来源：数据来源自国防部，军人卫生系统项目的评价：使用、花销和质量，国防部，2013，http://tricare. mil；DVA，2010 组织简报书，退役军人管理部门，2010，http://www . osp. va. gov

TRICARE 是一个管理性医疗系统。医疗服务在 12 个区域办事处管理下筹资和使用。可以在军事设施中提供服务，或与当地居民的卫生保健提供者签订服务合同。军事人员可以选择三个层次的计划：对储备军的人有不同的计划；从储备军退休的人；从现役军退休的人并且有医疗保健制度合格资格；也适用于青年人（DoD,2013；TRICARE,2013）。这些都是独立的计划，每一个都涉及不同类型的保险金额。

退伍军人管理局

与为现役军人提供的医疗保健服务一样，退伍军人的医疗服务也起源自战争时期。早期的历史对于理解这个目标群体的定义有启发性意义。医疗保健服务最初只提供给因在战场上受伤而残疾的现役军人，这些人在革命战争或之后的内战中受伤。18 世纪早期，为退役军人建立住宅基础设施是联邦政府的责任。联邦政府为各种各样的大量贫困士兵提供医疗服务，这些士兵在内战或者其他战争比如印第安战争、美国西班牙战争、墨西哥边境冲突中受伤致残。在 1854 年，第一所特别为退伍军人服务的联邦医院在费城建立（DVA，2005）。

第一次世界大战和第二次世界大战导致了更多伤残的退役军人，以及一些专门的项目，每个项目专门针对一个特定群体，包括残疾补偿或残疾士兵的职业康复。每一个项目都需要专门的记录，服务变得更加分散（DVA，2005）。退伍军人护理需求的大幅增长导致了医院、诊所、士兵之家的快速发展。这导致了越来越多的公众丑闻，关于退役军人是否得到适当的照顾。为此，VA 经历了权利下放的过程，增加了各个州和区域办公室的责任（Iglehart，1996）。

韩国和越南的战争也导致很多退役军人需要医疗和卫生护理。因为美国军人的入伍方式从强制入伍转变为自愿入伍，所以提供充足的医疗服务的议题成为了一项敏感的政治议题。最高法院审理了两个不同的法庭案例，宣称给退役军人提供的医疗护理服务数量少且质量差。这导致退伍军人管理方式在联邦水平上进行重大改组，在 1988 年创立了内阁级别的退伍军人事务部门（Iglehart，1996）。

20 世纪 90 年代初期，退伍军人中的一部分人群开始需求更好的服务，尤其是产生了对更好的心理健康服务的需求。海湾战争的退伍军人中出现了一种新的疾病，称为海湾战争综合征,该综合征是一种致人虚弱的疾病,然而这一事实被美国政府掩盖起来了。这群人,以及之后的伊拉克战争和阿富汗战争的退伍军人,因为战伤导致了情绪失调,使他们开始注意心理健康服务的需求。此外,最近的大部分退伍军人群体都是带着非常严重的残疾伤害退役,需要加强复原服务。

VA 系统是美国卫生保健系统非常重要的一部分。在这个完整系统里包含有 153 家医院、956 家门诊诊所、134 家疗养院、232 家咨询中心,分布在全国范围内大约 1400 个不同的护理站点之中。这个系统服务着大约 700 万人,每年联邦政府为其拨款 410 亿美元(DVA,2010)。此外,VA 系统与学术医疗中心和教学医院有着联系。事实上,几乎一半的医生都在 VA 设施中至少接受过一部分的医学教育(Kovner and Knickman,2011)。

VA 的最初目的是为退伍军人提供医疗服务,而非其家庭成员。因为这个系统在固定的分配额下经营,医疗资源必须谨慎管理。VA 为了合理分配护理资源建立了一个优先系统。一般的入选资格首先由服役年资决定,必须连续服役 24 个月,或退伍军人被要求服役的整个周期,除非被服役相关伤残中断了服役。退伍人员完成申请后得到 ID 卡。一旦进入 VA 系统,优先系统就会决定护理类型(即综合或急性),是否包含心理健康服务以及退役军人的付费水平。优先类别已在表 20-3 展示出来。

VA 系统已经逐渐集中于两个特定患者群体:服役相关伤残的退伍军人和低收入退伍军人。享受最高优先级别的退伍军人是因服役导致的相关伤残归类为 50% 或以上,且因为该伤残而失业。最低的优先级别包括没有残疾的退伍军人、在地区上获得 VA 标准之上的收入、同意共同支付服务费用的人(DVA,2010)。虽然 VA 进入标准不要求残疾与服役相关,但优先群体的等级排名导致大多数非服役相关残疾的退伍军人不符合服务条件,除非该退伍军人是低收入群体。事实上,由于低收入退伍军人数量快速增长,在 2011 年,VA 服务的大约一半人群都是没有服役相关伤残的低收入退伍军人(Shi and Singh,2014)。

如前所述,一些退伍军人退休,因此有资格获得军人卫生系统的服务。一些人年龄超过 65 岁可以接受医疗保健计划,另外一些收入非常低的退伍军人可以接受医疗救助计划。显然,所有这些计划都需要申请和确定退伍军人是否有资格进入系统。即使在 VA 系统之内,大多数退伍军人也要为其优先级别接受年度的评估。在 2010 年,大约 10%(超过 2 百万)的退役军人和他们的家人没有保险,接近半数的人在 45 岁以下。ACA 中有一部分是医疗救助计划扩张计划,旨在包含一些低收入的退伍军人(Haley and Kenney,2013)。

一旦退伍军人被判断为适合接受护理服务,VA 就会提供综合的卫生护理保险金,包括初级和预防性护理、医疗护理和心理健康服务,也包括药物滥用治疗服务。根据确定有合格资格的人员的需求,还提供了一系列职业和物理治疗服务。医院护理和临终关怀服务也都包括在内。退伍军人不需要交保险费,但是有各种服务的共付费用,这取决于优先级别。VA 的服务覆盖范围也包括处方药。VA 系统一直在就处方药问题同制药公司进行交涉,所以这些费用比较低。

VA 系统在医疗护理质量和数量上曾被反复批判,大部分的批评与医疗服务等候时间过长有关。确定医疗护理质量和绩效指标的工作始于 20 世纪 90 年代,特别强调改善手术结局,这是和非 VA 护理相比较低的一个标准。在 1995 年开始了三次重大的结构改革,第一次是创立了 22 个以地理分布为基础的单位,负责组织和管理所在地域的退伍军人护理服务。第二次改革是从医院护理转向初级保健,并实施广泛应用的质量评价指标,类似于非 VA 的医院用于满足专业认证标准的指标。最后一次改革,为防止医疗错误,实施电子病历等机制,也包括患者腕带编码和药物条形编码(Kizer,2003;Shi and Singh,2014)。

这些改革的结果是 VA 系统内护理和协调护理的质量明显提升。一些研究表明,VA 的护理质量等同于甚至高于医疗保健计划接受者或者私人管理型医疗机构的患者(Asch et al.,2004;Yano,2007;Watkins and Pincus,2011)。追踪病人满意度的研究显示随着时间的推移,患者的满意度有显著提高。1993 年,一项调查显示,如果一个国家级别的系统可供退伍军人使用,差不多75% 的退役军人愿意在 VA 之外接受护理服务(Iglehart,1996)。但是,在 2008 年,一项使用标准顾客满意度指标的研究显示,在 VA 医院接受医疗服务的人比那些在非 VA 医院接受医疗服务的人满意度更高。门诊病人的满意水平也稍高一些(Watkins and Pincus,2011)。

因为 2014~2015 年的护理等候时间过长的丑闻事件,之前这些年在护理质量上的收获消失了。VA 在 2014 年 6 月公开了内部审计,显示超过 12 万的合格的退伍军人为了接受护理需要等待很长时间,其中一些人已经去世了(Griffin,2014)。因此,奥巴马政府下令联邦调查局进行调查,并制定了 19 项旨在改善退伍军人护理服务的政治行动(Cohen,2014;White House,2014)。退伍军人事务部部长和 VA 的医学负责人都辞职了(Cohen,2014)。一些国会的政策也给退伍军人提供了更多的资源,并且允许他们到其他普通诊所接受卫生保健服务,VA 负责付款(RTT,2014)。

最近的丑闻可能揭示了更多的资源限制问题,而不是为退伍军人提供护理服务的卫生专业人员的能力问题。服务这个特殊群体成本很高。不仅是因为这个群体在持续壮大,而且他们的健康需求显著和多样化。一些人为了重新成为一个有用的社会成员需要长期的心理健康护理。其他有严重身体残疾的人需要持续的医疗护理支持,如果他们不能去工作也需要为其在收入方面提供帮助。

针对性计划的效果

美国从很早之前就开始成立一些独立的项目,为没有保险的人提供医疗服务。这些项目都是基于目标人群特定的需求而设计的。虽然这些针对性计划经常被人说成是为了填补以就业为基础的医疗保险造成的差距,但这些针对性计划中的一部分比如 IHS,退伍军人健康管理和 MHS,这些针对性计划的成立早于以就业为基础的医疗保险。非常重要的是要认识到,针对性计划是美国卫生保健系统的基本概念基础。

这一章只讲述了美国卫生保健系统中众多针对性计划中的一部分。其中有两个项目都是针对特殊群体的成员。一个项目是针对 AIAN 的少数群体,他们通过 IHS 项目获取医疗护理服务。另一个项目是针对军人群体,他们通过现役军人卫生系统或 VA 系统获取医疗护理服务。其他项目最初的目标是低收入人群,包括 CHIP、WIC、CHCs 和 PACE。

一些项目只支持非常特殊的群体,比如 PACE。这一章还包括了一些其他项目,这些项目是为了那些在商业医疗保险公司中没有保险的人,他们的保险花费由整个州的纳税人承担。工人赔偿计划也包括在这一章内,因为它是一个示例方案,其覆盖范围不仅包括与工作有关的健康问题,而且还提供收入援助和为新工作培训。这个项目的设计清楚地围绕工伤的人的具体需要进行。一些研究数据表明这些项目中的部分项目是非常创新的并且都很有效。这些体现了针对性计划最强大的力量之一——通过创新的方法解决特定人群的特殊需求。

每一个项目都需要单独的资格认证过程;大多数项目也需要定期重新授权。对于该项目的目标接受者来说,审核过程通常是非常麻烦的。VA 系统使用八个不同的优先级别创建了一个非常困难和难以理解的优先级别系统。

所有计划在实施时不会只考虑行政费用。即使有一个在筹资和交付(如 PACE)方面具有创新性的模式,该项目也必须符合医疗救助计划和医疗保健计划三个不同部分的报告指南。即使在 PACE 下照顾这个群体成本更低,并且大多数人在面对疗养院时会选择该项目下的护理模式,但这种行政负担阻止了该计划更广泛地实施。

针对性计划与分配卫生保健资源的社会公正模型密切相关。这些项目大部分都是为了那些因贫穷而不能使用医疗服务的人提供使用途径。有时候,这些人缺乏使用途径是因为商业医疗保险市场不同意为其提供医疗保险,因为这些人的健康问题的花费非常昂贵,所以他们的医疗花费必须分摊到整个州的人口上。

针对性计划通常是创新型的,提供比医疗保健系统更全面的服务。比如,确保孕妇和儿童能够有足够的营养,或者确保在医疗必需服务框架之外的,因工伤不能工作的工人有收入援助。就像在第 22 章即将提到的,其他国家不只是在卫生保健系统,也在他们的更大的人力服务系统中纳入各种类型的安全网服务。

大部分针对性计划关注健康需求非常昂贵的人群,而针对这个问题的几项研究似乎表明,通过这些针对性计划提供护理服务成本更低。然而,不可忽视的是,由于持续的资格评估,资金结余逐渐减少。

这些项目是否为目标人群提供了良好的结局是非常重要的问题。这个问题很难回答,因为在这些项目上的研究也是非常混乱的。有一些项目——比如 WIC 和 PACE——看起来有压倒性的积极作用。其他的项目,比如 IHS,看起来并没有产生非常好的健康结局。因为在这个群体中有非常重大的经济和社会问题会明显影响他们的健康结局,有限的资源使得为这个群体提供充足的服务更加困难。

针对性计划的持续关注点之一是,这些专门设计的项目是否提供与私人医疗保健计划相同质量和数量的护理服务。这个问题和种族有很强的关系,因为少数民族人群更可能拥有较少的机会使用私人健康护理。公共卫生集中关注的领域之一是分析项目的公平性,最初通过评估不同种族和少数人群的健康结局进行。下一章集中进行分析。

第 22 章继续探讨这些针对性计划对于为特定的人群提供健康护理服务是否是经济上最有效的方式。这个分析也需要使用健康状态指标,特别是和其他国家的健康结局比较,而其他国家的卫生保健系统往往以不同的概念组织。

致谢

以下人员为这章节的内容做出了很重要的贡献,包括收集材料和参考文献、撰写和分析工作:Molly Barlow,Ariana Lymberopoulos,Hayley Mandeville 和 Joshua Prevatt。特别感谢对于 CHCs 项目感兴趣的 Chandler Kaplan,她引导我将这部分内容写在书中。她提供了这一章中这部分内容的大部分材料。三名学生阅读了这一章并提供了有价值的反馈意见,包括 Bianca Doone,Derek Luthi 和 Rashinda Key。

第21章

不同人种和民族在健康结局上的差异问题

　　针对性计划引起的重要研究问题之一是,它们是否提供与基于就业的保险接受者相同的护理质量。评估医疗服务质量是一个非常复杂的问题,在这本书的范围之外。最常用的评价医疗护理服务质量的替代方法是评估对人的影响或健康结局。这也非常难量化,但是因为改善人群的健康是美国卫生保健系统的整体目标,医疗和公共卫生方面都在这方面做了很多工作。健康结局一般通过第3章提到的健康状况指标测量。

　　健康状况指标经常用于比较接受针对性计划的人群和接受就业为基础的商业健康保险计划的人群的健康结局。这两类人群有明显的差异性,包括年龄、性别、人种和种族、之前的健康状况。为了控制两组人群的差异性,过去的40年来,在健康状况指标中持续出现一些非常明显的区别。每个研究都显示所有少数民族人群健康状况较差,特别是非裔美国人、拉丁美洲人和西班牙裔美国人。这在公共卫生领域创造了一个称为健康差异的全方位研究领域。

　　这是一个非常广阔的研究领域,拥有大量的数据。本章将重点介绍在该领域如何进行研究,而不是该领域丰富的数据。这个问题是如何构建的,是这一领域发展的重要部分;并且研究方法经常影响结果。本章将总结一些最重要的研究结果,但重点是提出的问题。无论是在医疗还是公共卫生领域,关于健康结局上存在健康差异性这一点都没有分歧。人们也普遍认为这些差异与种族有很大的关系。更多的问题是关于这些系统性差异依然存在的原因以及解决这个长期存在的问题的策略。

健康差异的定义

　　健康差异一词主要由政府机构使用,包括疾病控制和预防中心(Centers for Disease Control and Prevention,CDC),卫生和人类服务部和人口普查局,以表明两个或两个以上人群之间的健康状况的系统差异。这些根本性差异与一些劣势有关,这些劣势可能是经济、社会和(或)环境的。造成差异性的因素不单和医疗环境相关,还与收入、性别、性取向、人种或种族特性相关。CDC特别指出健康差异是"考虑到社会不平等的组群之间健康结局的差异性"(DHHS,2010)。自20世纪90年代,健康差异的研究越来越多地集中在人种和种族特性上(Braveman,2006;Barr,2008)。

　　即使在人种和种族特性这个更小的关注点上,健康差异仍然是一个非常复杂的研究问题。仅仅是定义种族的概念就并不简单。一些人认为种族是一种社会结构,发明这个词主要是为了便于解释实际上不是依赖于生物学的身体差异(Barr,2008)。尽管如此,种族这个术语仍然应用于研究报告并且本文中也会使用到这个词。种族并不容易测量或量化,特别是因为其定义已经有了很大的发展。国家数据大部分来自美国人口普查局,2010 年人口普查结果显示有 15 个不同的种族分类,包括一些含有多种族特征的分类。这些受访者可以选择多个类别,这是对现实的更准确的反映,但这使得创建种族类别更为复杂。基于 2010 年的调查,大约 36% 的美国人口鉴定为少数种族。这包括约 13% 的黑人或非裔美国人,16% 的拉丁美洲人或西班牙裔美国人和 5% 的亚裔美国人(U. S. Census,2010b)。最后一个问题是哪些术语最适合用于各种少数群体。本章将遵循大多数研究,使用术语黑人或非裔美国人,并以拉丁裔或西班牙裔称呼美国人口普查局定义的"非白人西班牙裔或拉丁裔。

美国是一个日益多样化的国家,特别是因为第 5 章所讨论的移民模式。最近,随着移民在美国的时间越长,他们的健康状况差异似乎越差。然而,并非所有移民群体都以同样的方式经历健康差异。在某些情况下,他们在原有的文化影响下的健康行为是保护性的(Lara et al. ,2014)。在美国的许多地方,但并非全部,当地人对于移民人群的态度比较积极,移民群体也很高兴自己移民到美国。但对于非裔美国人来说却不是这样的,因为他们在历史上是被迫移民的。美国的长期奴隶制历史在非裔美国人群体创造的文化与新兴的、自愿移民的文化不同。在下一部分即将看到,这段历史导致健康差异增加。

由于美国的少数种族分布不均匀,导致一般公众对于人种和健康状况之间联系的认知是复杂的,详见表 21-1。在人群中种族的多样化未必会导致健康差异。这一章分析了为什么种族多样性与健康差异之间的关联在美国存在而不存在于其他国家。

表 21-1　美国地理上的种族/族裔多样性

有最高比例的少数种族居民的州(以少数种族报告)		有最低比例的少数种族居民的州(以白种人报告)	
夏威夷州	77%	佛蒙特州	96.4%
华盛顿州	64%	缅因州	96.4%
加利福尼亚州	60%	新罕布什尔州	95.5%
新墨西哥州	60%	爱达荷州	94.6%
德克萨斯州	55%	西弗吉尼亚州	94.5%

来源:数据来自美国贸易部门,统计摘要:国家级别,网址:http://www. census. gov,2012

通过许多不同的测量方法均发现黑人群体中健康差异的模式是惊人的,其中的一些差异在表 21-2 中展示出来。很多研究均调查过这些健康差异,所以这一章将主要集中在黑种人和白种人的健康差异。即使有第 3 章提到过的测量方式的问题,在过去 40 年来通过许多不同的方式收集的数据的结果都是一致的。

表 21-2 健康状况指标汇总:黑人和白人之间的差异性

指标	差异性
总死亡率	黑人比白人高 37%
婴儿死亡率	黑人婴儿在第 1 年的死亡率是白人婴儿的 2 倍
特定疾病死亡率: 卒中 心脏病 癌症 糖尿病 艾滋病	 黑人比白人高 46% 黑人比白人高 31% 黑人比白人高 22% 黑人比白人高 108% 黑人比白人高 8 倍
他杀死亡率	黑人比白人高 10 倍
肥胖的患病率	黑人比白人高 1.7 倍
高血压患病率	黑人比白人高 66%
未保险率	黑人比白人高 1.5 倍
出生时期望寿命	黑人比白人少 5 年

来源:数据来自 Isaac,L. A.,定义健康差异和医疗保健差异并评估整个生命周期中存在的差异,由 LaViest,T. A.,Isaac,L. A.,编辑,种族,民族和健康:公共卫生读者 pp. 11-34,Jossey-Bass,旧金山,2013

健康差异的三种调查模式

在解释为什么存在健康差异的工作方面,研究首先集中于生物和遗传差异,接下来的研究工作侧重于文化差异。在 20 世纪 70 年代,很容易理解为什么最先调查遗传学基础。因为一些最早的量化指标的差异如血压,似乎指示出内在的遗传变异。而且在那个时期,人种的定义也是建立在生物学基础之上的。从这个限制的概念模型走出来花费了相当多的时间和很多严谨的研究(Garte,2002;Goodman,2014)。最初修正这个研究模型的原因是,考虑到了非裔美国人群与美国当地人不同的文化可能导致他们比较差的健康状况(Thorpe and Kelley-Moore,2014)。这个研究方法并没有帮助阐明所述的差异性,主要是因为使用这种文化框架的移民经历不适合黑种人,如前所述。很明显,只关注影响健康的个人决定因素,比如遗传学和个人健康行为,不足以解释观察到的健康状况差异。研究模型逐渐转向更多地关注影响健康的各种社会决定因素。这一章将简要地描述使用 3 个不同模型的研究,这三个模型都应用了健康的社会决定因素框架。

健康差异中环境的角色

过去 20 多年来研究不同的变量对健康差异的影响发现,关于环境作用的各种研究均表现出强大、令人信服和一致的模式。这项研究是基于普遍存在的住宅隔离现象,特别是在城市地区（Massey and Denton,1993;Williams and Collins,2001）。少数民族社区更有可能由大部分的低收入人口居住。城市少数民族社区更可能有老化的建筑物和违规建筑物（Perera et al.,2002;Cohen et al.,2003）。

　　这方面的研究重点集中在所谓的生活环境方面。生活环境包括获得食物的途径、安全的锻炼和散步区域、使用公共交通的途径。研究的结果是非常一致的:城市的少数民族住宅区获取良好生活环境的机会更少。举例来说,住宅区附近有大型超市与肥胖和高血压的低发生率相关（Morlandet al.,2002）,但是住宅区附近有较多的便利店与肥胖和高血压的高发生率相关（Morland et al.,2006）。城市的少数民族住宅区附近更可能有便利店而不是超市（Morland et al.,2006）。拉丁美洲城市地区与黑人社区相比,安全的步行环境更多。（Small and McDermott,2006）。黑人居住的城市地区适合锻炼活动的场所更少,比如公园和体育馆（Gordon-Larsen et al.,2006）。较差的生活环境导致了肥胖和高血压的高患病率,慢性病的较高患病率也和这些环境相关。

　　在主要是非裔美国人居住的低收入城市住宅区,似乎更普遍的生活环境是部分酒类商店（LaViest and Wallace,2014）。之前的研究已经表明酒类商店的位置与饮酒率增长相关。酒精与一些社会问题的指标高度相关,包括暴力事件（Rabow and Watts,1982;Gruenewald et al.,1992）。

　　以黑人为主的贫困社区暴露在逐渐增长的环境污染的可能性更大,包括大气污染、杀虫剂、铅和其他工业污染物（Corburn 2002;Perera et al.,2002;Woodruff et al.,2003）。

　　所有的研究得出了一个共同的结论,在少数民族社区环境危险因素的暴露程度更高,将导致更高的发病率和死亡率（Cubbin et al.,2001;Deaton and Lubotsky,2003）。现在的研究方向是建立一个概念模型来量化这些变量之间的关系,以便更好地解释每一个变量对低收入黑人社区人群健康状况较差现象的相对重要性（Gee and Payne Sturges,2014）。

　　这些结果形成了关于环境危险因素如何影响人群的结论。几乎所有的研究者都认为这是因为生活在这些社区的个体产生的慢性压力导致其健康损害。第 1 章描述了压力对健康的影响,这一重点是调查健康差异的另一研究模型的中心。

范围更广的模型:生物-心理-社会因素

　　对于环境刺激的任何反应都是许多不同的变量相互作用的结果,诱导的遗传因素或体质因素,包括社会经济地位的社会人口学因素和个体的心理学和行为学因素（Clark et al.,2014;Paradies,2014）。问题是:环境刺激是什么? 环境刺激是自变量,意味着它是导致确定结局的主要因素。在这种情况下,寻找一种环境刺激,这种环境刺激导致白人和黑人之间已知的不同的健康结局。答案在文献中一直不太明确,但近年来,这种环境刺激已变得更加明确。

　　自变量是种族主义。这个变量通常通过研究参与者自我报告对于歧视的感觉和针对歧视行为的反应进行量化（Paradies,2014）。多年来,已经有了非常全面的研究,产生了非常一致的结果。接下来将描述用于该研究的一个特殊概念模型:John Henryism（JH）假说（Bennett et al.,2014）。

JH 假说得名于黑人铁路的工人传奇，这名工人在 18 世纪晚期的一场竞争中与蒸汽动力的钻机进行比赛。尽管他赢得了这项比赛，但之后不久他就去世了（Williams，1983）。即使是 John Henry 的超人力量也不能在证明自己的压力中保护他的身体。这个理论的概念是，随着时间的过去，与不公平的白人社会相互作用造成的持续压力导致了部分非裔美国人较差的身体状况，尤其是高血压和心血管疾病患病率增加。自 1970 年起，许多人开始研究逐渐增长的高血压和心脏病患病率（James et al.，1983），但是在 1983 年，第一次有研究正式将这两个健康指标作为压力导致的健康结局指标，这种压力由终生应对感受到的种族主义导致（Harburg et al.，1973）。经过十年不断地大范围研究感知的歧视和高血压之间的联系，逐渐形成一个实证参数，用于定量测量应对者如何应对感受到的歧视（James，1996）。一篇超过 20 篇出版文章的综述使用了这个参数，对于黑人面对歧视时不同的应对机制，和随着时间的推移产生的消极的健康后果有了更好的理解（Bennett et al.，2014）。尽管许多健康影响与心血管疾病相关，一些研究也使用这个参数框架分析较高的黑人婴儿死亡率（Infant Mortality Rates，IMRs）。他们的结论是慢性压力是造成低体重出生婴儿和早产的重要原因。在该框架下，即使当黑人女性处于较高的社会经济学地位时，也会常年经历歧视产生慢性压力，从而导致婴儿死亡（Bell et al.，2006）。

本书的第 1 章利用失业和欺凌的例子讨论了慢性压力对健康的影响。在这些例子中，研究已经确定了导致皮质醇在血流中增加的生物化学链。在健康差异影响因素的研究领域，这个研究结论同样正确。应激反应是机体应对短期暴露所形成的生物反应。当身体长时间暴露于循环皮质醇水平升高时，会导致各种不良结局。不良结局包括高血压、心血管疾病、低体重出生婴儿、早产和肥胖。在所有这些实例中，生化过程以及健康指标自身都已经确定（Jackson et al.，2014）。

这一特定研究领域的最新进展将基于生物和遗传维度的研究与基于社会和行为因素的研究之间联系到了一起。显然，个人体质和该个体对所感受的种族歧视的反应之间存在着复杂的相互作用。这些反应中有的反应被社会和心理学因素调停了。这促进了一个相对较新的领域的发展，称为生命历史流行病学模型，以解释为什么即使没有公开发生的种族主义歧视的具体例子，但一些反应却似乎发生了（Thorpe and Kelley-Moore，2014）。

这个领域的所有研究有一个共同目标：发展该领域的概念模型，用于解释为什么存在健康差异，以便找到可能的解决办法。其他研究比较狭窄的集中在卫生保健系统，分析非裔美国人在生病的时候如何被对待。

关注卫生系统问题

对于公共卫生领域的许多人来说，从概念模型中获得信息来创建解决方案的时代已经到来。最常见的建议解决办法是增加低收入少数群体获得保健服务的机会。因此，已经建立了各种针对性计划，改善医疗保健服务费用。可是，这些项目并没有减少基于种族导致的健康差异。研究医疗保健使用途径对健康的影响，有一种特别有效的方法，比较具有相同种类的医疗保险的白人和非裔美国人的临床过程和健康结局。两项早期的研究产生了明确的结果，结果显示仅增加获得医疗保健的途径并不够。一项研究比较了在退役军人管理局(Veterans Administration,VA)系统中种族因素在患者接受治疗中的作用,另一项研究比较了在医疗保健计划(Medicare)接受者中种族对治疗类型的影响。在这两种情况下,由于医疗保健服务使用途径相同,黑人和白人患者如何治疗应该没有区别。

可是,两项研究均发现在医疗保健服务的使用机会在这两个不同的人群中是不平等的。在 VA 的研究中,黑人接受心脏导管插入术的可能性降低了33%,通过血管成形术打开堵塞的心血管的可能性降低了42%。他们接受外科手术治疗阻塞性动脉旁路的可能性也低了54%(Peterson et al.,1994)。这些差异虽然没有导致死亡率升高,但是导致了病人生活质量降低。在医疗保健计划中的研究证实,即使有同样的保险覆盖,但医疗机构提供给黑人患者较差的心脏病护理服务(Kahn et al.,1994)。关注其他疾病的研究同样证实了上述发现。早期肺癌的黑人患者比白人患者接受手术的可能性小,导致了死亡率较高(Bach et al.,1999)。肾衰竭的黑人患者比白人患者接受肾透析的可能性小(Ayanian et al.,1999)。在急诊室中治疗骨折的非裔美国人患者接受的疼痛药物治疗少于白人患者(Todd et al.,2002)。这些早期研究的结果是意想不到的,并因此产生出了更多的研究,都显示了相同的结果(Van Ryan and Burke,2014)。

正因为如此,人们越来越关注为什么在临床治疗中存在这些种族差异。一些调查研究沟通方面的差异;一些调查研究提供者方面的隐性差异,而其他调查研究与患者本身相关的因素(Van Ryan and Burke,2014)。研究得出的结论是,历史种族偏见在这个时代存在的并不明显,而是以更潜在的方式存在——没有一个白人的医疗保健服务提供者本意要对黑人差别对待,但他们确实这样做了。这种大部分是隐性的系统偏见被称为制度性种族主义,并且已经成为许多研究的重要的自变量,也是一种发展解决办法的方式。

针对健康差异所做的工作

当对上一节中简要总结的研究结果进行反思时,也许并不奇怪,作为一个群体,黑人不相信美国医疗保健系统。这种不信任的原因不仅可以在当下的许多差别待遇的例子中发现,而且历史原因也非常重要,其中最重要的原因是臭名昭著的 Tuskegee 研究。这项研究是在美国政府的支持下,通过美国公共卫生服务系统进行的,该研究故意不给非裔美国男性患者提供有效的梅毒治疗,从而确定该疾病包括死亡在内的自然病程(Gamble,1997;Brandon et al.,2014)。勇于抨击历史以及当前的做法是令人生畏的。本章接下来将总结,为改变健康差异而制定并且已经得到发展的一些重要的举措。

医学研究所出版了两份可以称作转折点的报告。2001 年出版的第一份报告叫做《跨越质量鸿沟》(IOM,2001b),两年后的第二份报告叫做《不均衡治疗方式》(Smedley etal.,2003)。这两个报告建议所有卫生保健组织应广泛倡议,并强调医疗保健服务提供者的文化能力培训,以提高卫生保健专业人员的能力,来提供更多以患者为中心的医疗护理。这两个报告都认为白人医疗保健服务提供者似乎对非裔美国人患者有不同的治疗方式,导致少数种族的患者不信任他们的医疗护理。这些因素的组合可能导致医疗护理质量降低。文化能力培训作为一种方式,不仅让医疗保健服务提供者对文化差异更敏感,而且让其对自己的定型观念更敏感。这项培训主要关注沟通技能,也包括评估病人的生物医学认知和补充疗法的使用(Betancourt and Green,2014)。如第 4 章所述,医疗保健服务提供者清楚的认识到病人所处的环境很重要。

许多卫生专业人员非常了解本章总结的研究的一般发现,但这两个报告专门关注临床环境。正因为如此,它们成为制定决策的催化剂。全国各地制定了许多不同的计划,接下来将介绍具有国家视角的两个具体方案。

第一个项目由 Robert Wood Johnson(RWJ)资助。该基金会制定一整套国家层面的提议,以减少种族健康差异。最初的目标之一是制定一个概念框架,可用于指导医疗机构制定减少健康差异的策略。虽然已经开发了其他概念模型,但这一模型更全面,包括医疗保健组织本身的结构,以及卫生专业人员所拥有的社会规范和种族定型观念。这个概念模型中还包括组织和政府层面的决议战略(Chin et al.,2014)。这一重要模型旨在整合几个研究领域的研究成果,包括健康的个人和社会决定因素,以及与卫生保健系统本身有关的因素。

大概同时期,另一个团体正在制定一个不同的、更实用的国家计划,以减少健康差异。国家健康协作计划(National Health Plan Collaborative,NHPC)是一组大型健康保险计划,所有这些都旨在制定具体的策略以减少健康差异。该团体也由 RWJ 以及联邦政府通过医疗保健研究和质量机构资助,用于开发 NHPC 以减少健康差异和提高服务质量。虽然其中一些健康计划是竞争关系,但他们都认为减少基于种族的健康差异是他们的共同利益。最初的团体包括:安泰(Aetna)、信诺(CIGNA)、哈佛朝圣者(Harvard Pilgrim)、健康伙伴(Health Partners)、高分(Highmark)、凯撒医疗机构(Kaiser Permanente)、莫丽娜(Molina)、联合健康护理(United Health Care)和维朋公司(WellPoint)。该计划涉及各种健康计划,包括健康维护组织(health maintenance organizations,HMOs)、优选医疗机构保险(preferred provider organizations,PPOs)以及医疗救助计划和医疗保健计划(Lurie et al.,2014)。

这些健康计划设计了各种策略,其共同点是在数据收集阶段,记录可能与种族差异相关的护理质量问题。仅作为一个例子,哈佛朝圣者健康计划发现,三个特定的社区中几乎 2/3 的拉丁裔糖尿病患者没有接受眼睛检查。调查发现,在这些社区附近的眼科医生资源有限。解决这一问题已成为提高这个少数群体糖尿病护理质量的策略之一(Lurie et al.,2014)。

问题现状

现在的问题不是少数种族的健康状况指标与白人相比是否有差异,而是为什么存在这些差异,以及如何最好地解决这些差异。McCord 和 Freeman 在其 1990 年的研究中提出了一项决议的第一个建议,表明哈莱姆的黑人男性的预期寿命比孟加拉国的男性低。他们提出的国家层面的决策是找出死亡人数较多的地区,并提供给这些地区额外的医疗资源,就像某些地区获得联邦资金以应对自然灾害造成的大量财产损失一样(McCord and Freeman,1990)。

两个重要的观念与本章相关,也和制定战略的工作相关,制定的战略用以解决在美国卫生保健体系存在时间非常长的健康差异的问题。两个观念都与本书的第一部分相关,该部分描述了美国医疗保健体系的环境。第一个观念是承认影响健康状况的所有因素的复杂性。虽然本书着重于医疗保健体系,但健康的社会决定因素在影响健康状况方面同样重要。虽然种族不是唯一的社会决定因素,但它确实是一个非常重要的因素,其中最重要的是种族与收入之间存在关联。美联储进行的最新消费调查显示,白人和黑人家庭的收入和累积财富之间仍然存在差距。虽然黑人家庭的收入自 1989 年以来缓慢增加,但白人家庭的收入仍然是黑人家庭的 2 倍或 3 倍。然而,在考虑家庭所有资产方面,白人与黑人家庭之间存在更大的财富差异,白人家庭的资产是非裔美国人家庭的 13 倍。因为这种财富差距的测量方法考虑了所有资产,所以该方法更加敏感(Fry and Kochhar, 2014)。

在所有针对低收入人群的项目中,都可以看到种族和收入之间的关系。虽然这些项目服务于大部分白人,但这些项目服务的人口百分比与美国人口中白人的总比例相比时,少数民族群体的比例并不合理。例如,如第 19 章所述,美国约有 26% 的黑人人口符合联邦贫困指数,但黑人只占美国总人口的 13%。只有大约 10% 的白人符合联邦贫困指数。凯撒家庭基金会最近报告说,约有 35% 的黑人家庭生活在贫困中,而白人家庭的比例约为 13%(KFF, 2011)。

第二个非常重要的观念与美国的种族歧视的历史有关。大多数人都知道这是一个更多样的社会,但没有意识到,在这个国家对有色人种的歧视也存在于卫生保健体系。例如,直到 1960 年代的民权运动之前,医院、医学院校和大多数医生的办公室都是存在种族隔离的。黑人医生在黑人办的医学院接受培训,并且不允许在任何白人医院工作。只有很少的医疗保健场所和医院既治疗黑人也治疗白人,但都存在完全独立的等候区和治疗区。与民权运动有关的若干立法涉及到了改变医疗保健环境,但美国医疗保健体系直到 1965 年才在通过的医疗保健计划和医疗救助计划中真正废止了种族隔离,如第 17 章所述。这两个项目,没有向任何保持种族隔离的医疗服务保健机构提供联邦资金(Barr, 2002)。虽然这段可能看起来像一些老历史,但这个框架对于理解制度种族主义的重要性和力量是至关重要的。

美国不是唯一有健康差异现象的国家,但它是唯一有这种强烈的基于种族歧视的健康差异的国家。关于收入和阶级的健康差异的经典研究来自英国,Marmot 观察到他们在最高收入群体和最低收入群体之间存在健康梯度(Marmot et al., 1991)。这个现象让人非常惊讶,因为英国国家卫生服务是高度集中和国有化的结构。美国基于种族的健康差异的存在与收入无关。许多旨在增加医疗服务可及性的计划针对低收入人群。健康差异可能是因为患者拥有的不同保险使其被标签化,也许可能由卫生专业人士无意识地基于种族的定型观念提供服务造成的。本书的最后一章探讨了组织国家卫生保健体系的替代方法,这可能减少基于种族的健康差异。

致谢

马萨诸塞大学公共卫生学院的第一位院长和创始人 William A. Darity 博士为本章的总体方向提供了灵感。他在医学和公共卫生各个领域的种族不平等问题方面的工作对我们理解这一复杂的主题作出了非常重要的贡献。以下人员通过其出色的背景文章工作对本节内容做出了重要贡献，包括收集材料和参考文献：Molly Barlow，Evan Hill，Maria Kardaras，Sheighlyn Knightly，Hayley Mandeville，Jasmine Offley 和 Loreiny。我也感谢以下四个学生阅读和评论了这一章：Nicolas Dundas，Sydney Leone，Julie Minnish 和 Jonathan Rosenblatt，他们每人都提供了非常有用的建议来改进本章。

第22章

从国际视角评价可替代美国卫生保健系统的模式

美国的卫生保健体系始于基于就业的医疗保险,并且为那些没有由工作获得医疗保险的人增加了针对性计划。这就形成了许多特殊且相当独立的可获得医疗保健服务的保险项目,其中有些已经在第18-20章描述过了。这种模式的理论源自美国经济所依据的市场正义哲学价值观,尽管其在医疗保健系统中存在局限性。一直以来,针对性计划允许更多的灵活性和创新性,更有可能满足各种目标群体的特殊需要。但是似乎没有许多证据支持这个结论。每个计划有各自的准入要求,比如就业状况、年龄、残疾状况或者收入。因此,针对性计划在系统管理上成本更高。没有其他国家以美国的方式组织其医疗保健系统,南非是最接近于美国的。其他与美国经济水平相当的国家花费更少的钱,更低的管理成本,人群健康结局却更好。

提供医疗保健服务可及性的替代概念模式是全民保健,全民保健不仅建立在社会正义的哲学原则上,而且建立在行政效率的核心信念上。全民一词是指整个系统只有一个项目并且应用于所有人,包括工作者和非工作者。尽管经常用单一支付方一词描述给全人群提供医疗服务的模式的特点,但这是不准确的。更为贬义的术语是公费医疗制度,这也是不准确的。国有化准入或中央监管是描述这种模式的更恰当的术语。和美国一样,在全民保健模式下的许多医疗卫生体系也包括了私人和公共的筹资。正如美国一样,存在一些多方支付体系。有些国家也像美国一样,雇主也是筹资方的一部分。但是,与美国不同的是,这些体系把就业状况和医保覆盖范围非常详细地分开了。这些国家的决策和条例制定方并不集中在某个机构:美国的医疗卫生体系也具有重要的中央联邦监管结构。但是,不像是在美国,这些国家的中央条例应用于医疗卫生体系的所有部分,包括公共部分和私人部分。这主要是因为这些国家以赢利为目的的医疗活动较少,并且关于医疗卫生服务的本质有和美国不同的文化和政治观点。

了解其他国家的卫生保健体系不意味着这些模式可以轻易地在美国应用。本书以不同文化和政治环境下健康与疾病的观点,以及一个国家的医疗卫生体系结构开头,并且会以相同的说明结尾。分析其他国家卫生系统的结构、功能和筹资是有启发意义的,因为在美国的政治背景下,这些方法也许能提供对医疗卫生改革类型的一些深刻见解。

所需研究的国家

选择合适的国家进行分析是极具挑战性的。首先选择与美国相同经济发展水平的国家。许多较贫穷的国家有非常强大的以初级护理为中心的医疗保健系统,可以形成比美国更好的健康结局,但这些系统对美国不是很有启发性。其次是选择能够比较许多变量的国家,这意味着选择已有相关深入研究的国家。目前世界上有一些组织在比较和分析世界各地的各种卫生系统。其中之一是联邦基金,它不仅研究卫生保健系统的结构,而且定期调查某些国家的患者和决策者。信息来源非常丰富,包括患者对他们的医疗保健系统的看法。还有其他组织,如世界卫生组织(WHO)、世界银行和经济合作与发展组织也定期分析国家卫生保健系统。这一章将会用到来自这些组织的数据。

另一个挑战是准确描述复杂的卫生保健系统。在本章中,基于一些最重要的特征,卫生保健系统将被分为三类。第一类是有真正的单一支付方的国家。在这些国家——英国、加拿大和瑞典——存在私人保险,但主要是补充大型公共资助的医疗保健系统。其中,英国的系统是最集中化的。英国的系统由英国国家卫生服务(National Health Service,NHS)管理,它是国家政府的一部分。英国 NHS 既提供资金也提供医疗保健:许多医院由政府所有,大多数医生是政府的雇员。加拿大和瑞典的卫生保健系统的权力比较分散,同时保留了单一支付方的融资机制。在加拿大,由联邦政府制定工作指南,每个省和地区管理卫生计划,并对利益和成本有较大的行使权力。瑞典的医疗保健制度是以社会团结的哲学价值和成本效益原则为基础的。形成了一个涵盖所有卫生保健服务的系统,并且会优先考虑将医疗保健服务提供给那些具有最大医疗需求的人(Anell et al.,2012)。虽然以中央原则为指导,但实际由 21 个市议会进行管理工作,这些议会能够改变效益和小幅度修改融资方法(Glenngard,2013)。

第二类国家由以社会保障和团结的重要哲学价值观为基础组成的国家。这些国家包括德国和法国,这两个国家都认为,穷人应该支付较少的医疗保健费用。对这两个国家来说,医疗保健制度要照顾所有公民,是整体国家结构的一部分。虽然医疗保健系统是由公共税收资助,但也有私人保险公司,其主要职能是补充国家税收制度提供的保健服务。德国的卫生系统由许多卫生计划组成,称为疾病基金。虽然有一些私人的营利保险计划,但大部分都是非营利组织。但这些计划都受到关于效益和成本的相同规定的约束。德国人可以选择要参保的疾病基金。法国医疗保健系统也是一个多层制度,由雇主、雇员、酒精和烟草税以及其他政府税收资助。

最后一类国家包括那些被称为共享责任制度的国家,其中包括公共和私人融资,私人融资有时可以替代公共融资。这一组国家——包括美国、荷兰和瑞士——与其他国家的区别在于,私人保险市场更加突出。瑞士医疗保健系统一直基于与许多其他欧洲国家相同的两个想法:将医疗保健视为基本人权,同时相信成本效益的系统。随着被称作 LaMal 的《医疗保险法》通过,该制度在 1996 年进行了重大改革。这个医疗保险法限制了私人保险公司竞争的能力,也限制了他们赚取利润的能力(Bidgood et al.,2013)。在荷兰,每个人都被授权从私人保险公司购买医疗保险,由税收资金补贴,以保持低廉的保险费成本,这与《平价医疗法案》(Affordable Care Act,ACA)很相似。

选择要测量的变量是另一个挑战。本章包括六个数据表,总结了与本书主题最相关的变量在每个系统的主要特征。这包括以下内容:每个医疗保健系统的重要结构维度的总体描述、相关的人口统计学变量的汇总、消费者需要的融资和成本分摊的描述、医疗保健系统所需的重要的资源、英联邦基金收集的最有据可查的可及性和满意度指标,最后是四个最常用的健康状况测量指标。

各国卫生系统和人口学特征概览

表 22-1 显示了这些卫生系统总体结构的明显差异。例如,即使在三个单一支付方系统中,只有一个国家(英国)是高度集中的,加拿大和瑞典都有明显的地方控制权。在德国,法国,荷兰和瑞士,有包括私人保险公司在内的多个支付方,就像美国一样。美国和这四个国家之间的主要区别是中央政府管理公共资助的保险计划和私人保险公司的方式相同,因此所有公民的成本和福利是相同的。

表 22-1　卫生保健系统的总体描述

第一组:单一支付方系统			
描述项	英国	加拿大	瑞典
总体描述	国家卫生服务,由卫生保健提供者组织进行管理	由各省/地区提供和管理的、由公共资助的卫生计划组	基于公有制的哲学;21 个市议会分权管理
全面覆盖	大多数情况下,牙科和视力护理仅限于医疗必需	全面覆盖,包括所有基本医疗服务、药物、视力和牙科及基于医院的护理服务	没有定义福利范围,但广泛而全面,包括处方药、长期护理、心理、健康和儿童的牙科健康护理
服务提供者选择	可选择 GP;专家和医院可选择性较少	可以选择服务提供者和医院	可以选择提供者和初级护理站点
医学教育	绝大多数由公共资金资助	公共补贴	由公共资金资助
第二组:社会保障制度			
	德国	法国	
总体描述	参保疾病基金或私人保险	医疗保险分为公共和私人两种,都是非营利性的。强制参保,且保险由工作单位提供	
全面覆盖	是	是	
服务提供者选择	可选择不同疾病基金;该选择对服务提供者和医院都有影响	可选择服务提供者和医院	
医学教育	绝大多数由公共资金资助	由公共资金资助	

续表

第三组:共享责任制度			
	荷兰	瑞士	美国
总体描述	分为资金独立的三个部分:疾病基金(66%);私人替代保险(29%);公务员(5%)	1996年的改革控制了医疗保险公司的竞争/利润。强制参保	基于创建满足每个群体特定需求的保险计划的理念,每种保险制度自我管理。就业与医疗保险相关
全面覆盖	主要是长期护理和选定的预防保健服务;也包括高风险的产前保健	牙科护理未实现全面覆盖	根据健康计划有所不同
服务提供者选择	可选择健康计划和服务提供者	可选择健康计划和服务提供者	可选择健康计划,这对于服务提供者和医院的选择都有影响
医学教育	由公共资金资助	部分由公共资金资助,部分由私人支付	大部分由私人支付,部分由联邦/州政府补贴

来源:中央情报局世界概况数据,可查阅 http://www.cia.giv;联邦基金会,全民覆盖 http://www.commonwealthfund.org;欧盟统计署,http//ec.eiropa.eu/eurostat;Ridic,G.,Gleason,S.,Ridic,O.,Comparisons of health care systems in the U.S.,Germany,and Canada,Materia Socio-Medica,24,112-120,2012;蒙迪指数,国家人口学资料 http://www.indexmundi.com,2014;经济合作与发展组织 http://www.OECD.org,2012;世界银行 http//data.worldbank.org。

　　无论管理结构和集中程度如何,覆盖范围大多是全面的,意味着从初级保健到住院服务的所有医疗需求都得到了保障。然而,这种全民覆盖受到了成本分摊的限制,在下文将会论述。此外,正如在美国一样,牙科、眼科和心理健康服务的全面覆盖仍有一定困难。

　　一个常见的误区是美国公民比其他国家的公民拥有更多就医的选择。然而如表 22-1 所示,这并不是真的。每个国家公民的选择种类都是相似的,保险付款人通常可以决定想要就诊的医生和医院。表 22-1 中最明显的一个区别是医学教育的资助方。只有在美国,医学教育的费用主要由私人支付。在其他国家医学教育费用都有大量的公共补贴。例如,英国医学院校是公立的,且主要由公共补贴承担费用,所以医学院校的费用很低。在德国,医学教育融入本科教育,费用非常低。在荷兰医学院校是免费的,申请人的入学资格随机决定。法国的医学教育系统比美国历史悠久,但基本上是免费的。加拿大的医学教育与美国非常相似,但拥有更多的财政拨款项目帮助支付医学院校的费用。这意味着,这些国家的医学毕业生无需支付大量债务就可以开始自己的职业生涯。这导致了与美国迥异的行医模式和专业选择。

　　如表 22-2 所示,这 8 个国家存在显著的人口统计学差异。美国人口最多,而瑞典和瑞士的人口则远远少于美国。尽管其他七个国家也表现出明显的种族多样性,美国的多样性则更为丰富。其他国家未参保的百分比要远低于美国,这反映了医疗保险在这些国家是强制性的。有趣的是,虽然美国未参保的比例仍远高于其他国家,但由于实行了 ACA,这一比例在美国急剧下降。表 22-2 显示了未参保百分比的范围,随着更多的人参加了 ACA 项目,这一比例在美国显著下降。此外,其他国家与美国一样,提供服务的对象都以公民为主。

表 22-2　选定的人口统计学指标

第一组:单一支付方系统		
指标	英国	加拿大	瑞典
人口	6400 万	3590 万	970 万
65 岁以上老年人所占比例	17%	15%	19%
少数民族人口所占比例	13%	17%	14%
未参保人群所占比例	0,非公民除外	0,非公民除外	0,非公民除外
失业率	5.7%	6.5%	7.8%
第二组:社会保障制度		
	德国	法国	
人口	8000 万	6490 万	
65 岁以上老年人所占比例	21%	17%	
少数民族人口所占比例	9%	15%	
未参保人群所占比例	0,非公民除外	0,非公民除外	
失业率	4.8%	10.6%	
第三组:共享责任制度		
	荷兰	瑞士	美国
人口	1680 万	800 万	3 亿 1800 万
65 岁以上老年人所占比例	16%	18%	14%
少数民族人口所占比例	19%	17.5%	36%
未参保人群所占比例	3%	1.5%	9% ~ 13%
失业率	7.1%	3.5%	5.5%

来源:中央情报局世界概况数据,可查阅 http://www.cia.giv;经济合作与发展组织 http://www.oecd.org;美国人口调查局 http://www.census.gov;世界银行 http://www.worldbank.org;世界卫生组织 http://www.who.org

　　卫生保健系统一方面的压力来自在 65 岁以上人口占总人口的比例,因为这部分人群往往利用更多、更昂贵的医疗服务。所有上述国家(包括美国)都至少有 14% 的 65 岁以上人口,其中德国最高,比重达到了 21%。这些国家的失业率从瑞士最低的 3.5% 到瑞典和荷兰最高的 7% 不等。虽然就业率影响了国家总体的经济状况,但由于就业状况与健康保险无关,所以对卫生系统没有具体影响。

卫生系统的筹资和费用分摊

　　表 22-3 介绍了有关筹资的具体问题,包括服务的支付方式和每个国家消费者个人承担

的费用金额。

上述 8 个国家医生的付费方式有所不同,其中大多数国家采取按服务收费的方法。在英国和荷兰,医生的薪酬根据不同的专业有所差别。在加拿大和瑞典,医生的付费方式取决于该费用来自于公共资金还是消费者个人。除付费方式外,政府对支付的金额都有一定的管控。其中最严格的是英国和法国。在英国,医生作为公职人收取服务费用;而在法国,医生以按服务收费为基础,按照和政府议定的价格收费。如本书中所介绍的,差异最大的是美国,医生根据保险付款人收费。医生的收入是一个十分重要的变量,这在下文中将进行论述。

这些国家医院服务的报销方式十分相似。在三种类型中,医院的成本结构在全球范围内都是相似的,根据与美国医疗保健计划(Medicare)所使用方法相似的过程,即诊断相关分组方法,由核心资金来源提供年度预算。这种预算方式允许每个国家明确地安排优先支付的卫生服务,并且包括了监测和控制支出的机制。

所有上述国家都有私人医疗保险,如表 22-3 所示,这一比例从瑞典的最低的 5% 到法国最高的 90%。私人保险在这些国家的作用有很大不同。例如,在法国,私人保险主要用于补充公共保险项目,被人们广泛用于支付自付部分的费用。虽然在德国、荷兰和瑞士,私人保险可用于替代公共保险项目,但私人保险通常是作为国家公共计划的补充。在这 8 个国家中,私人和公共保险之间没有成本或利益差异。在这些国家,绝大多数私人保险都是非营利性的。

在上述国家中,消费者个人都必须为一些服务付费,但其中的 4 个国家对消费者所需支付的额度有明确的限制。一旦 ACA 完全实施,美国也将加入这 4 个国家的行列。私人保险主要是用于减少个人付款。此外,在上述大多数国家,个人都不需要为预防保健服务支付任何费用。这也是美国 ACA 中的一项实施内容。

表 22-3　筹资与费用分摊

第一组:单一支付方系统			
指标	英国	加拿大	瑞典
支付给医生的费用	初级保健:按人付费 专科医生:工资	私人支付:按服务付费 公共补贴:工资	绝大多数为公共补贴:工资部分由私人支付:按服务付费
支付给医院的费用	英国国民健康保险制度的总额预算	非营利性:按服务或按日付费	市议会的总额预算
可扣除核心保险服务	否	否	否
个人支付限额	有	无	有(约每年 300 美元)
费用分摊类型	初级保健和住院服务不需要分摊;长期护理服务、牙科、眼科保健需要分摊	仅适用于未覆盖的项目,例如处方药	有所限制,处方药按比例增减

续表

指标	英国	加拿大	瑞典
私人保险的作用	补充作用	补充作用:不能扣除已覆盖的服务,可以包含额外的服务项目	补充作用:提高获得服务的速度,促进人们到私人医生处就诊
私人保险所占百分比	10%	67%	5%
第二组:社会保障制度			
	德国	法国	
支付给医生的费用	由疾病基金支付:大部分按人付费	根据政府指定的价格按服务付费	
支付给医院的费用	由疾病基金支付:根据议定价格按服务付费	非营利性:总额预算,按疾病类别预算 营利性:按服务付费并逐条登记	
可扣除核心保险服务	否	否	
个人支付限额	有,不超过收入的2%。对于慢性病患者的付费也有所限制	无	
费用分摊类型	个人支付处方药的定额费用也有所限制	门诊服务的30%,包括初级保健;药品费用的45%;实验室检查的40%。对于慢性病患者没有费用分摊	
私人保险的作用	补充作用。可退出国家覆盖范围。所有保险项目必须是非营利性的	用于补贴自付费用,可扩大覆盖范围	
私人保险所占百分比	20%补充作用 10%退出国家覆盖范围	90%	
第三组:共享责任制度			
	荷兰	瑞士	美国
支付给医生的费用	全科医生:按人付费 专科医生:按服务付费	参保人按服务付费	根据参保人有所不同:按服务付费或工资制度;少数按人付费
支付给医院的费用	总额预算,按病症类别预算	总额预算,按与参保人议定的价格付费	根据参保人有所不同
可扣除核心保险服务	是	是	是

续表

	荷兰	瑞士	美国
个人支付限额	否	有(约每年700美元)	在平价医疗法案之前没有 目前,按照占收入的百分比 加以限制
费用分摊类型	不包括初级保健;20% 为其他服务,包括住院 服务	自付额,一些服务共同 负担	根据保险项目
私人保险的作用	补充作用;可代替政府 计划	补充作用,扩大覆盖范 围;涵盖自付费用;或 代替政府的核心保险 服务。保险项目仅能 在补充计划方面营利	为特定人群提供服务
私人保险所占百分比	80%	70%	66%

来源:美国医学生协会,可查阅:http://www.amsa.org,2010;凯瑟家庭基金会 http://www.kff.org;Kovner,A. R.,Knick-man,J. R.,Health Care Delivery in the United States,10th edition,Springer,New York,2011;Schoen,C.,Osborn,R.,Squires,D. et al.,How health insurance design affects access to care and costs,by income,in eleven countries,Health Affairs,29,2323-2334,2010。

备注:ACA. 平价医疗法案;DRG. 同类症状病人组;FFS. 按服务付费;GP. 全科医生;NHS. 英国国民健康保险制度

医疗卫生资源对比

　　卫生保健系统费用占国内生产总值(GDP)的百分比从英国和瑞典最低的9%左右,到美国最高的近18%。这在表22-4所示的人均支出指标也有所反映(Schoen et al,2010)。两个在所有医疗保健系统都有的重要资源是医生和医院床位数。如表22-4所示,美国在这两种资源中都处于最低水平。加拿大、美国、英国和荷兰的人均医生人数差不多,而法国、瑞典和德国的人均医生数更多。瑞士人均医生最多,达到了每千人4.1名医生。法国和德国的人均医院床位数比其他国家要多很多。美国的人均床位数较少,与瑞典和英国相似。这个结果有些出人意料,因为住院服务要比门诊服务更加昂贵。

　　另一个重要的资源指标是公共资金在医疗保健系统中投入的多少。由于这些国家的税收结构不同,这个指标很难进行比较。例如,在美国,绝大多数税收来自于个人税收,但在许多欧洲国家,税收中的很大一部分来自消费品的增值税。常用来比较不同税收结构的一个指标是平均税负,它计算了国家总税收占其国内生产总值的百分比(Heritage Foundation,2015)。如表22-4所示,美国(27%)和瑞士(30%)的平均税负最低,法国和瑞典最高(两国均为45%)。美国医疗保健系统中约1/3的费用由个人承担,这远高于任何其他国家。此外,除医疗保健服务以外,其他7个国家还提供许多卫生人力服务。包括表22-1所示的医学院校的费用。

表 22-4　每个卫生系统中选定的医疗卫生资源对比

第一组:单一支付方系统			
指标	英国	加拿大	瑞典
卫生保健费用占 GDP 的比例	9.4%	11.2%	9.6%
人均医疗费用支出	3129 美元	4079 美元	3470 美元
每千人医生数	2.8/1000	2.07/1000	3.8/1000
每千人医院床位数	2.9/1000	3.2/1000	2.7/1000
平均税负	39%	32%	45%
第二组:社会保障制度			
	德国	法国	
卫生保健费用占 GDP 的比例	11.3%	11.7%	
人均医疗费用支出	3737 美元	3696 美元	
每千人医生数	3.8/1000	3.38/1000	
每千人医院床位数	8.2/1000	6.6/1000	
平均税负	40%	44%	
第三组:共享责任制度			
	荷兰	瑞士	美国
卫生保健费用占 GDP 的比例	12.4%	11.6%	17.9%
人均医疗费用支出	4063 美元	4627 美元	7538 美元
每千人医生数	2.9/1000	4.1/1000	2.2/1000
每千人医院床位数	4.7/1000	5.0/1000	2.8/1000
平均税负	40%	30%	27%

来源:中央情报局世界概况数据,可查阅 http://www.cia.gov;美国传统基金会,宏观经济学数据 http://www.heritage.org,2015;经济合作与发展组织 http://www.oecd.org;Schoen,C.,Osborn,R.,Squires,D. et al.,How health insurance design affects access to care and costs,by income,in eleven countries,Health Affairs,29,2323-2334,2010;世界银行 http://www.worldbank.org,2015;世界卫生组织 http://www.who.org,2014

服务利用情况对比

　　医生和医院充足的供给能力是一个重要指标,另外一个指标是人们是否获得卫生服务。表 22-5 总结了联邦基金会进行的一项持续调查结果。初级保健的获取能力是一个十分重要的指标,因为强大可用的初级保健基础设施与更好的健康指标密切相关(Starfield,2004)。如表22-5所示,公民获取初级保健服务最快的国家是瑞士。事实上,93%的瑞士受访者表示他们能够在当日或次日获得初级保健服务(Schoen et al,2010)。有趣的是,初级保健的获取能力似乎与卫生系统的结构没有密切联系。虽然英国和瑞士的卫生系统结构非常不同,但两国居民都能够最快捷地获得初级保健。只有加拿大和瑞典的公民要比美国公民等待更长的时间才能获得初级保健服务。

专科医生就诊的可及性和非必需手术的可及性是另外两个常用于比较卫生系统的指标。美国在这两方面表现良好。在单一支付方系统制度的国家,非必需手术的等待时间更长。这些国家的卫生系统根据医疗需求安排优先级别最高的服务,因此非必需手术等待的时间更长。

毫不奇怪,如表22-5所示,两个指标均显示美国在个人财务能力上的表现都是最差的。事实上,对于联邦基金会和其他组织涉及的每一项负担能力和个人财务指标上,美国成年人都表现得更为消极。一些国家对自付支出有明确的限制。例如,德国有与收入相关的费用限制,法国限制了那些重症患者的自费额度(Schoen et al.,2010)。美国是这些国家中有1/5成年人抱怨医疗费用过高的唯一国家。美国成年人自付费用过高的原因主要是保险的覆盖范围不足,而不是没有医疗保险。去年,65岁以下的参保人(38%)和未参保人(35%)都支付了超过1000美元的医疗费用。相比之下,只有4%的法国公民自费的医疗费用超过了1000美元(Schoen et al.,2010)。

表 22-5　服务利用情况和个人财务指标

第一组:单一支付方系统			
指标	英国	加拿大	瑞典
等待 6 天及以上获得初级保健	8%	33%	25%
等待 2 个月及以上到专科医生处就诊	19%	41%	31%
等待 4 个月及以上接受非必需的手术	21%	25%	22%
负担医疗费用超过 1000 美元	1%	12%	2%
去年医疗费用上存在支付困难的人口比例	2%	6%	5%
第二组:社会保障制度			
	德国	法国	
等待 6 天及以上获得初级保健	16%	17%	
等待 2 个月及以上到专科医生处就诊	7%	28%	
等待 4 个月及以上接受非必需的手术	0	7%	
负担医疗费用超过 1000 美元	8%	4%	
去年医疗费用上存在支付困难的人口比例	3%	9%	

续表

第三组:共享责任制度			
	荷兰	瑞士	美国
等待 6 天及以上获得初级保健	5%	2%	19%
等待 2 个月及以上到专科医生处就诊	16%	5%	9%
等待 4 个月及以上接受非必需的手术	5%	7%	7%
负担医疗费用超过 1000 美元	9%	25%	35%
去年医疗费用上存在支付困难的人口比例	4%	6%	20%

来源:Schoen,C.,Osborn,R.,Squires,D. et al.,How health insurance design affects access to care and costs,by income,in eleven countries,Health Affairs,29,2323-2334,2010

健康状况指标对比

第 3 章介绍了一些健康指标,表 22-6 概述了其中的三个指标,分别是:婴儿死亡率(infant mortality rate,IMR)和两种不同的预期寿命率。这些国家都拥有较低的婴儿死亡率和较高的预期寿命率。考虑到他们的经济水平,这并不奇怪。瑞典的婴儿死亡率是世界上最低的。美国的婴儿死亡率远高于其他七个国家。如第 3 章所述,婴儿死亡率是初级保健服务可及性的评价指标。预期寿命率涵盖了医学技术干预措施的影响,特别是 65 岁以上人群的预期寿命。尽管差异不如婴儿死亡率那么大,但在这两个指标上,美国均位于垫底位置。

表 22-6 还介绍了另外一种健康指标。世界卫生组织与联合国一起使用的指标,通过包括可及性、健康状况和满意度在内的各种指标,对 191 个国家卫生系统进行了排名(WHO,2013)。这项综合性研究显示,法国拥有世界上最好的医疗保健系统,英国排名第 9。德国、荷兰、瑞士和瑞典排在第 14-23 位。加拿大排名第 30 位,而美国是第 37 位。

表 22-6　选定的健康状况指标对比

第一组:单一支付方系统			
指标	英国	加拿大	瑞典
婴儿死亡率(‰)	4.4	4.7	2.0
出生时预期寿命	80.4	81	81.7
65 岁预期寿命	19	20.2	24
卫生系统总体排名	9	30	23

续表

第二组：社会保障制度		
	德国	法国	
婴儿死亡率(‰)	3.4	3.3	
出生时预期寿命	80.4	81.6	
65 岁预期寿命	19	21	
卫生系统总体排名	14	1	
第三组：共享责任制度		
	荷兰	瑞士	美国
婴儿死亡率(‰)	3.0	3.7	6.2
出生时预期寿命	81.1	82	79
65 岁预期寿命	19	21	19
卫生系统总体排名	17	20	37

来源：中央情报局世界概况数据，可查阅 http://www.cia.gov；经济合作与发展组织 http://www.oecd.org；世界银行 http://www.worldbank.org；世界卫生组织 http://www.who.org

他山之石可以攻玉

没有完美的国家医疗保健系统，本章中所介绍的这些系统都不是完美的。为了以合理的成本为全人群提供医疗保健服务，并与本身的文化和政治框架保持一致，所有这些卫生系统都面临着重大而持续的挑战。这些卫生系统通常由健康状况指标进行评估，一些指标在第 3 章中进行了介绍，表 22-6 概述了其中的 4 种。虽然有限，但这些定量评估确实有助于进行有价值的比较分析竞争。还有一些其他标准也可用于评估国家保健系统。这些标准来自公共卫生领域，因此评估重点是基于社会正义原则向全人口提供卫生保健服务。下面将对其中的 6 种标准进行简要介绍。

综合服务与全民覆盖

综合服务是指所有人都能享有各种卫生服务，包括预防和健康促进服务，也包括人生病时需要的医疗服务。必需医疗服务的定义十分困难，并且在各个国家都有所不同。一些国家，中央政府制定决策，包括关于医疗护理服务限制的决策，例如英国，而其他国家（如加拿大和瑞典）则允许地方政府进行决策。一些国家通过卫生系统的能力以及对医疗紧急性的判断，来管理可用的医疗护理时间和数量。这种供给方法与美国的略有不同，但是在美国也常常利用稀缺的高科技干预措施的能力和医疗紧急性来安排医疗服务的时间。

全民覆盖是指每个人都能够在同一筹资模式下获得医疗保健服务，且不用接受额外的资格审核。这些国家都将此视为具有成本效益的系统的重要组成部分。全民覆盖可看作是美国所采取的针对性计划的反对面。

零成本的医疗服务提供

对于大多数国家而言,在接受医疗保健服务时收取的款项远不够管理资源所花费的成本。在美国,道德风险的观念促成了一种非常不同的做法,即个人财务责任被视为能够促进公众采取更负责任的健康行为。由于经济压力一些国家引入了收费制度以分担医疗费用,但收取费用的成本使大多数国家放弃了这种费用分摊的方法。

控制卫生专业人员供给的能力,包括专业和地理分布

这个标准十分重要,因为它是指对医师专业组合、医师行医地点的控制能力。表中所示的大多数国家通过医学院校费用的纳税人补贴以及对居住地点的调整来达到这种控制效果,其中主要是针对初级保健医生。在美国,医学院校的费用不仅可以获得州及联邦政府基金的资助,还可以获得医疗救助计划(Medicaid)的补贴,该计划主要对教学医院的住宿地点进行补贴。然而,补贴的费用并不足以控制医生的构成比例。医学院校的大部分费用还是由医学生本人支付。

简单的筹资方式和简单、高效的成本遏制措施

这一标准是实施和维持具有成本效益的医疗保健系统的关键。对大多数国家而言,这需要一个集中管理系统来控制成本和效益:在某些情况下,这由政府的相关部门管理,而在其他情况下,则由独立的非营利组织负责。这一标准的内涵是平衡公立和私营部门的控制能力和活动。本章中所介绍的大多数国家都拥有自由市场。然而,对于自由市场不仅需要监管其可能收取的保险费用,还要规定所获得的利益。从美国的角度来看,这是一个几乎没有竞争的体系。但实际上,大多数医疗保健系统中的竞争都十分活跃,这提高了管理效率。例如,荷兰有一个私人医疗保险交易所,在其中私人保险公司可以提出保险计划与公共计划竞争。在瑞士有很多家私人医疗保险公司,提供可替代政府计划和补充基本医疗计划的保险方案。然而,个人的费用分摊是有限的,且保险费用由政府管理。在德国也是如此,有很多种不同的疾病保险计划,与医疗保险方案类似。所有这些方案都提供了相同的效益,且收取费用的标准也是一致的。

并不是越集中的卫生系统中监管越多。正如本书中反复介绍的,美国医疗保健系统中有着来自联邦和各州政府的大量监管制度。然而,其他国家的监管性质与美国不同,特别是在私营企业方面。在很多国家,例如德国和瑞士,营利性医疗保险公司数量有限,但所有的营利性保险公司都要接受与公共保险计划相同的监管方式。

就业状况与医疗保险的分离

通过观察各国卫生系统发现,即便在很多情况下雇主支付部分医疗保险,每个全民参保的国家都有意地将就业状况与健康保险分开。这些国家明确承认照顾失业和无保人群的社会和经济成本非常高。

医疗保健专业人士/患者的满意度

没有卫生保健系统是完美的,每个国家都在根据系统设计的哲学思想对卫生系统本身进行调整和改革。卫生专业人员和患者对卫生系统的支持十分重要。如果患者不满意,公众对卫生系统的信心就会下降,有些人就会选择到其他地方就医。如果医生对医疗保健系统不满意,就可能到其他国家行医。这对于提供医学培训的国家来说是一种经济损失,也是医疗保健系统本身的道德恶化。

医生的工资是这方面一个重要的组成部分。各国确定工资的方式有所不同。虽然很难比较工资水平,如第17章所讨论的,美国医生的工资确实比其他国家医生要少一些。美国医生的收入通常基于总收入进行估计,而不是净收入。这一点非常重要,因为其他国家医生的行医成本要少很多,包括医疗事故赔偿费用。此外,很多国家的医学院校都得到大量的补贴,因此,这些国家的医生没有像美国医生那样背负着大量的债务。

总结与最后几点思考

本书以开始的观点作为结尾:文化和政治意识形态对国家卫生系统的设计至关重要。法国和德国有着不同的文化理念,它们将卫生系统视为国家社会支持网的一部分。他们觉得病人十分痛苦,不应该支付更多的医疗费用。而美国文化更倾向于个人主义:自己照顾自己是美国价值观的核心。这两种对政府职能的不同看法对卫生系统的设计产生了深远的影响。

许多欧洲国家十分注重效率,它们愿意花更多的钱来提供服务,而不是管理服务。这与美国的观点十分不同。例如,美国更关注哪些人过度使用了医疗资源,即道德风险,而欧洲国家认为监管成本太高。对欧洲国家而言,接受一些过度使用的行为更加便捷和便宜,特别是在初级保健方面。这使得欧洲国家的卫生系统允许和鼓励初级保健护理服务,即弹性医疗护理,但对于更昂贵的医疗服务,即刚性医疗护理,则严格按照医疗需要供给。这导致了在可选择性就诊而非紧急就诊过程中的延误。而且,如表22-5所示,这种延误通常不超过美国。如表22-6所示,总体来讲健康状况指标不受这些资源决策的影响。美国对于医疗服务利用的管理其实也是在配给资源。由于医疗服务主要是按保险覆盖范围分配,这就导致了弹性和刚性医疗服务的延误,详见第11章。

美国与以上七个国家之间存在许多的差异,但ACA三个具体方面的改革使美国卫生系统与其他国家的卫生系统更加相似。第一是要求全民参保,将医疗费用分摊给更大的群体。第二是从保险费用和保险范畴方面加大对私人医疗保险市场的监管,这促进了集中成本管理。第三是限制了美国消费者的自付费用,此举与其他国家类似。这些改革措施使美国卫生系统更接近欧洲国家,特别是荷兰和瑞士的卫生系统。

卫生保健的金标准是产出,但现在决定产出结果还为时过早。健康和经济产出是否能追赶上与本章讨论的这些国家,取决于ACA是否会被立法修改和削弱。ACA开启了美国卫生保健系统走向社会公正模式的大门。这种改革是否能够继续取决于美国政治家和公众的态度和行动。

致谢

有两组学生为本章的内容做出了重要贡献。第一组包括 Tia DiNatale、Sarah Kelly、ArianaLymberopoulos、Alexandra McGowan 和 PratikshaYalakkishettar，他们使我能够围绕本章中的 6 个表格设计内容。第二组学生包括 Jillisia James、Christopher Lukasik、Daphna Raz 和 Renee Williams-Sinclair，他们负责制作表格，查阅参考资料和其他材料，并为本章中的分析和最后的观点做出了重要贡献。如果没有他们的协助，我无法完成本章的内容。我还要感谢公共卫生和健康科学学院的两位同事。Rosa Rodriguez-Monguio 博士在比较各国家变量的分析中提出了若干建议。Krishna Poudel 博士帮助我思考了这些国家初级保健基础设施的作用。

参 考 文 献

AAASC (2012). Ambulatory Surgery Centers: A Positive Trend in Health Care. American Association of Ambulatory Surgery Centers. Available from: http://www.aaasc.org.

AACPM (2013). American Association of Colleges of Podiatric Medicine. Available from: http://www.aacpm.org.

AAMC (2013). Physician Data Resources—Masterfile. Association of Medical Colleges. Available from: http://www.ama.assn.org.

AAN (2009). Directors of Health Plans. Alliance for Advancing Non-Profit Health Care. Available from: http://www.insweb.com.

AANP (2007). American Association of Nurse Practitioners. Available from: http://www.aanp.org.

AAPA (2011). Physician Assistant Census. American Academy of Physician Assistants. Available from: http://www.aapa.org.

AARP (2013). Long Term Care Insurance: 2014 Update. American Association of Retired Persons. Available from: http://www.comparelongtermcare.org.

AARP (2014). Profile of Nursing Home Utilization. American Association of Retired Persons. Available from: http://www.assets.aarp.org.

ABMS (2013). American Board of Medical Specialties. Available from: http://www.abms.org.

Abrams, R. (2014). In ambitious bid, Wal-Mart seeks foothold in primary care services. *New York Times*, August 8, 2014, pp. B6–B8.

Adashi, E.Y., Geiger, H.J., and Fine, M.D. (2010). Health care reform and primary care—The growing importance of the community health center. *New England Journal of Medicine* 362(22): 2047–2050.

AHA (2009). Underpayment by Medicare and Medicaid: Fact Sheet. American Hospital Association. Available from: http://www.aha.org.

AHA (2014). Fast Facts on US Hospitals. American Hospital Association. Available from: http://www.aha.org.

AHIP (2013). Trends in Medigap Coverage and Enrollment, 2012. America's Health Insurance Plans. Available from: http://www.ahip.org.

AHRQ (2013). State Medicaid Program Adopts Multiple Policies to Significantly Increase Screening Rates and Enhance Access to Services for Young Children at Risk of Developmental Disabilities. Agency for Healthcare Research and Quality. Available from: http://www.innovations.ahrq.gov.

Alderman, L. and Greenhouse, S. (2014). Serving up fires, for a living wage. *New York Times*, October 28, 2014.

Allegretto, S., Doussard, M., Graham-Squire, D., Jacobs, K., Thompson, D., and Thompson, J. (2013). The Public Cost of Low-Wage Jobs in the Fast Food Industry. Institute of Research on Labor and Employment, University of California and Center for Labor Research and Education, University of Illinois. Available from: http://laborcenter.berkeley.edu.

Allotey, P. and Redipath, D. (2003). Infant mortality rate as an indicator of population health. *Journal of Epidemiology and Community Health* 57(5): 344–346.

Altman, D. (2015). Public vs Private Health Insurance on Controlling Spending. Kaiser Family Foundation. Available from: http://wsj.com.washwire.

AMA (2004). Physician Characteristics and Distribution in the US. American Medical Association, Division of Survey and Data Resources. Available from: http://www.ama.org.

AMCHP (2012). Health Reform: What Is in it to Promote Breastfeeding? Association of Maternal and Child Health Programs. Available from: http://www.amchp.org.

AMHCA (2013). Facts about Clinical Mental Health Counselors. Available from: http://www.amhca.org.

American Student Medical Association (2010). Comparison of International Health Plans. American Medical Student Association. Available from: http://www.amsa.org.

Anell, A., Glenngard, A.H., and Merkur, S.S. (2012). Sweden health system review. *Health Systems in Transition* 14(5): 1–159.

Angermyer, M., Matschinger, H., and Corrigan, P. (2004). Familiarity with mental illness and social distance data from a representative population survey. *Schizophrenia Research* 69(2–3): 175–182.

Ansak, M. and Zawadski, R. (1983). On Lok CCODA: A consolidated model. *Home Health Care Services Q* 4: 147–170.

Antonuccio, D.O., Danton, W.G., and McClanahan, T.M. (2003). Psychology in the prescription era: Building a firewall between marketing and science. *American Psychologist* 58(12): 1028.

AOA (2012). American Optometric Association. Available from: http://www.aoa.org.

APA (2013). Mental Health Insurance under the Federal Parity Law. American Psychological Association. Available from: http://www.apa.org.

APA (2014). What Is a Psychiatrist? American Psychiatric Association. Available from: http://www.psychiatry.org.

APHA (2014). ACA Advocacy and Policy. American Public Health Association. Available from: http://www.apha.org.

Appleby, J. (2013). FAQ: Obamacare and coverage for immigrants. *KSN: Kaiser Health News*. Available from: http://www.kaiserhealthnews.org.

Arias, E., Anderson, E.N., Kung, H.C., Murphy, S.L., and Kochanek, K.D. (2003).

Deaths: Final data for 2001. *National Vital Status Reports* 52: 1–115.

Arrow, K.J. (1963). Uncertainty and the welfare economics of medical care. *American Economic Review* 53: 45–52.

Asch, S.M., McGlynn, E.A., Hogan, M.M. et al. (2004). Comparison of quality of care for patients in the Veterans health administration and patients in a national sample. *Annals of Internal Medicine* 14(1): 349–359.

ASHSP. American Society of Health-System Pharmacists (2008). ASHP statement on racial and ethnic disparities in health care. *American Journal of Health-System Pharmacy* 65: 728–733.

ASLF (2012). Assisted Living 2012. Assisted Living Federation of America. Available from: http://www.alfa.org.

Austin, F., Pizer, S.D., and Feldman, R. (2012). Should Medicare adopt the veteran's health administration formulary? *Health Economics* 21(5): 485–495.

Avick, R. (2014). RAND comes clean: Obamacare's exchanges enroll only 1.4 million. *Forbes Business*. Available from: http://www.forbes.com.

Ayanian, J.Z., Clearly, P.D., Weissman, J.S., and Epstein, A.M. (1999). The effect of patients, preferences on racial differences in access to renal transplantation. *New England Journal of Medicine* 341(11): 1661–1669.

Bach, P.B., Cramer, L.D., Warren, J.L., and Begg, C.B. (1999). Racial differences in the treatment of early-stage lung cancer. *New England Journal of Medicine* 341(11): 1198–1205.

Bailey, K. (2012). Dying for Coverage: The Deadly Consequences of Being Uninsured. Families USA. Available from: http://familiesusa.org.

Bailey, M.J. and Sheldon, D. (2013). *Legacies of the War on Poverty*. New York: Russell Sage.

Baker, B. and Rytina, N. (2013). Estimates of Unauthorized Immigrant Population Residing in the US in January 2011. Dept of Homeland Security. Available from: http://www.dhs.gov.

Balint, M. (1957). *The Doctor, His Patient and the Illness*. New York: International Universities Press.

Bardia, A., Nicoly, N.L., Zimmerman, B.M., and Gryzlak, B. (2007). Use of herbs among adults based on evidence-based indications: Findings from the national health interview survey. *Western Journal of Medicine* 82(5): 561–566.

Barnes, P.M., Powell-Griner, E., McFann, K., and Nahin, R.L. (2004). Complementary and alternative medicine use among adults: United States, 2002. *Advance Data* 2004(343): 1–19.

Barr, D.A. (2002). *Introduction to US Health Policy: The Organization, Financing and Delivery of Health Care in America*. San Francisco: Benjamin Cummings.

Barr, D.A. (2008). *Health Disparities in the United States: Social Class, Race, Ethnicity, and Health*. Baltimore, MD: Johns Hopkins University Press.

Barton, P. (2007). *Understanding the US Health Services System*, 3rd edition. Chicago: Health Administration Press.

Batalova, J. (2009). Temporary Admissions of Nonimmigrants to the US. Migration Policy Institute. Available from: http://www.migrationpolicy.org.

Baucus, M. and Fowler, E.J. (2002). Geographic variation in Medicare spending and the real focus of Medicare reform. *Health Affairs* July–December, suppl web exclusives: W115–W117.

Beaglehole, R., Bonita, R., Horton, R., Adams, O., and McKee, M. (2004). Public health in the new era: Improving health through collective action. *Lancet* 363: 2084–2086.

Beauchamp, T.L. and Childress, J.F. (2001). *Principles of Biomedical Ethics*, 5th edition. New York: Oxford University Press.

Becker, M.H. (1974). The health belief model and personal health behavior. *Health Education Monograph* 2: 324–508.

Bell, J.F., Zimmerman, F.J., Almgren, G.R., Mayer, J.D., and Huebner, C.E. (2006). Birth outcomes among African-American women: A multi-level analysis of the role of race residential segregation. *Social Science & Medicine* 63: 3030–3045.

Bennett, C.G., Merritt, M.M., Sollers, J.J., Edwards, C.L., Whitfield, K.E., Brandon, D.T., and Tucker, R.D. (2014). Stress, coping and health outcome among African Americans. In *Race, Ethnicity and Health: A Public Health Reader*, pp. 139–158. Edited by T.A. LaViest and L. Isaac. San Francisco: Jossey-Bass.

Berlinger, J. (2012). A new poverty calculation yield some surprising results. *Business Insider*, November 12, 2012. Available from: http://www.businessinsider.com.

Berman, B., Langevin, H., Witt, C., and Dubner, R. (2010). Acupuncture for low back pain. *New England Journal of Medicine* 363(5): 454–461.

Berwick, D.M. and Hackbarth, A.D. (2013). Eliminating waste in US health care. *Journal of the American Medical Association* 307(14): 1513–1516.

Besharov, D.J. and Germanis, P. (2000). Evaluating WIC. *Evaluation Review* 24(2): 123–190. Available from: http://erx.sagepub.com.

Betancourt, J.R. and Green, A.R. (2014). Linking cultural competence training to improved health outcomes. In *Race, Ethnicity and Health: A Public Health Reader*, pp. 689–694. Edited by T.A. LaViest and L. Isaac. San Francisco: Jossey-Bass.

Bidgood, E., Clarke, E., Daley, C., and Gubb, J. (2013). Healthcare systems: Switzerland. *Civitas*, pp. 1–15.

BLS (2012). *Occupational Outlook Handbook: 2012–2013 Edition*. United States Dept of Labor, Bureau of Labor Statistics, Washington, DC. Available from: http://www.bls.gov.

BLS (2013). Occupational Employment Statistics: Occupational Employment and Wages. Bureau of Labor Statistics. Available from: http://www.bls.gov.

Blum, M.H. (1974). *Planning for Health: Developmental Application of Social Change Theory*. New York: Human Sciences Press.

Bodenheimer, T., Chen, E., and Bennet, D.H. (2009). Confronting the growing burden of chronic disease: Can the US health care workforce do the job? *Health Affairs* 28: 64–74.

Boukus, E.R., Cassil, A., and O'Malley, A.S. (2009). A Snapshot of US Physicians: Key Findings from the 2008 Health Tracking Study Physician Survey. Center for Studying Health System Change. Available from: http://hschange.com.

Brandon, D.T., Isaac, L.A., and LaViest, T.A. (2014). The legacy of Tuskegee and trust in medical care: Is Tuskegee responsible for race differences in mistrust of medical care? In *Race, Ethnicity and Health: A Public Health Reader*, pp. 557–568. Edited by T.A. LaViest and L. Isaac. San Francisco: Jossey-Bass.

Braveman, P. (2006). Health disparities and health equity: Concepts and measurement. *Annual Review of Public Health* 27: 167–194.

Brewer, C.S. and Kovner, C.T. (2001). Is there another nursing shortage? *Nursing Outlook* 49(1): 20–26.

Brill, S. (2014). *America's Bitter Pill: Money, Politics, Backroom Deals, and the Fight to Fix our Broken Healthcare System*. New York: Random House.

Campbell, J.B., Busse, J.W., and Injeyan, H.S. (2000). Chiropractic and vaccination: A historical perspective. *Pediatrics* 105(4): 43–50.

Cantor, J.C., Monheit, A.C., DeLia, D., and Lloyd, K. (2012). Early impact of the Affordable Care Act on health insurance coverages of young adults. *Health Services Research* 47(5): 1773–1790.

Carey, M. and Galewitz, P. (2014). HHS extends coverage for patients in federal high-risk pools. *Kaiser Health News*. Available from: http://www.kaiserhealthnews.org.

Carter, B.D., Abnet, C.C., Freskanich, D. et al. (2015). Smoking and mortality: Beyond established causes. *New England Journal of Medicine* 372: 631–640.

Case, A. and Paxton, C. (2005). Sex differences in morbidity and mortality. *Demography* 42: 189–214.

Cassidy, A. (2010). Health policy brief: Pre-existing condition insurance plan. *Health Affairs*. Available from: http://www.healthaffairs.org.

Cauchi, R. (2014). Coverage of Uninsurable Pre-Existing Conditions: State and Federal High-Risk Pools. Available from: http://www.ncsl.org.

Cauchi, R., Landess, S., and Thangasamy, A. (2014). A National Conference of State Legislators. State Laws Mandating or Regulating Mental Health Benefits. Available from: http://www.ncsl.org.

Cawley, J.F. and Hooker, R.S. (2013). Physician assistants in American medicine: The half-century mark. *American Journal of Managed Care* 19(10): e333–e341.

CBO (2006). Nonprofit Hospitals and the Provision of Community Benefits. Congressional Budget Office. Available from: http://www.cbo.gov.

CBO (2007). The Impact of Unauthorized Immigrants on the Budgets of State and Local Governments. Congressional Budget Office. Available from: http://www.cbo.gov.

CBO (2011). Overview of Congressional Budget Office. Available from: http://www.cbo.gov.

CBO (2013). Health Related Options for Reducing the Deficit: 2014–2023. Congressional Budget Office. Available from: http://www.cbo.org.

CBPP (2013). Policy Basics: Introduction to Medicaid. Center on Budget and Policy Priorities. Policy Brief. Available from: http://www.cbpp.org.

CCE (2008). Council on Chiropractic Education. Available from: http://ccc-usa.org.

CDC (2000). Report on US Health Statistics. Centers for Disease Control and Prevention. Available from: http://www.preventdisease.com.

CDC (2004). The Health Consequences of Smoking: A Report of the Surgeon General. Centers for Disease Control and Prevention. Available from: http://www.ncbi.nlm.nih.gov.

CDC (2005). Annual smoking-attributable mortality, years of potential life lost, and productivity losses—United States, 1997–2001. *Centers for Disease Control and Prevention Morbidity and Mortality Weekly Report* 54(25): 625–628.

CDC (2010). Overview of US Health Care System. Centers for Disease Control/National Center of Health Statistics. Available from: http://www.cdc.gov.

CDC (2011). CDC Health Disparities and Inequalities Report—United States, 2011. Centers for Disease Control and Prevention. Available from: http://www.cdc.gov/mmwr.

CDC (2012a). Diagnoses of HIV Infection in the United States and Dependent Areas. HIV Surveillance Report, Vol. 23. Available from: http://www.cdc.gov.

CDC (2012b). Reproductive Health: Infant Mortality. Atlanta, Georgia: Centers for Disease Control and Prevention. Available from: http://www.cdc.gov.

CDC (2013). Collaborative Practice Agreements and Pharmacists' Patient Care Services: A Resource for Pharmacists. Centers for Disease Control and Prevention. Available from: http://www.cdc.gov.

CDC (2014a). Outbreak of *Salmonella heidelberg* Infections Linked to Tyson Brand Mechanically Separated Chicken at Correctional Facility (Final Update). National Center for Emerging and Zoonotic Infectious Diseases (NCEZID) Division of Foodborne, Waterborne, and Environmental Diseases (DFWED), January, 14, Atlanta, GA.

CDC (2014b). Injury Prevention and Control: Data and Statistics. Centers for Disease Control and Prevention. Available from: http://www.cdc.gov.

CDC (2014c). Chronic Disease Prevention and Health Promotion. Centers for Disease Control and Prevention. Available from: http://www.cdc.gov.

CDC/NCHS (2009). Healthy People 2010. National Center for Health Statistics. Available from: http://www.cdc.gov.

Champion, V.L. and Skinner, C.S. (2008). The health belief model. In *Health Behavior and Health Education*, 4th edition. Edited by K. Glanz, B. Rimer, and K. Viswanth. San Francisco: Jossey-Bass.

CHCF (2014). Health Spending by Distribution, by Sponsor. California Health Care Foundation. Available from: http://www.chcf.org.

Cherkin, D. (1989). AMA policy on chiropractic. *American Journal of Public Health* 79(11): 1569–1570.

Chesney, M.L. and Duderstadt, K.G. (2013). Affordable Care Act: Medicaid expansion key to increasing access to care. *Journal of Pediatric Health Care* 27(4): 312–315.

Chick, D.A., Friedman, H.P., Young, V.B., and Soloman, D. (2010). Relationship between COMPLX and USMLE scores among osteopathic medical students who take both exams. *Teaching and Learning in Medicine* 22(1): 3–7.

Chin, M.H., Walters, A.E., Cook, S.C., and Huang, E.S. (2014). Interventions to reduce racial and ethnic disparities in health care. In *Race, Ethnicity and Health: A Public Health Reader*, pp. 741–785. Edited by T.A. LaViest and L. Isaac. San Francisco: Jossey-Bass.

CIA World Factbook (2013). Country Comparisons: Infant Mortality Rates. Available from: https://www.cia.gov.

Clark, R., Anderson, N.B., Clark, V.R., and Williams, D.R. (2014). Racism as stressor for African Americans: A biopsychosocial model. In *Race, Ethnicity and Health: A Public Health Reader*, pp. 79–103. Edited by T.A. LaViest and L. Isaac. San Francisco: Jossey-Bass.

Clary, B. (2009). Adam Smith and living wages: Arguments in support of a mandated living wage. *American Journal of Economics and Sociology* 68(5): 1063–1084.

CMA (2012). Center for Medicare Advocacy. Is There a Difference in Care? 2012. Available from: http://www.medicareadvocacy.org.

CMMS (2009). Centers for Medicare and Medicaid Services. Medicaid Managed Care Enrollment as of June 30, 2009. Available from: http://www.cms.gov/Medicaid.

CMMS (2011). Centers for Medicare and Medicaid Services. Available from: http://www.cms.gov/.

Cohen, T. (2014). Audit: More than 120,000 veterans waiting or never got care. *CNN News*. Available from: http://www.cnn.com.

Cohen, D.A., Mason, K., Bedimo, A., Scribner, R., Basolo, V., and Farley, T.A. (2003). Neighborhood physical conditions and health. *American Journal of Public Health* 93: 467–471.

Cohen, R.A. and Martinez, M.E. (2015). Health Insurance Coverage: Early Release of Estimates from the National Health Interview Survey. Centers for Disease Control/National Center for Health Statistics. Hyattsville, MD. Available from: http://www.cdc.gov.

Collins, R., Wong, E., Cerully, J., Schultz, D., and Eberhart, N. (2012). Interventions to Reduce Mental Health Stigma and Discrimination. Rand Corporation. Available from: http://www.rand.org.

Colwill, J., Cultice, J., and Kruse, R. (2008). Will generalist physician supply meet demands of an increasing and aging population? *Health Affairs* 3: 232–241.

Cooper, R.A. and McKee, H.J. (2003). Chiropractic in the US: Trends and issues. *Milbank Quarterly* 81(1): 107–138.

Copeland, W.E., Wolke, D., Lereya, S.T., Shanahan, L., Worthman, C., and Costello, E.J. (2014). Childhood bullying involvement predicts low-grade systemic inflammation into adulthood. *Proceedings of the National Academy of Sciences of the United States of America* 111(21): 7570–7575.

Corburn, J. (2002). Combining community-based research and local knowledge to confront asthma and subsistence-fishing hazards in Greenpoint/Williamsburg, Brooklyn, NY. *Environmental Health Perspectives* 110(Suppl 2): 241–248.

Corby-Edwards, A.K. (2012). Nutrition Labeling of Restaurant Menus. Congressional Research Service. Available from: http://facs.org.

Corrigan, P. (2004). How stigma interferes with mental health care. *American Psychologist* 59(7): 614–625.

Corso, P., Finkelstein, E., Miller, T., Fiebelkorn, I., and Zaloshnja, E. (2012). Incidence and lifetime costs of injuries in the United States. *Injury Prevention* 12: 212–218.

Coulter, I.D., Adams, A.H., and Sandefur, R. (1997). Chiropractic training. Contained in chiropractic in the US: Training, practice and research. Edited by D.C. Cherkin and R.D. Mootz. Rockville, MD: Agency for Health Care Policy and Research.

Cox, M. and Irby, D.M. (2006). American medical education 100 years after the Flexner report. *New England Journal of Medicine* 355(3): 1339–1344.

Creswell, J. and Abelson, R. (2013). New laws and rising costs create a surge of supersizing hospitals. *New York Times*, August 13, 2013, p. B1. New York City.

Cubbin, C., Hadden, W.C., and Winkleby, M.A. (2001). Neighborhood context and cardiovascular risk factors: The contribution of material deprivation. *Ethnicity & Diseases* 11: 687–700.

Dail, P. (2012). *Women and Poverty in the 21st Century.* Jefferson, NC: McFarland Publishing Co.

Dannenberg, A.L., Bhatia, R., Cole, B.L., Heaton, S.K., Feldman, J.D., and Rutt, C.D. (2008). Use of health impact assessment in the US: 27 case studies, 1999–2007. *American Journal for Preventive Medicine* 34(3): 241–256.

Davis, K. (2004). Consumer-directed health care: Will it improve system performance? *Health Services Research* 39: 1219–1233.

Deaton, A. and Lubotsky, D. (2003). Mortality, inequity, and race in American cities and states. *Social Science & Medicine* 56: 1139–1153.

Dental Salaries (2013). Available from: http://www.salary1.com/dentist.

Desilver, D. (2013). Global Inequality: How the US Compares. Pew Research Center. Available from: http://pewresearch.org.

Devaney, B. (2007). WIC Turns 35: Program Effectiveness and Future Directions. National Invitational Conference of the Early Childhood Research Collaborative. Available from: http://www.earlychildhoodrc.org.

DeVore, S. and Champion, R.W. (2011). Driving population health through accountable care organizations. *Health Affairs* 30(1): 41–50.

DHHS (2003). US Department of Health and Human Services, Health Resources and Services Administration. Available from: http://www.hrsa.gov.

DHHS (2005a). Health, United States. Department of Health and Human Services. Available from: http://www.hhs.gov.

DHHS (2005b). Substance Abuse and Mental Health Services Administration. Transforming Mental Health Care in America: The Federal Action Agenda. Dept. of Health and Human Services. Available from: http://www.samhsa.gov.

DHHS (2010). Disparities. Available from: http://www.healthypeople.gov/2020.

DHHS (2011). Contraceptive Services and the ACA. Health and Human Services. Available from: http://www.hhs/healthcare.gov.

DHHS (2015). Obamacare Enrollment Numbers. Department of Health and Human Services. Available from: http://www.obamacare.org.

DoD (2013). Evaluation of the TRICARE Program: Access, Cost and Quality. Department of Defense. Available from: http://tricare.mil.

Dorrance, K.A., Ramchandani, S., Neil, N., and Fisher, H. (2013). Leveraging the military health system as a laboratory for health care reform. *Military Medicine* 178(2): 142–145.

Dumpe, M.L., Herman, J., and Young, S.W. (1998). Forecasting the nursing workforce in a dynamic health care market. *Nursing Economics* 16(4): 170–179, 188.

DVA (2005). VA History in Brief. Department of Veterans Affairs. Available from: http://www.va.gov.

DVA (2010). 2010 Organizational Briefing Book. Department of Veterans Affairs. Available from: http://www.osp.va.gov.

Edelstein, B. (2010). Training New Health Providers in the US: Training of Dental Providers. Available from: http://www.kkf.org.

Elfawal, M.A., Towler, M.J., Reich, N.G., Golenbock, D., Weathers, P.J., and Rich, S.M. (2012). Dried whole plant *Artemsisia annua* as an anti-malarial therapy. *PLoS One* 7:e52746.

Emanuel, E. (2014). *Reinventing American Health Care*. New York: Perseus Books.

Emmons, K.M. and Rollnick, S. (2001). Motivational interviewing in health care settings: Opportunities and limitations. *American Journal of Preventive Medicine* 20: 68–74.

Ernst, E. (2011). Acupuncture: Does it alleviate pain and are there serious risks? A review of reviews. *Pain* 152(4): 755–764.

Everett, C.M., Thorpe, C.T., Palta, M., Carayon, P., Gilchrist, V.J., and Smith, M.A. (2013). Division of primary care service between physicians, physician assistants, and nurse practitioners for older patients with diabetes. *Medical Care Research and Review* 70(5): 531–541.

Fairman, J.A., Rowe, J.W., Hassmiller, S., and Shalala, D.E. (2011). Broadening the scope of nursing practice. *New England Journal of Medicine* 364(3): 193–196.

Families, USA. (2011). Expanding Coverage for Recent Immigrants: CHIPRA Gives States New Options. Available from: http://www.policyarchive.org.

Feinberg, L., Reinhard, S.C., Houser, A., and Choula, R. (2011). Valuing the Invaluable: The Growing Contributions and Costs of Family 2011 Update. AARP Public Policy Institute. Available from: http://assets.aarp.org.

Feldstein, P.J. (2005). *Health Care Economics*, 6th edition. Clifton Park, NJ: Thompson-Delmar Learning.

Felt-Lisk, S., McHugh, M., and Howell, E. (2002). Monitoring local safety-net providers: Do they have adequate capacity? *Health Affairs* 21(5): 277–283.

Fielding, J.E., Teutsch, S., and Koh, H. (2012). Health reform and healthy people initiative. *American Journal of Public Health* 102(1): 30–33.

Finkelstein, E.A., Trogdon, J.G., Cohen, D., and Dietz, W. (2009). Annual medical spending attributable to obesity: Payer and service-specific estimates. *Health Affairs* 28(5): w822–w831.

Fisher, G.M. (2003). The Development of the Orshanky Poverty Thresholds. Available from: http://www.census.gov.

Fisher, E.S., Wennberg, D.E., Stukel, T.A., Gottlieb, D.J., Lucas, F.L., and Pinder, E.L. (2003). The implications of regional variations in Medicare spending: Part 1. The content, quality and accessibility of care. *Annals of Internal Medicine* 138(4): 273–287.

Flexner, A. (1910). Medical Education in the United States and Canada. Study funded by the Carnegie Foundation. Available from: http://www.carnegiefoundation.org.

Forbes (2007). America's Best-and-Worst Paying Jobs. Available from: http://www.forbes.com.

Frantz, A., Pizer, S., and Wrobel, M. (2004). High-risk pools for uninsurable individuals: Recent growth, future prospects. *Health Care Financing Review* 26(2): 1–4.

Frey, C. (2013). Community Health Centers: In the Beginning. Alliance for Rural Communities. Available from: http://www.cpca.org.

Frist, B. (2002). Public health and national security: The critical role of increased federal support. *Health Affairs* 21(6): 117–130.

Frum, D. (2000). *How We Got Here: The 70's*. New York City: Basic Books.

Frumkin, H., Hess, J., Luber, G., Malilay, J., and McGeehin, M. (2008). Climate change: The public health response. *American Journal of Public Health* 98(3): 435–445.

Fry, R. and Kochhar, R. (2014). The Racial Wealth Gap after the Great Recession. PEW Research Center. Available from: http://pewresearch.org.

Gabel, J., Whitmore, H., Pickreign, J., Satorius, J., and Stromberg, S. (2011). Small Employer Perspectives on the Affordable Care Act's Premiums, SHOP Exchanges, and Self-Insurance. Available from: http://www.healthafffairs.org.

Galanti, G. (2008). *Caring for Patients from Different Cultures*, 4th edition. Philadelphia, PA: University of Pennsylvania Press.

Galewitz, P. and Kaiser Health News. (2013). How Undocumented Immigrants Sometimes Receive Medicaid Treatment. Available from: http://www.pbs.org/newshour.

Gamble, V. (1997). Under the shadow of Tuskegee: African Americans and health care. *American Journal of Public Health* 87: 1773–1778.

Garte, S. (2002). The racial genetic paradox in biomedical research and public health. *Public Health Reports* 117: 421–425.

Gee, G.C. and Payne-Sturges, D.C. (2014). Environmental health disparities: A framework integrating psychosocial and environmental concepts. In *Race, Ethnicity and Health: A Public Health Reader*, pp. 493–522. Edited by T.A. LaViest and L. Isaac. San Francisco: Jossey-Bass.

Gelbier, S. (2005). 125 years of development in dentistry. *British Dental Journal* 199(7): 470–473. Available from: http://www.nature.com/bdf/journal.

Gertner, J. (2006). What is a living wage? *New York Times*, January 15, 2006. Available from: http://www.nytimes.com.

Ginsberg, P.B. (2012). Fee-for-service will remain a feature of major payment reforms, requiring more changes in Medicare physician payment. *Health Affairs* 31(9): 1977–1983.

Glabman, M. (2005). *Hospitalists: The Next Big Thing*. Chicago: AHA. Center for Healthcare Governance, Trustee Forum.

Glanz, K., Rimer, B.K., and Viswanath, K. (2008). Theory, research and practice in health behavior and health education. In *Health Behavior and Health Education: Theory, Research and Practice*, 4th edition, pp. 23–41. Edited by K. Glanz, B.K. Rimer, and K. Viswanth. San Francisco: Jossey-Bass.

Gleckman, H. (2009). *The Future of Long Term Care: What Is Its Place in the Health Reform Debate?* Washington, DC: Tax Policy Center, Urban Institute and Brookings Institute.

Glenngard, A. (2013). The Swedish Health Care System. The Commonwealth Fund. Available from: http://www.commonwealthfund.org.

Glied, S.A. and Frank, R.G. (2009). Better but not best: Recent trends in the well-being of the mentally ill. *Health Affairs* 28: 639–640.

Gold, M., Jacobson, G., Damico, A., and Neuman, T. (2013). *Medicare Advantage 2013 Spotlight: Enrollment Market Update*. Menlo Park, CA: Henry J. Kaiser Family Foundation.

Goodman, A.H. (2014). Why genes don't count (for racial differences in health). In *Race, Ethnicity and Health: A Public Health Reader*, pp. 49–56. Edited by T.A. LaViest and L. Isaac. San Francisco: Jossey-Bass.

Goodson, J.D. (2007). Unintended consequences of resource-based relative value scale reimbursement. *Journal of the American Medical Association* 298(19): 2308–2310.

Gordon, J.E., Purciel-Hill, M., Ghai, N.R., Kaufman, L., Graham, R., and VanWye, G. (2011). Measuring food deserts in New York City's low-income neighborhoods. *Healthy Place* 17(2): 696–700.

Gordon-Larsen, P., Nelson, M.C., Page, P., and Popkin, B.M. (2006). Inequality in the built environment underlies key health disparities in physical activity and obesity. *Pediatrics* 117: 417–424.

Greyson, S., Chen, C., and Mulan, F. (2011). A history of medical student debt: Observations and implications for the future of medical education. *Journal of the Association of Medical Colleges* 86: 840–845.

Griffin, R.J. (2014). Interim Report: Review of Patient Wait Times, Scheduling Practices, and Alleged Patient Deaths. VA Office of Inspector General, VA Health Administration; Dept of Veterans Affairs. Available from: http://www.va.gov.

Gruber, J. (2002). The economics of tobacco regulation. *Health Affairs* 21(2): 146–162.

Gruenewald, P.J., Ponicki, W.R., and Holder, H.D. (1992). The relationship of outlet densities to alcohol consumption: A time-series cross-sectional analysis. *Alcoholism: Clinical and Experimental Research* 17: 38–47.

Guttmacher (2014). State Policies in Brief: State Funding of Abortion under Medicaid. Guttmacher Institute. Available from: http://www.guttmacher.org.

Haley, J. and Kenney, G. (2013). Uninsured Veterans and Family Members: State and National Estimates of Expanded Medicaid Eligibility under the ACA. Robert Wood Johnson Foundation and the Urban Institute. Available from: http://www.urban.org.

Hancock, J. (2013). Who Knew? Patient Share of Health Spending Is Shrinking. Kaiser Family Foundation. Available from: http://kaiserhealthnews.org.

Hankin, B.L. (2006). Adolescent depression: Description, causes, and interventions. *Epilepsy & Behavior* 8(1): 102–114.

Hanley, B.E. (1998). Policy development and analysis. In *Policy and Politics in Nursing and Health Care*, 3rd edition. Edited by K.J. Leavitt, D.J. Mason, and M.W. Chaffee. Philadelphia, PA: WB Saunders.

Harburg, F., Erfurt, J.C., Hauenstein, L.S., Chape, C., Schull, W.J., and Schork, M.A. (1973). Socio-ecological stress, suppressed hostility, skin color, and black–white male blood pressure: Detroit. *Psychosomatic Medicine* 35(4): 276–296.

Harrington, M. (2011). Interim Report to Congress. Children's Health Insurance Program: An Evaluation (1997–2010), December 21. Available from: http://aspe.hhs.gov.

Harrington, C., Olney, B., Carrillo, H., and Kang, T. (2012). Nurse staffing and deficiencies in the largest for-profit nursing home chains and chains owned by private equity companies. *Health Services Research* 47: 106–128.

Harris, G. (2011). Talk doesn't pay, so psychiatry turns instead to drug therapy. *New York Times*, March 5, 2011. Available from: http://www.nytimes.com.

Helman, C.G. (2007). *Culture, Health and Illness*, 5th edition. London, England: Hodder Arnold.

Henry, L.R., Hooker, R.S., and Yates, K.L. (2011). The role of physician assistants in rural health care: A systematic review of the literature. *Journal of Rural Health* 27(2): 220–229.

Heritage Foundation (2015). Macro-Economic Data. Available from: http://www.heritage.org.

Herman, B. (2013a). What does the Tenet–Vanguard merger mean for healthcare? *Becker's Hospital Review*. Available from: http://www.beckershospitalreview.com.

Herman, B. (2013b). 10 Statistics on hospital labor costs as a percentage of operating revenue. *Becker Hospital Review*. Available from: http://www.beckershospitalreview.org.

Hesketh, T. and Zhu, W.X. (1997). Health in China: Traditional Chinese medicine: One country, two systems. *British Medical Journal* 315(7100): 115–117.

Himmelstein, D.U., Thorne, D., Warren, E., and Woolhandler, S. (2009). Medical bankruptcy in the United States, 2007: Results of a national survey. *The American Journal of Medicine* 122(8): 741–746.

Hing, E. and Burt, C.W. (2007). Office-Based Medical Practices: Methods and Estimates from the National Ambulatory Medical Care Survey: Advance Data, No. 383, March 12. Available from: http:/www.cdc.gov.

Hing, E. and Hsiao, C.J. (2014). State Variability in Supply of Office-Based Primary Care Providers 2012. NCHS Data Brief # 151. Atlanta, GA: CDC.

Hirth, V., Baskins, J., and Dever-Bumba, M. (2009). Program of all-inclusive care (PACE): Past, present, future. *Journal of the American Medical Directions Association* 10(3): 155–160.

Hoadley, J., Cubanski, J., Hargrave, E., Summer, L., and Neuman, T. (2009). Medicare Part D Spotlight: Part D Plan Availability in 2010 and Key Changes Since 2006. The Henry J. Kaiser Family Foundation. Available from: http://www.kff.org/medicare/upload/7986.pdf.

Hoadley, J., Cubanski, J., Hargrave, E., and Summer, L. (2013). Medicare Part D: A First Look at Plan Offerings in 2014. Available from: http://kff.org/medicare /issue-brief/medicare-part-d-a-first-look-at-plan-offerings-in-2014.

Hoge, C., Castro, C.A., Messer, S.C., McGurk, D., and Koffman, R.L. (2004). Combat duty in Iraq and Afghanistan, mental health problems, and barriers to care. *New England Journal of Medicine* 351(1): 13–22.

Holohan, J. (2011). The 2007–09 recession and health insurance coverage. *Health Affairs* 30(1): 145–153.

Hooker, R.S. and McCraig, L.F. (2001). Use of physician assistants and nurse practitioners in primary care, 1995–1996. *Health Affairs* 20(4): 231–238.

Hoynes, H., Page, M., and Stevens, A.H. (2011). Can targeted transfers improve birth outcomes? Evidence from the introduction of the WIC programs. *Journal of Public Economics* 95(7–8): 813–827.

HRSA (2014). Health Center and the Affordable Care Act. Bureau of Primary Health Care. Health Resources and Services Administration. Available from: http:// bphc.hrsa.gov.

Hsiao, W.C., Braun, P., Dunn, D., Becker, E.R., Chen, S.P., and Couch, N.P. (1988). A National Study of Resource-Based Relative Value Scales for Physician Services: Final Report to the Health Care Financing Administration. Publication 17-C-98795/1-03. Boston: Harvard School of Public Health.

Hudson, J.L. (2005). The impact of SCHIP on insurance coverage of children. *Inquiry* 42(3): 232–254.

Hussey, P.S., Mulcahy, A.W., Schnyer, C., and Schneider, E.C. (2012). *Bundled Payment: Effects on Health Care Spending and Quality*. Rockville, MD: Agency for Healthcare Research and Quality.

Iglehart, J.K. (1994). The American health care system: Managed care. In: *The Nation's Health*, 4th edition, pp. 231–237. Edited by P.R. Lee and C.L. Estes. Boston: Jones and Bartlett.

Iglehart, J.K. (1996). Reform of the Veterans Affairs health care system. *New England Journal of Medicine* 335(18): 1124–1132.

IHS (2013). Agency Overview, 2013. Indian Health Service. Available from: http:// www.ihs.gov.

Inglehart, J.K. (2006). The new era of medical imaging—Progress and pitfalls. *New England Journal of Medicine* 354(10): 2822–2828.

IOM. Institute of Medicine (1996). *Primary Care: America's Health in a New Era*. Washington, DC: National Academy Press.

IOM (2001a). *Coverage Matters: Insurance and Health Care*. Washington, DC: Institute of Medicine National Academy Press.

IOM (2001b). *Crossing the Quality Chasm: A New Health System for the 21st century*. Committee on Quality of Healthcare in America. Washington, DC: National Academy Press.

IOM (2003). *Hidden Costs, Value Lost: Uninsurance in America*. Washington, DC: Institute of Medicine. National Academy Press.

ITEP (2015). Who Pays? 5th edition. Institute on Taxation and Economic Policy. Available from: http://www.itep.org.

Jackson, C. (2002). Cutting into the market: Rise of ambulatory surgery centers. *American Medical News*. Available from: http://www.ama-assn.org.

Jackson, J.S., Knight, K.M., and Rafferty, J.A. (2014). Race and unhealthy behaviors: Chronic stress, the HPA axis, and physical and mental health disparities over the life course. In *Race, Ethnicity and Health: A Public Health Reader*, pp. 159–174. Edited by T.A. LaViest and L. Isaac. San Francisco: Jossey-Bass.

Jacobson, G., Damico, A., Neuman, T., and Huang, J. (2009). What's in the Stars? Quality Ratings of Medicare Advantage Plans. The Henry J. Kaiser Family Foundation. Available from: http://www.kff.org.

James, S.A. (1996). The John Henryism scale for active coping. In *Handbook of Tests and Measurements for Black Populations*, pp. 417–425. Edited by R.J. Jones. Hampton, VA: Cobb and Henry.

James, S.A., Harnett, S.A., and Kalsbeek, W.D. (1983). John Henryism and blood pressure among black men. *Journal of Behavioral Medicine* 6(3): 259–278.

Jena, A.B., Seabury, S., Lakdawalla, D., and Chandra, A. (2011). Malpractice risk according to physician specialty. *New England Journal of Medicine* 365: 629–636.

Jessee, W.F. (2011). Is there an ACO in your future? *MGMA Connexion* 11(1): 5–6.

Joffe, M. and Mindell, J. (2002). A framework for the evidence base to support health impact assessment. *Journal of Epidemiology and Community Health* 56(1): 132–138.

Jones, C.B. (2004). The cost of nursing turnover: Part 1. An economic perspective. *Journal of Nursing Administration* 20(5): 562–570.

Jones, C.B. (2005). The cost of nursing turnover: Part 2. Application of the nursing turnover cost calculation methodology. *Journal of Nursing Administration* 35(1): 41–49.

Jones, D.S. (2006). The persistence of American Indian health disparities. *American Journal of Public Health* 96(12): 2122–2134.

Jones, M.D. and Casey, D.E. (2001). Unification of the Military Health System: A Half-Century Unresolved Debate. Strategic Research Project. US Army War College. Available from: http://stinet.dtic.mil.

Jost, L. (2012). Supreme Court on Individual Mandate's Constitutionality. Available from: http://Healthaffairs.org.

Kahn, K.L., Pearson, M.L., Harrison, E.R. et al. (1994). Health care for black and poor hospitalized Medicare patients. *Journal of the American Medical Association* 271(8): 1169–1174.

Kaptchuk, T.J. (2002). The placebo effect in alternative medicine: Can the performance of a healing ritual have clinical significance? *Annals of Internal Medicine* 136(11): 817–825.

Katz, S. and Akpom, C.A. (1979). A measure of primary sociobiology functions. In *Sociomedical Health Indicators*, pp. 127–141. Edited by J. Elinson and A.E. Siegman. Farmingdale, NY: Baywood.

Keating, J.C. (2005). A brief history of the chiropractic profession. In *Principles and Practices of Chiropractic*, 3rd edition. Edited by S. Haldem, S. Dagenais, and D. Bugdell. New York: McGraw-Hill.

Kenney, G.M., Buettgens, M., Guyer, J., and Heberlein, M. (2011). Improving coverage for children under health reform will require maintaining current eligibility standards for Medicaid and CHIP. *Health Affairs* 30(12): 2371–2381.

Kessler, R.C., Chiu, W.T., Demler, O., and Walters, E.E. (2005). Prevalence, severity, and co-morbidity of twelve-month DSM-IV disorders in the National Comorbidity Survey Replication (NCS-R). *Archives of General Psychiatry* 2005: 62(6): 617–627.

KFF (2010a). Hospitals by Ownership Type. Kaiser Family Foundation. Available from: http://kff.org.

KFF (2010b). The Uninsured: A Primer—Key Facts about Americans without Health Insurance. Kaiser Family Foundation. Available from: http://www.kff.org.

KFF (2010c). Employer Health Benefits. 2010. Kaiser Family Foundation and Health Research and Educational Trust. Available from: http://ehbs.kff.org.

KFF (2010d). Medicare: A Timeline of Key Developments: 1965–2009. Kaiser Family Foundation. Available from: http://kff.org.

KFF (2010e). *Medicare Chart Book*, 4th edition. The Henry J. Kaiser Family Foundation. Available from: http://facts.kff.org, Menlo Park, CA.

KFF (2010f). The Medicaid Program at a Glance, 2010. J. Henry Kaiser Family Foundation. Available from: http://www.kff.org.

KFF (2010g). Medicaid Financial Eligibility: Primary Pathways for the Elderly and People with Disabilities, 2010. J. Henry Kaiser Family Foundation. Available from: http://www.kff.org.

KFF (2011). Poverty Rate by Race/Ethnicity. J. Henry Kaiser Family Foundation. Available from: http://kff.org/.

KFF (2012a). A Primer on Medicare Financing. The Henry J. Kaiser Family Foundation. Available from: http://www.kff.org/medicare/upload/7731-03.pdf.

KFF (2012b). The Medicare Prescription Drug Benefit Fact Sheet. The Henry J. Kaiser Family Foundation. Available from: http://kff.org.

KFF (2013a). Employer health benefits: 2013 summary of findings. Available from: http://www.kff.org.

KFF (2013b). Policy Options to Sustain Medicare for the Future. The Henry J. Kaiser Family Foundation. Available from: http://kff.org.

KFF (2013c). Medicaid: A Primer. The Kaiser Commission on Medicaid and the Uninsured. Kaiser Family Foundation. Available from: http://www.kff.org.

KFF (2015a). Obama eliminates the Doc fix. *Health News*. Available from: http://www.khn.org.

KFF (2015b). Status of State Actions on the Medicaid Expansion Decision. Kaiser Family Foundation. Available from: http://www.kff.org.

Kim, M., Blendon, R.J., and Benson, J.M. (2001). How interested are Americans in new medical technologies? A multi-country comparison. *Health Affairs* 20(5): 194–201.

King, M.L. (2007). *Immigrants in the U.S. Health Care System: Five Myths that Misinform the American Public*. Washington, DC: Center for American Progress. Available from: http://www.cap.org.

Kizer, K.W. (2003). Effects of the transformation of the Veterans Affairs health care system on the quality of care. *New England Journal of Medicine* 348(22): 1716–1721.

Kochanek, K.D., Murphy, S.J., Xu, J., and Arias, E. (2014). Mortality in the United States, 2013. Centers for Disease Control/National Center for Health Statistics. Hyattville, MD. National Center for Health Statistics Data Brief No. 178.

Koh, H.K. (2014). Healthy People 2020: A report card on the health of the nation. *Journal of the American Medical Association* 311(24): 2475–2476.

Kouri, B.E., Parsons, R.G., and Alpert, H.R. (2002). Physician self-referral for diagnostic imaging: Review of the empiric literature. *American Journal Roentgenology* 179: 843–850.

Kovner, A.R. and Knickman, J.R. (2011). *Jonas and Kovner's Health Care Delivery in the United States*, 10th edition. New York: Springer.

Kowalczyk, L. (2014). Urgent care centers. *Boston Globe*, February 17, 2014. Available from: http://www.bostonglobe.com.

Kristol, I. (1978). A capitalist conception of justice. In *Ethics, Free Enterprise, and Public Policy*. Edited by R.T. De George and J.A. Pichler. New York: New York Academy of Medicine.

Kudla, J. (2013). Analysis of 2011, 2012 and 1st Half of 2013 Workers' Compensation Questionable Referrals and ISO Claims. Available from: http://www.nicb.org.

Kuehn, B.M. (2009). Alternative therapies. *Journal of the American Medical Association* 301(4): 370.

Kullgren, J.T. (2003). Restrictions on undocumented immigrant access to health services: The health implications of welfare reform. *American Journal of Public Health* 93(10): 1630–1633.

Kunitz, S.J. (1996). The history and politics of US health care policy for American Indians and Alaskan natives. *American Journal of Public Health* 86(3): 1464–1473.

Lam, T.P. (2001). Strengths and weakness of traditional Chinese medicine and Western medicine in the eyes of some Hong Kong Chinese. *Journal of Epidemiology and Community Health* 55(10): 762–765.

Lambrew, J.M., Podesta, J., and Shaw, T.L. (2005). Change in challenging times: A plan for extending and improving health coverage. *Health Affairs* 24 (March 23): w5-119–w5-132.

Langevin, H.M. and Yandow, J.A. (2002). Relationship of acupuncture points and meridians to connective tissue planes. *The Anatomical Record* 269(6): 257–265.

Lara, M., Gamboa, C., Kahramanian, I., Morales, L.S., and Bautista, D.E. (2014). Acculturation and Latino health in the United States: A review of the literature and its sociopolitical context. In *Race, Ethnicity and Health: A Public Health Reader*, pp. 215–252. Edited by T.A. LaViest and L. Isaac. San Francisco: Jossey-Bass.

LaViest, T.A. and Wallace, J.M. (2014). Health risk and inequitable distribution of liquor stores in African-American neighborhoods. In *Race, Ethnicity and Health: A Public Health Reader*, pp. 485–492. Edited by T.A. LaViest and L. Isaac. San Francisco: Jossey-Bass.

Lee, M.S. and Ernst, E. (2011). Acupuncture for pain: An overview of Cochrane reviews. *Chinese Journal of Integrative Medicine* 17(3): 187–189.

Levin, B.L., Hennessy, K.D., and Petrila, J. (2010). *Mental Health Services: A Public Health Perspective*. New York: Oxford University Press.

Link, D., Perry, D., and Cesarotti, E. (2014). Meeting new health care challenges with a proven innovation: Nurse managed health care clinics. *Nursing Administration Quarterly* 38(2): 128–132.

Litow, M.E. (2006). Medicare versus Private Health Insurance: The Cost of Administration. Milliman Group. Available from: http://www.cahi.org.

Liu, F.X., Alexander, G.C., Crawford, S.Y., Pickard, A.S., Hedeker, D., and Walton, S.M. (2011). The impact of Medicare part D on out-of-pocket costs for pre-scription drugs, medication utilization, health resource utilization, and preference-based utility. *Health Services Research* 46(4): 1104–1123.

Longest, B.B. (2010). *Health Policymaking in the US*, 5th edition. Ann Arbor, MI: Health Administration Press.

Lurie, N. (1999). Healthy People 2000: Setting the nation's public health agenda. *Academic Medicine* 74(8): 559–568.

Lurie, N., Freemont, A., Somers, S. et al. (2014). The national health plan collabora-tive to reduce disparities and improve quality. In *Race, Ethnicity and Health: A Public Health Reader*, pp. 741–760. Edited by T.A. LaViest and L. Isaac. San Francisco: Jossey-Bass.

LWFS (2009). Living Wage Fact Sheet. Available from: http://www.vibrantcalgary.com.

MacDorman, M. (2011). Race and ethnic disparities in fetal mortality, preterm birth, and infant mortality in the United States: An overview. *Seminars in Perinatology* 35(4): 200–208.

Machlin, S., Cohen, J.W., and Beauregard, K. (2008). Health Care Expenses for Adults with Chronic Conditions, 2005. Statistical Brief #203. Rockville, MD: Agency for Healthcare Research and Quality.

Madden, J., Graves, A.J., Zhang, F. et al. (2008). Cost-related medication nonadher-ence and spending on basic needs following implementation of Medicare Part D. *Journal of the American Medical Association* 299(16): 1822–1928.

Maio, F.D. (2010). From Engels and Virchow to Wilkinson: An Analysis of Research on Health Inequities. *Radical Statistics*, 101, BC, Canada. Available from: http://www.radstats.org.uk.

Manasse, H. and Speedie, M. (2007). Pharmacists, pharmaceuticals, and policy issues shaping the work force in pharmacy. *American Journal of Pharmaceutical Education* 71(5): 82. Available from: http://www.ncbi.nlm.nih.gov.

Marmot, M.G., Smith, G.D., Stansfeld, S. et al. (1991). Health inequalities among British civil servants: The Whitehall II study. *Lancet* 337: 1387–1393.

Marmot, M., Friel, S., Bell, R., Houweling, T., and Taylor, S. (2008). Closing the gap in a generation: Health equity through action on the social determinants of health. *Lancet* 372(9650): 1661–1669.

Martin, J.A., Hamilton, B.E., Osterman, M.J., Curtin, S.C., and Matthews, T.J. (2015). Births: Final data for 2013. *National Vital Statistics Report* 64(1): 10. CDC/NSHC, Atlanta, GA.

Massey, D. and Denton, N. (1993). *American Apartheid: Segregation and the Making of the Underclass.* Cambridge, MA: Harvard University Press.

May, L.A. (1993). The physiologic and psychological basis of health, disease, and care seeking. In *Introduction to Health Services*, 4th edition, pp. 31–45. Edited by S.J. Williams and P.R. Torrens. New York: Delmar Publishers.

Mays, G.P. and Smith, S.A. (2011). Evidence links increases in public health spending to declines in preventable deaths. *Health Affairs* 30(8): 1585–1593.

McAlearney, J.S. (2002). The financial performance of community health centers, 1996–1999. *Health Affairs* 21(2): 219–225.

McCluskey, P.D. (2014). A new source for the old house call. *Boston Globe*, April 17, 2014. Boston.

McCord, C. and Freeman, H.P. (1990). Excess mortality in Harlem. *New England Journal of Medicine* 322: 173–177.

Mechanic, D. (1994). Managed care: Rhetoric and realities. *Inquiry* 31(2): 124–128.

Medicare.gov (2000). Medicare Hospice Benefits. Available from: http://www.medicare.gov.

Medicare.gov (2001). Questions.medicare.gov. Available from: http://questions.medicare.gov.

Medicare.gov (2013). Medicare 2013 Costs at a Glance. Available from: http://www.medicare.gov.

MedPac (2013). *A Data Book: Health Care Spending and the Medicare Program.* Rockville, MD: CMS. Available from: http://medpac.gov.

Merlis, M. (2008). The Value of Extra Benefits Offered by Medicare Advantage Plans in 2006. The Henry J. Kaiser Family Foundation. Available from: http://www.kff.org.

Merlis, M. (2013). Medicare Payments to Physicians: Health Policy Brief. Available from: http://www.healthaffairs.org.

MetLife (2012). The 2012 MetLife Market Survey of Nursing Homes, Assisted Living, Adult Day Services, and Home Care Costs. MetLife Mature Market Institute. Available from: https://www.metlife.com.

Meza, R. and Pletcher, M. (2014). Half-Century of Smoking Prevention Extended 8 Million Lives: Study. US Department of Health and Human Services website. Available from: http://www.healthfinder.gov.

MHANY (2007). President Signs Critical Respite Bill for Family Caregivers. Mental Health Association in New York State, January 3, 2007. Available from: https://mhanys.org.

Miller, T.R. (2014). The Cost of Firearm Violence. Children's Safety Network. Available from: http://www.childrenssafetynetwork.org.

Milligan, S. (2008). Clinton role in health program disputed. *Boston Globe*, March 14, 2008. Available from: http://www.boston.com.

Minkler, M. (1992). Community organizing among the elderly poor in the US. *International Journal of Health Services* 22(2): 303–316.

Mitka, M. (2010). The Flexner report at the century mark. *Journal of the American Medical Association* 303(15): 1465–1466.

Moffitt, R.E. (1994). Personal freedom, responsibility and mandates. *Health Affairs* 13: 101–104.

Monga, P., Keller, A., and Venters, H. (2014). Prevention and Punishment: Barriers to Accessing Health Services for Undocumented Immigrants in the United States, pp. 50–60. Available from: http://www.mdpi.com.

Monger, R. (2013). Nonimmigrant Admissions to the United States: 2012. Annual Flow Report, pp. 1–8. Available from: http://www.dhs.gov.

Moniz, C. and Gorin, S. (2007). *Health and Mental Health Care Policy: A Bio-psychological Perspective*. Boston: Pearson Press.

Moody's Investor Service (2014). Moody's Outlook for US for-Profit Hospitals has been Changed to Positive. Available from: http://www.moodys.com.

Morland, K., Wing, S., and Diez Roux, A. (2002). The contextual effect of the local food environment on resident's diets: The Atherosclerosis Risk in Communities Study. *American Journal of Public Health* 92(11): 1761–1767.

Morland, K., Diez Roux, A., and Wing, S. (2006). Supermarkets, other food stores and obesity: The Atherosclerosis Risk in Communities study. *American Journal of Preventive Medicine* 30(4): 333–339.

Morris, L. (2009). Combatting fraud in health care: An essential component in any cost containment strategy. *Health Affairs* 28(5): 1351–1356.

Moseley, J.B., O'Malley, K., Petersen, N.J. et al. (2002). A controlled trial of arthroscopic surgery for osteoarthritis of the knee. *New England Journal of Medicine* 347(2): 81–88.

Mukherjee, P.K. and Wahile, A. (2005). Integrated approaches towards drug development from ayurveda and other Indian system of medicines. *Journal of Ethnopharmacology* 103: 25–35.

Munoz, C. (2014). The Affordable Care Act and Expanding Mental Health Coverage. DHHS. Available from: http://mentalhealth.gov/blog.

NACHC (2013). A Sketch of Community Health Centers—Chart Book 2013. National Association of Community Health Centers. Available from: http://www.nahc.com.

NAHCH (2010). Basic Statistics about Home Care: Updated 2010. National Association for Home Care and Hospice. Available from: http://nahc.org.

NAMA (2013). Schools and Programs. National Ayurvedic Medical Association. Available from: http://www.ayurvedanama.org.

NAMI (2014). Mental Illness. National Alliance on Mental Illness. Available from: http://www.nami.org.

Nandi, A., Loue, S., and Galea, S. (2009). Expanding the universe of universal coverage: The population health argument for increasing coverage for immigrants. *Journal of Immigrant & Minority Health* 11(6): 433. doi:10.1007/s10903-009-9267-2.

Nandi, A., Glymour, M.M., and Subramanian, S.V. (2014). Association among socio-economic status, health behaviors and all causes of mortality in the United States. *Epidemiology* 25(2): 170–177.

Nardin, R., Zallman, L., McCormick, D., Wolhandler, S., and Himmelstein, D. (2013). The Uninsured after Implementation of the Affordable Care Act: A Demographic and Geographic Analysis. Health Affairs blog. Available from: http://healthaffiars.org.

NASCHIP.org (2014). National Association of State Comprehensive Health Insurance Plans. Available from: http://naschip.org.

Nash, E., Gold, R.B., Rowen, A., Rathburn, G., and Vierboom, Y. (2014). Laws Affecting Reproductive Health and Rights: 2013 State Policy Review. Guttmacher Institute. Available from: http://www.guttmacher.org.

Nassery, N., Segal, J.B., Chang, E., and Bridges, F.P. (2015). Systematic overuse of healthcare services: A conceptual model. *Applied Health Economics and Health Policy* 13: 1–6.

NASW (2005). NASW Standards for Clinical Social Work in Social Work Practice. National Association of Social Workers. Available from: http://www.socialworkers.org.

Navarro, V. and Shi, L. (2001). The political context of social inequalities and health. *Social Science and Medicine* 52: 481–491.

NCCAM (2005). Ayurvedic Medicine: An Introduction. National Center for Complementary and Alternative Medicine. Available from: http://nccam.nih.gov.

NCCAM (2007). Chiropractic: An Introduction. National Center for Complementary and Alternative Medicine. Available from: http://nccam.nih.gov.

NCCAM (2011). Exploring the Science of Complementary and Alternative Medicine: Third Strategic Plan 2011–2015. NIH Publication No. 11-7643, D458. National Center for Complementary and Alternative Medicine. Bethesda, MD. Available from: http://nccam.nih.gov.

NCEA (2012). Fact Sheet: Elder Abuse of Residents of Long Term Care Facilities. National Center for Elder Abuse. Available from: http://www.centeronelderabuse.org.

NCHS (2001). Healthy People 2010 Final Review. National Center for Health Statistics. Available from: http://www.cdc.gov.

NCHS (2010). *Health, United States, 2009: With Special Feature on Medical Technology. National Center on Health Statistics.* Hyattsville, MD: US Dept of Health and Human Services.

NCHS (2012). Underlying Cause of Death 1999–2010. CDC Vital Statistics Cooperative Program. National Center for Health Statistics. Available from: http://wonder.cdc.gov.

NCSL (2015). State Minimum Wage Chart. National Conference of State Legislators. Available from: http://www.ncsl.org.

Needleman, J., Buerhaus, P., Pankratz, S., Leibson, C.L., Stevens, S.R., and Harris, M. (2011). Nurse staffing and inpatient hospital mortality. *New England Journal of Medicine* 364(11): 1037–1045.

Newman, J.F. (2001). CEO performance appraisal: Review and recommendation. *Journal of Healthcare Management* 46(1): 21–37.

Newman, J.F. and Anderson, R. (2005). Societal and individual determinants of medical care utilization in the United States. *The Milbank Quarterly* 83(4): 1–28.

NHPCO (2012). NHPCO Facts and Figures: Hospice Care in America, 2012. National Hospice and Palliative Care Organization. Available from: http://www.nhpco.org.

NILC (2014). Immigrants and the Affordable Care Act (ACA). National Immigration Law Center. Available from: http://www.nilc.org.

Niles, N. (2011). *Basics of the US Health Care System*. Boston: Jones and Bartlett.

NIMH (2013). The Numbers Count: Mental Health Disorders in America. National Institutes of Mental Health. Available from: http://www.nimh.nih.gov.

Norman, R. (2011). The social stigma of mental illness. In *Applied Research and Evaluation in Community Mental Health Services: An Update of Key Research Domains*, pp. 115–128. Edited by E.R. Vingillis and S.A. State. Montreal, Canada: McGill-Queen University Press.

NRA (2014). Crisis Management Primer. National Restaurant Association. Available from: http://www.schospitaltiy.org.

NRRC (2010). Adult Day Care: One Form of Respite for Older Adults. National Respite Network and Resource Center. Available from: http://archrespite.org.

O'Mullane, M. (2013). *Integrating Health Impact Assessment (HIA) with the Policy Process: Lessons and Experience from Around the World*. Oxford, UK: Oxford University Press.

ODPHP (2010). What Are the Leading Health Indicators? Office of Disease Prevention and Health Promotion. DHHS. Available from: http://www.healthy people.gov.

OECD (2011a). General Health Status. Healthy People. Available from: http://www .healthypeople.gov.

OECD (2011b). OECD Health Data: 2011. Paris: Organization for Economic Co-operation and Development. Available from: http://www.oecd.org.

OECD (2013). Organization for Economic Co-operation and Development. Economic, Environmental and Social Statistics: Infant Mortality. Available from: http://www.oecd.org.

Ofri, D. (2013). *What Doctors Feel*. Boston: Beacon Press.

Ogden, C.C., Carroll, M.D., Kit, B.K., and Flegel, K.M. (2014). Prevalence of child-hood and adult obesity in the US 2011–2012. *Journal of the American Medical Association* 311(8): 806–814.

Oleckno, W.A. (2002). *Essential Epidemiology: Principles and Applications*. Prospect Heights, IL: Waveland.

Oleckno, W. (2008). *Epidemiology: Concepts and Methods*. Long Grove, IL: Waveland Press.

OMB (2014). Budget of the US Government. Office of Management and Budget. Available from: http://www.omb.gov.

Optometrists Salaries (2013). Available from: http://www.salary1.com/optometritsts.

Ostibye, T., Yarnall, K., Pollak, K., Gradison, M., and Michener, K. (2005). Is there time for management of patients with chronic diseases in primary care? *Annals of Family Medicine* 3: 209–214.

Ostir, G.U., Carlson, J.E., Black, S.A., Rudkin, L., Goodwin, J.S., and Markides, K.S. (1999). Disability in older adults: Prevalence, causes and consequences. *Behavioral Medicine* 24(4): 147–156.

Owens, B. (2005). The plight of the non-profit. *Journal of Healthcare Management* 50(4): 237–250.

Pampel, F.C., Krueger, P.M., and Denney, J.T. (2010). Socioeconomic disparities in health behaviors. *Annual Review of Sociology* 36: 349–370. Available from: http://www.ncbi.nlm.gov.

Paradies, Y. (2014). A systematic review of empirical research on self-reported racism and health. In *Race, Ethnicity and Health: A Public Health Reader*, pp. 105–138. Edited by T.A. LaViest and L. Isaac. San Francisco: Jossey-Bass.

Passel, J. (2005). Estimates of the Size and Characteristics of Undocumented Population. Pew Hispanic Center. Available from: http://www.pewhispanic.org.

Passel, J. and Cohn, D. (2012). Unauthorized Immigrants: 11.1 Million in 2011. Pew Hispanic Research Trends Project. Available from: http://www.pewhispanic.org.

Pauly, N.W. (1968). The economics of moral hazard. *American Economic Review* 63: 120–125.

Pear, R. (1997). Hatch joins Kennedy to back a health program. *New York Times*, October 5, 2007. Available from: http://query.nytimes.com.

Pear, R. (2008). New Medicaid rules allow states to set premiums and higher co-payments. *New York Times*, November 27. Available from: http://www.nytimes.com.

Pear, R. (2015). Number of uninsured has declined by 15 million since 2013. *New York Times*, August 12, 2015. Available from: http://nytimes.com.

Penner, S. (2004). *Introduction to Health Care Economics and Financial Management: Fundamental Concepts with Practical Applications.* Philadelphia, PA: Lippincott, Williams and Wilkins.

Peregoy, J.A., Clarke, T.C., Jones, L.J., Stussman, B.J., and Nahin, R.L. (2014). Regional Variation in Use of Complementary Health Approaches by US Adults. National Center for Health Statistics. Bethesda, MD. NCHS Data Brief 146, April. Available from: http://www.cdc.gov.

Perera, F.P., Illman, S.M., Kinney, P.L. et al. (2002). The challenge of preventing environmentally related diseases in young children: Community-based research in New York City. *Environmental Health Perspectives* 110: 197–204.

Peterson, E.D., Wright, S.M., Daley, J., and Thibalt, G.E. (1994). Racial variation in cardiac procedure use and survival following acute myocardial infarction in the Department of Veterans Affairs. *Journal of the American Medical Association* 271(8): 1175–1180.

Pierret, C.R. (2006). The sandwich generation: Women caring for parents and children. *Monthly Labor Review*, September 2006, pp. 1–9. Available from: http://www.bls.gov.

Pinto-Foltz, M.D. and Logsdon, M.C. (2008). Stigma towards mental illness: A concept analysis using postpartum depression as an exemplar. *Issues in Mental Health Nursing* 29(1): 21–36.

Poverty Guidelines (2013). US Dept of Health and Human Services. Available from: http://aspe.hhs.gov.

Povolny, B. (2008). Acupuncture and traditional Chinese medicine: An overview. *Techniques in Regional Anesthesia and Pain Management* 12: 109–110.

PPA (2014). The Affordable Care Act. Planned Parenthood of America. Available from: http://www.plannedparenthood.org.

Prochaska, J.O. and DiClemente, C.C. (1983). Stages and processes of self-change of smoking: Toward an integrative model of change. *Journal of Consulting and Clinical Psychology* 51: 390–395.

Pushfor (2013). Certified Professional Midwives (CPMs) Legal Status by State. Available from: http://pushformidwives.org.

Rabow, J. and Watts, R.K. (1982). Alcohol availability, alcohol beverages sales and alcohol-related problems. *Journal of Studies on Alcohol* 43: 767–801.

Racine, A. (2014). Children's health insurance program (CHIP): Accomplishments, challenges, and policy recommendations. *Pediatrics* 133(3): e784–e793. Available from: http://pediatrics.aapublications.org.

Rakel, D. and Faass, N. (2006). *Complementary Medicine in Clinical Practice: Integrative Practice in American Healthcare.* Sudbury, MA: Jones and Bartlett.

Rampell, C. (2009). How much do doctors in other countries make? *The New York Times.* Available from: http://economix.blogs.nytimes.com.

Ranji, U., Salganicoff, A., Stewart, A.M., Cox, M., and Doamekpor, L. (2009). State Medicaid Coverage of Family Planning Services: Summary of State Findings, 2009. The J. Henry Kaiser Family Foundation. Available from: http://kff.org.

Rank, M.R. (2005). *One Nation, Underprivileged: Why American Poverty Affects Us All.* New York: Oxford University Press.

Reardon, S. (2014). Regulators adopt more orphan drugs. Science News and Comment. Available from: http://www.nature.com/news/regulators-adopt-more-orphan-drugs-1.14970.

Rhoman, A. and Wagner, E. (2003). Chronic illness management: What is the role of primary care? *Annals of Internal Medicine* 138: 256–261.

Rimsza, M.E., Butler, R.J., and Johnson, W.G. (2007). Impact of Medicaid disenrollment on health care use and cost. *Pediatrics* 119(50): 1026–1032.

Robert, S.A. and Booke, B.C. (2011). US opinions on health determinants and social policy as health policy. *American Journal of Public Health* 101(9): 1655–1663.

Robinson, J. (2011). Hospitals respond to Medicare payment shortfalls by both shifting costs and cutting them, based on market concentration. *Health Affairs* 30(7): 1265–1271.

Roemer, M.I. (1961). Bed supply and hospital utilization: A natural experiment. *Hospitals* 35(21): 36–42.

Rosenbaum, S. (2002). Health policy report: Medicaid. *New England Journal of Medicine* 346: 635–640.

Rosenbaum, S. and Westmoreland, T.M. (2012). The Supreme Court's surprising decision on the Medicaid expansion: How will the federal government and states proceed? *Health Affairs* 31(8): 1663–1672.

Rossi, P.H. (1998). *Feeding the Poor: Assessing Federal Food Aid*. Washington, DC: AEI Press.

RTT (2014). Senate Approves VA Reform, Highway Funding Bills before August Recess. Available from: http://www.rttnews.com.

Ruggie, M. (2004). *Marginal to Mainstream: Alternative Medicine in America*. New York: Cambridge University Press.

Russell, L. (2010). Mental Health Services in Primary Care: Tackling the Issues in the Context of Health Care Reform. Washington, DC. Center for American Progress. Available from: http://www.americanprogress.org.

Saltman, R.B. (2009). Cost Control in Europe: Inefficiency Is Unethical. The Hastings Center. Available from: http://www.thehastingscenter.org.

SAMHSA (2014). Mental Health Parity and Addiction Equity. Substance Abuse and Mental Health Service Administration. Available from: http://beta.samhsa.gov.

Sanger-Katz, M. (2015). What's at stake in health law case. *New York Times*, February 3, 2015. Available from: http://NYtimes.com/upshot.

Santerre, R.E. and Neun, S.P. (2004). *Health Economics: Theories, Insights, and Industry Studies*, 3rd edition. Mason, OH: Thomas South-Western.

Schlesinger, M., Cleary, P., and Blumenthal, D. (1989). The ownership of health facilities and clinical decision-making: The case of the ESRD industry. *Medical Care* 27(3): 244–258.

Schoen, C., Osborn, R., Squires, D., Doty, M.M., Pierson, R., and Applebaum, S. (2010). How health insurance design affects access to care and costs, by income, in eleven countries. *Health Affairs* 29(12): 2323–2334.

Schur, C.L. and Berk, M.L. (2008). Views on health care technology: Americans consider the risks and sources of information. *Health Affairs* 27(6): 1654–1664.

Schwartz, J.E. (2005). *Freedom Reclaimed: Rediscovering the American Vision*. Baltimore: Johns Hopkins University Press.

Selvam, A. (2012). Number of for-Profits Rising. Modern Health Care. Available from: http://www.modernhealthcare.com.

Shi, L. and Singh, D.A. (2014). *Delivering Health Care in America: A Systems Approach*, 6th edition. Burlington, MA: Jones and Bartlett.

Shi, L. and Starfield, B. (2000). Primary care, income inequality, and self-related health in the US: Mixed-level analysis. *International Journal of Health Services* 30: 541–556.

Shi, L. and Starfield, B. (2001). Primary care physician supply, income inequality, and racial mortality in US metropolitan areas. *American Journal of Public Health* 91: 1246–1250.

Shi, L., Collins, P.B., and Aaron, K.F. (2007). Health center financial performance: National trends and state variation, 1998–2004. *Journal of Public Health Management and Practice* 13(2): 133–150.

Shone, L.P., Dick, A.W., Klein, J.D., Zwanziger, J., and Szilagyi, P.G. (2005). Reduction in racial and ethnic disparities after enrollment in the state children's health insurance program. *Pediatrics* 115(6): 697–705.

Shore, H.H. (1994). History of long term care. In *Essentials of Long-Term Care Administration*. Edited by S.B. Goldsmith. Gaithersburg, MD: Aspen.

Sirey, J.A., Bruce, M.L., Alexopoulos, G.S., Perlick, D.A., Friedman, S.J., and Meyers, B.S. (2001). Stigma as a barrier to recovery; perceived stigma and patient-rated severity of illness as predictors of antidepressant drug adherence. *Psychiatric Services* 52(12): 1615–1620.

Skidmore, S. (2008). Oregon Holds Health Insurance Lobby. Associated Press. Available from: http://ap.google.com.

Small, M.L. and McDermott, M. (2006). The presence of organizational resources in poor urban neighborhoods: An analysis of average and contextual effects. *Social Forces* 84(3): 1697–1724.

Smedley, D.B., Smith, A.Y., and Nelson, A.R., eds. (2003). *Unequal Treatment: Confronting Racial and Ethnic Disparities in Health Care.* Washington, DC: National Academy Press.

SMI Trust Fund Report (2009). Operations of the Part D Account in the SMI Trust Fund during Calendar Years 2004–2018. Annual Report of the Boards of Trustees of the Federal Hospital Insurance and Federal Supplementary Medical Insurance Trust Funds. Available from: http://www.cms.hhs.gov.

Smith, J.N. (2014). *Epic Measures: One Doctor, Seven Billion Patients.* Philadelphia, PA: Harper Collins.

Social Security Administration (n.d.). Available from: http://www.ssa.gov.

Sokolec, J.E. (2009). Health care for the undocumented: Looking for a rationale. *Journal of Poverty* 13(3): 254–265. doi:10.1080/10875540903163943.

Sommers, B.D., Baicker, K., and Epstein, A.M. (2012). Mortality and access to care among adults after state Medicaid expansions. *New England Journal of Medicine* 367(11): 1025–1034.

Spetz, J. and Given, R. (2003). The future of the nurse shortage: Will wage increases close the gap? *Health Affairs* 22(6): 199–206.

Spotlight (2014). Spotlight on private equity investing in urgent care. *Law360.* Available from: http://www.law360.com.

Sprately, E., Johnson, A., Sochalski, J., Fritz, M., and Spencer, W. (2001). The Registered Nurse Population, March 2000: Findings from the National Sample Survey of Registered Nurses. DHHS. Available from: http://www.dhhs.gov.

Stamps, P.L. (1997). *Nurses and Work Satisfaction: An Index for Measurement.* Chicago: Health Administration Press.

Stamps, P.L. and Cruz, N.T.B. (1994). *Issues in Physician Satisfaction: New Perspectives.* Ann Arbor, MI: Health Administration Press.

Stanfield, P.S., Hui, Y., and Cross, N. (2012). *Introduction to the Health Professions,* 6th edition. Burlington, MA: Jones and Bartlett.

Starfield, B. (1994). Is primary care essential? *The Lancet* 344(8930): 1129–1133.

Starfield, B. (2004). Is US health really the best in the world? In *Health Policy: Crisis and Reform in the US Health Care Delivery System,* pp. 46–49. Edited by C. Harrington and C. Estes. Boston: Jones and Bartlett.

Starfield, B. and Shi, L. (2004). The medical home, access to care, and insurance: A review of evidence. *Pediatrics* 113: 1492–1498.

Starr, P. (1982). *The Social Transformation of American Medicine*. New York: Basic Books.

Starr, P. (2011). *Remedy and Reaction: The Peculiar American Struggle over Health Care Reform*. New Haven, CT: Yale University Press.

Stephens, J. and Artiga, S. (2013). Key Facts on Health Coverage for Low-Income Immigrants Today and Under the Affordable Care Act. Kaiser Family Foundation. Available from: http://kff.org.

Stern, A.L. (2003). Labor rekindles reform. *American Journal of Public Health* 93(1): 95–98.

Stevens, R. (1989). *In Sickness and in Wealth: American Hospitals in the Twentieth Century*. New York: Basic books.

Stout, D. (2007). Bush Vetoes children's health bill. *New York Times*, October 3, 2007. Available from: http://nytimes.com.

Strope, S., Daignault, S., Hollingsworth, J.M., Ye, Z., Wei, J.T., and Hollenbeck, B.K. (2009). Ownership of ambulatory surgery centers and practice patterns for urological surgery. *Medical Care* 47(4): 403–410.

Suddick, R.P. and Harris, N.O. (1990). Historical perspective of oral biology: A series. *Critical Reviews in Oral Biology and Medicine* 1(2): 135–151. Available from: http://www.ncbi.nlm.hih.gov.

Sullivan, L. (2004). Missing Persons: Minorities in the Health Profession. A Report of the Sullivan Commission on Diversity in the Workforce. Available from: http://www.sullivancommission.org.

Sultz, H.A. and Young, K.M. (2014). *Health Care USA: Understanding Its Organization and Delivery*, 8th edition. Burlington, MA: Jones and Bartlett.

Taylor, J. (2004). The Fundamentals of Community Health Centers. National Health Policy Forum. Available from: http://www.nhpf.org.

TECH Research Network (2001). Technology change around the world: Evidence from heart attack care. *Health Affairs* 20(3): 24–42.

Teitelbaum, J.B. and Wilensky, S.E. (2013). *Essentials of Health Policy and Law*, 2nd edition. Burlington, MA: Jones and Bartlett.

Thorne, S., Paterson, B., Russell, C., and Schultz, A. (2002). Complementary/alternative medicine in chronic illness as informed self-care decision making. *International Journal of Nursing Studies* 39: 671–683.

Thornicroft, G. and Tansella, M. (2009). *Better Mental Health Care*. Cambridge, MA: Cambridge University Press.

Thorpe, R.J. and Kelley-Moore, J.A. (2014). Life course theories of race disparities: A comparison of the cumulative dis/advantage theory perspective and the weathering hypothesis. In *Race, Ethnicity and Health: A Public Health Reader*, pp. 355–374. Edited by T.A. LaViest and L. Isaac. San Francisco: Jossey-Bass.

Timmrock, T.C. (1994). *An Introduction to Epidemiology*. Burlington, MA: Jones and Bartlett.

Todd, K.H., Deaton, C., D'Adamo, A.P., and Goe, L. (2012). Ethnicity and analgesic practice. In *Race, Ethnicity and Health: A Public Health Reader*, pp. 507–515. Edited by T.A. LaViest and L. Isaac. San Francisco: Jossey-Bass.

Toole, A. (2012). The impact of public basic research on industrial innovation: Evidence from the pharmaceutical industry. *Research Policy* 41(1): 1–12.

Travis, J.W. and Ryan, R.S. (2004). *Wellness Workbook: How to Achieve Enduring Health and Vitality*, 3rd edition. Berkeley, CA: Ten Speed Press.

TRICARE (2013). Available from: http://themilitaryzone.com.

U.S. Census (2010a). Income, Poverty, and Insurance Coverage in the United States, 2009. Current Population Reports: US Census Bureau. Available from: http://www.census.gov.

U.S. Census (2010b). The 2010 US Census Questionnaire: Informational Copy. Available from: http://2010.census.gov/2010/census/pdf/2010_questionnaire _info_copy.pdf.

U.S. Census Bureau (2013). Income, Poverty and Health Insurance Coverage in the US 2010. Available from: http://www.census.gov.

United Health Foundation (2013a). Premature Deaths. America's Health Rankings. Available from: http://www.americashealthrankings.org.

United Health Foundation (2013b). America's Health Rankings. 2013 Annual Report. Available from: http://www.americahealthrankings.org.

USDA (2012). WIC—The Special Supplemental Nutrition Program for Women, Infants and Children. United States Department of Agriculture. Available from: http://www.fns.usda.gov.

USDA (2014). Federal Subsidies of Tobacco, 2012. United States Dept of Agriculture. Available from: http://www.fsa.usda.gov.

USDL (2012). Office of Workers Compensation Programs. United States Department of Labor. Available from: http://www.dol.gov.

USDL (2013). Economic News Release: Nonfatal Occupational Injuries and Illnesses Requiring Days Away from Work, 2012. United States Department of Labor. Available from: http://www.bls.gov.

Van Ryan, M. and Burke, J. (2014). The effect of patient race and socio-economic status on physicians' perceptions of patients. In *Race, Ethnicity and Health: A Public Health Reader*, pp. 607–636. Edited by T.A. LaViest and L. Isaac. San Francisco: Jossey-Bass.

VanLeeuwen, J.A., Waltner-Toews, D., Abernathy, T., and Smit, B. (1999). Evolving models of human health toward an ecosystem context. *Ecosystem Health* 5(3): 204–219.

Vaughn, E.J. and Elliott, C.M. (1987). *Fundamentals of Risk and Insurance*. New York: John Wiley and Sons.

Villanueva-Russell, Y. (2011). Caught in the cross hairs: Identity and cultural authority within chiropractic. *Social Science & Medicine* 72(11): 1826–1837.

Vogt, D. (2011). Mental health related beliefs as a barrier to service use for military personnel and veterans: A review. *Psychiatric Services* 62(2): 135–142.

Wahl, O.F. (1999). Mental health consumers' experience of stigma. *Schizophrenia Bulletin* 25: 467–478.

Waldman, J.D., Kelly, F., Sanjeev, A., and Smith, H.L. (2004). The shocking cost of turnover in health care. *Health Care Management Review* 29(1): 27–33.

Wanberg, C.R. (2012). The individual experience of unemployment. *Annual Review of Psychology* 63(1): 369–396.

Wang, G. and Watts, C. (2007). The role of genetics in the provision of essential public health services. *Epidemiology* 97(4): 620–625.

Wang, P.S., Lane, M., Olfson, M., Pincus, H.A., Wells, K.B., and Kessler, R.C. (2005). Twelve month use of mental health services in the US: Results from the national comorbidity survey replication. *Archives of General Psychiatry* 62(6): 629–640.

Watkins, K.E. and Pincus, H.A. (2011). Veterans Health Administration Mental Health Program Evaluation: Capstone Report. TR-956-VHA. Santa Monica, CA: Rand Corp.

Weil, A. (1995). *Spontaneous Healing*. New York: Random House.

Weinberger, S.E., Hoyt, D.B., Lawrence, H.C. et al. (2015). Firearm-related injury and death in the United States: A call to action from 8 health professional organizations and the American Bar Association. *Annals of Internal Medicine* 162(7): 324–325. Available from: http://annals.org.

Weiner, J.P. (2004). Prepaid group practice staffing and US physician supply: Lesson for workforce policy. *Health Affairs* 23(2): W43–W59.

Weissman, J. (2005). The trouble with uncompensated hospital care. *New England Journal of Medicine* 352(12): 1171.

Wennberg, J.E. and Gittlesohn, A. (1973). Small area variations in health care delivery. *Science* 183: 1102–1108.

Wertz, K. (2000). *Managing Worker's Compensation: A Guide to Injury Reduction*. Chicago: CRC Press.

Whaley, S.E., Ritchie, L.D., Spector, P., and Gomez, J. (2012). Revised WIC food package improves diets of WIC families. *Journal of Nutrition Education and Behavior* 44(3): 204–209.

Whelan, E. (2010). The Importance of Community Health Centers. Center for American Progress. Available from: http://www.americanprogress.org.

White, A. (2009). Western medical acupuncture: A definition. *Acupuncture in Medicine* 27(1): 33–35.

White House (2002). President's New Freedom Commission on Mental Health. Office of the Press Secretary. Available from: http://www.whitehouse.gov.

White House (2014). Statement by the President. Office of the Press Secretary. The White House. Available from: http://www.whitehouse.gov.

WHO (1948). *Preamble to the Constitution*. Geneva, Switzerland: World Health Organization. Available from: http://www.who.

WHO (1978). *Primary Health Care*. Geneva, Switzerland: WHO. Available from: http://www.who.org.

WHO (2008a). Commission on Social Determinants of Health: Final Report. Geneva, Switzerland: WHO Report. Available from: http://www.who.int/socialdeterminants.

WHO (2008b). Primary Care: Now More Than Ever. World Health Organization. Available from: http://www.who.int/whr/2008.

WHO (2013). Comparison of International Health Systems. World Health Organization. Available from: http://www.who.int.org.

WHO (2014). Artemisinin as Standard Malaria Treatment. World Health Organization. Available from: http://www.who.int.

Wieland, D., Kinosian, B., Stallard, E., and Boland, R. (2013). Does Medicaid pay more to a program of all-inclusive care for the elderly (PACE) than for fee-for-service long term care? *Journal of Gerontology* 68(1): 47–55.

Wikler, E., Basch, P., and Cutler, D. (2012). *Paper Cuts: Reducing Health Care Administrative Costs*. Washington, DC: Center for American Progress. Available from: http://www.americanprogress.org.

Wilkinson, R. and Marmot, M. (2003). *Social Determinants of Health: The Solid Fact*, 2nd edition. Copenhagen, Denmark: World Health Organization.

Williams, B. (1983). *John Henry: A Bio-Bibliography*. Westport, CT: Greenwood Press.

Williams, D.R. and Collins, C. (2001). Racial residential segregation: A fundamental cause of racial disparities in health. *Public Health Reports* 116(5): 404–416.

Wilson, F.A. and Neuhauser, D. (1985). *Health Services in the United States*, 2nd edition. Cambridge, MA: Ballinger.

Wong, M.D, Andersen, R., Sherbourne, C.D., Hays, R.D., and Shapiro, M.F. (2001). Effects of cost sharing on care seeking and health status: Results from the medical care outcome study. *American Journal of Public Health* 91(11): 1889–1894.

Woodruff, T.J., Parker, J.D., Kyle, A.D., and Schoendorf, K.C. (2003). Disparities in exposure to air pollutants during pregnancy. *Environmental Health Perspectives* 111: 942–946.

Woolf, S.H., Braveman, P.A., Christensen, K. et al. (2013). Understanding Cross-National Health Differences among High Income Countries. National Research Council; Institute of Medicine. Available from: http://www.nationalacademies.org.

Woolhandler, S., Campbell, T., and Himmelstein, D.U. (2003). Costs of health care administration in the United States and Canada. *New England Journal of Medicine* 349(8): 766–775.

World Bank (2011). The History of Life Expectancy. Available from: http://www.worldlifeexpectancy.com.

World Bank (2015). Hospital Beds per Population. The World Bank Indicators. Available from: http://www.data.worldbank/indicators.

Wright, W.L. (2012). Malpractice prevention: What NPs and PAs need to know. *Nurse Practitioner Perspective* 3(6): 23–26.

Xie, Z. and Dong, H. (2003). *Acupuncture: Review and Analysis of Reports on Controlled Clinical Trials*. Geneva, Switzerland: World Health Organization.

Yagoda, L. and Duritz, N. (2014). *Affordable Care Act for Dummies*. Hoboken, NJ: John Wiley.

Yano, S.H. (2007). The evolution of changes in primary care delivery underlying the Veterans Health Administration's quality transformation. *American Journal of Public Health* 97(12): 672–678.

Young, A., Chaudhry, H., Rhyne, J., and Dugan, M. (2011). Physician census. *Journal of Medical Regulation* 96(4): 10–20. Available from: http://www.nationalahec.org.

Zhang, J., Yin, W., Sun, S., and Alexander, G.C. (2008). Impact of the Medicare prescription drug benefit on the use of generic drugs. *Journal of General and Internal Medicine* 23: 1673–1678.

Zhang, X., Liu, Y., Guo, Z. et al. (2012). The Herbalome—An attempt to globalize Chinese herbal medicine. *Analytical and Bioanalytical Chemistry* 402(2): 573–581.

Zuckerman, S., Haley, J., Roubideaux, Y., and Lille-Blanton, M. (2004). Health Service access, use and insurance coverage among American Indians/Alaska Natives and Whites: What role does the Indian Health Service play? *American Journal of Public Health* 94(1): 53–59.

Zuckerman, S., Williams, A.F., and Stockley, K.E. (2009). Trends in Medicaid physician fees, 2003–2008. *Health Affairs* 28: w510–w519.